Nブックス

六訂 応用栄養学

編著　麻見直美・大和孝子

共著　秋山有佳・阿曽菜美・五関正江
　　　古閑美奈子・佐久間理英・田中広美
　　　星　清子・松田早苗・山口敦子

建帛社
KENPAKUSHA

はじめに

　日本は急速に高齢化が進み，2023（令和 5）年の厚生労働省調査の平均寿命では男性は 81.09 歳，女性は 87.14 歳であり，世界有数の長寿国である。健康で長寿を全うできるならば，これ以上の幸せはないが，寝たきりや認知症などによる要介護状態でなく生活できる期間である「健康寿命」は，2023 年男性 72.68 歳，女性 75.38 歳であり，平均寿命との格差が大きいという課題がある。また，わが国の疾病構造，死因順位も変化してきた。高齢化に伴う糖尿病・高血圧症・脂質異常症・循環器病・がん・骨粗鬆症などの生活習慣病の増加や高齢者世帯の増加も課題となっている。

　これら社会課題の解決に向けて，日本では 1985（昭和 60）年以来，食に関連する健康づくりのためのさまざまな指針などが発表されてきた。2000（平成 12）年には，健康寿命を延伸し，すべての国民が健やかで活力ある社会とするための対策として，「21 世紀における国民健康づくり運動（健康日本 21）」が策定され，その最終評価を踏まえて 2013（平成 25）年には「健康日本 21（第二次）」が策定され，健康寿命の延伸と健康格差の縮小，生活習慣病の発症予防と重症化予防の徹底に重点が当てられた。2018（平成 30）年の中間評価を経て，2022（令和 4）年に最終評価が行われ，続いて「健康日本 21（第三次）」が策定された。「全ての国民が健やかで心豊かに生活できる持続可能な社会の実現」というビジョンが掲げられ，2024（令和 6）年 4 月から施行されている。

　この「食」に関係する課題や取り組みについては，日本においても世界においても不足や欠乏という不適切一択の時代から大きく様変わりし，個別性多様性を含む不足と過剰（飢餓と肥満）という不適切の二重負荷時代（栄養不良の二重負荷時代）を迎え，益々複雑化の様相を呈していることが，大きく影響しているといえる。すなわち，健康づくりの推進のための活動に取り組むことができる，保険・医療・福祉・教育などの多方面から食事・栄養管理の業務に携わる専門家の養成が益々急務となっている。

　本書『応用栄養学』刊行の目的は，まさにそこにあり，人が誕生してから一生を終えるまで，すなわち妊娠や分娩，成長，加齢などに伴う人体の構造や機能の変化，栄養状態の変化などについて理解し，さらに対象者の栄養状態や心身機能に応じた栄養管理（栄養ケア・マネジメント）の基本的な考え方を修得することである。また，食事摂取基準策定の考え方や科学的根拠を理解し，健康維持・増進および疾病予防のための食事摂取基準に基づいた食事改善の計画と実施，健康に影響を及ぼすリスクの管理につい

て基本的な考え方や方法を修得することを目的としている。

　本書の構成にあたっては，管理栄養士養成におけるモデルコアカリキュラム，管理栄養士国家試験出題基準（ガイドライン）の内容を検討し，栄養士・管理栄養士が専門職として栄養状態や心身機能に応じた栄養管理ができるよう配慮した。つまり，ライフステージごとに，身体および精神の両面についてその特性を十分理解し，その上で各期の望ましいエネルギーや栄養素摂取量を実際の食生活に展開できるようにした。また，六訂版の刊行にあたり，「日本人の食事摂取基準（2025年版）」の趣旨に則るとともに，最新の「国民健康・栄養調査」の集計結果に沿い，管理栄養士国家試験対策書として基本的な知識が修得できるように配慮した。

　そのために，本書の執筆者は栄養士・管理栄養士育成に情熱的な，かつそれぞれの分野に精通した教育者，研究者で構成し，執筆にあたっては各ライフステージの特性に合わせて執筆者の意見を尊重した。

　なお，今般の六訂版の改訂にあたり，これまで編者を務めていただいた津田博子先生は編者を辞され，新しく大和が編者として加わった。また，一部の共著者についても新たな方をお迎えし，前版にもまして充実した内容をめざした。

　本書は，栄養士・管理栄養士の養成，国家試験対策書として重要な示唆を与えるものと確信している。より役立つ書にするためにも，ご利用された方々のご指摘，ご指導をお願いする次第である。

　　　2024年12月

　　　　　　　　　　　　　　　　　　　　　　編　者　麻見　直美
　　　　　　　　　　　　　　　　　　　　　　　　　　大和　孝子

応用栄養学
目　次

第1章　栄養ケア・マネジメント …………………………………………………… 1

1. 栄養ケア・マネジメントの概念 ………………………………………… 1
　　1.1　栄養ケア・マネジメントの定義 …………………………… 1
　　1.2　栄養ケア・マネジメントの過程 …………………………… 1
　　1.3　PDCAサイクルの意義と目的 ……………………………… 4
2. 栄養アセスメント ………………………………………………………… 5
　　2.1　栄養アセスメントの意義と目的 …………………………… 5
　　2.2　栄養アセスメントの方法 …………………………………… 5
　　2.3　アセスメント結果からの現状把握と課題の抽出 ………… 14
　　2.4　目標達成のための個人目標の決定 ………………………… 15
3. 栄養ケア計画の実施，モニタリング，評価，フィードバック … 16
　　3.1　栄養ケア計画の作成 ………………………………………… 16
　　3.2　栄養ケア計画の実施 ………………………………………… 17
　　3.3　モニタリングと個人評価 …………………………………… 17
　　3.4　マネジメントの評価 ………………………………………… 20

第2章　食事摂取基準 ……………………………………………………………… 22

1. 策定の基本的事項と留意事項 ………………………………………… 22
　　1.1　策定方針 ……………………………………………………… 22
　　1.2　指標の概要 …………………………………………………… 22
　　1.3　策定した食事摂取基準 ……………………………………… 23
　　1.4　策定の留意事項 ……………………………………………… 27
2. 活用に関する基本的事項 ……………………………………………… 28
　　2.1　活用の基本的考え方 ………………………………………… 28
　　2.2　食事評価の方法と留意点 …………………………………… 29
　　2.3　指標別にみた活用上の留意点 ……………………………… 31
　　2.4　目的に応じた活用上の留意点 ……………………………… 32
3. エネルギー・栄養素別食事摂取基準 ………………………………… 36
　　3.1　エネルギー …………………………………………………… 36
　　3.2　たんぱく質 …………………………………………………… 37
　　3.3　脂　　質 ……………………………………………………… 39
　　3.4　炭水化物 ……………………………………………………… 40
　　3.5　エネルギー産生栄養素バランス …………………………… 41
　　3.6　ビタミン ……………………………………………………… 41
　　3.7　ミネラル ……………………………………………………… 43

第3章　妊娠期・授乳期の栄養 ………………………………………………… 47

1. 妊娠期・授乳期の生理的特徴 ………………………………………… 47
　　1.1　女性の特性 …………………………………………………… 47
　　1.2　性周期（月経周期） ………………………………………… 47
　　1.3　妊娠の成立・維持 …………………………………………… 49
　　1.4　母体の生理的変化 …………………………………………… 50
　　1.5　胎児付属物 …………………………………………………… 53
　　1.6　胎児の成長 …………………………………………………… 54
　　1.7　乳汁分泌の機序 ……………………………………………… 55
　　1.8　母乳成分・母乳量の変化 …………………………………… 55
2. 妊婦・授乳婦の食事摂取基準 ………………………………………… 56
　　2.1　推定エネルギー必要量 ……………………………………… 56
　　2.2　たんぱく質 …………………………………………………… 59

iii

応用栄養学

2.3	脂　　質 ……………………………………………	59
2.4	炭水化物, 食物繊維 ………………………………	60
2.5	ビタミン …………………………………………	60
2.6	ミネラル …………………………………………	63

3. 妊娠・授乳期の栄養アセスメントと栄養ケア …………… **64**

3.1	やせと肥満 ………………………………………	64
3.2	鉄摂取と貧血 ……………………………………	64
3.3	食欲不振と妊娠悪阻 ……………………………	65
3.4	妊娠糖尿病 ………………………………………	65
3.5	妊娠高血圧症候群 ………………………………	66
3.6	葉酸摂取と神経管閉鎖障害 ……………………	68
3.7	妊娠前からはじめる妊産婦のための食生活指針 ………	68
3.8	妊娠時の健康診査 ………………………………	71
3.9	嗜好品（喫煙・飲酒・カフェイン）, 薬剤 ………	72
3.10	運　　動 …………………………………………	72
3.11	出産後の健康・栄養状態および QOL の維持・向上 ………	72

第4章　新生児期・乳児期の栄養 …………………………………… 76

1. 新生児期・乳児期の生理的特徴 ……………………………… **76**

1.1	呼吸器系・循環器系の適応 ……………………	76
1.2	体水分量と生理的体重減少 ……………………	76
1.3	腎機能の未熟性 …………………………………	77
1.4	体温調節の未熟性 ………………………………	77
1.5	新生児期, 乳児期の発育 ………………………	78
1.6	脳・神経系の発達 ………………………………	80
1.7	摂食・消化管機能の発達 ………………………	81
1.8	免疫機能の発達 …………………………………	84

2. 新生児期・乳児期の食事摂取基準 …………………………… **84**

2.1	エネルギー ………………………………………	86
2.2	たんぱく質 ………………………………………	86
2.3	脂　　質 …………………………………………	87
2.4	ビタミン …………………………………………	87
2.5	ミネラル …………………………………………	88

3. 新生児期・乳児期の栄養アセスメントと栄養ケア ………… **89**

3.1	新生児期・乳児期の栄養と病態・疾患 ………	89
3.2	新生児期・乳児期の栄養アセスメント ………	93
3.3	新生児期・乳児期の栄養ケア …………………	96

第5章　成長期の栄養 ……………………………………………… 112

1. 成長期の生理的特徴 …………………………………………… **112**

1.1	身長, 体重, 体組成の変化 ……………………	112
1.2	生理機能の発達 …………………………………	114
1.3	運動機能の発達 …………………………………	116
1.4	精神機能の発達, 社会性の発達 ………………	116
1.5	第二次性徴 ………………………………………	117
1.6	精神的・心理的変化 ……………………………	118

2. 小児の食事摂取基準 …………………………………………… **118**

2.1	推定エネルギー必要量 …………………………	118
2.2	たんぱく質 ………………………………………	119

応用栄養学

2.3	脂　　質	119
2.4	炭水化物，食物繊維	120
2.5	ビタミン，ミネラル	121

3. 幼児期の栄養アセスメントと栄養ケア 123
   3.1　幼児期の食生活 123
   3.2　幼児期の栄養アセスメント 126
   3.3　幼児期の栄養上の問題と栄養ケア 129
   3.4　保育所等給食と食育 134

4. 学童期の栄養アセスメントと栄養ケア 137
   4.1　学童期の食生活 137
   4.2　学校給食 140
   4.3　学童期の栄養アセスメント 142
   4.4　学童期の栄養ケア 145

5. 思春期の栄養アセスメントと栄養ケア 146
   5.1　思春期の食生活の特徴 146
   5.2　思春期の栄養アセスメント 147
   5.3　思春期の栄養ケア 148

第6章　成人期の栄養 154

1. 成人期の生理的特徴 154
   1.1　成人期の生理的変化 154
   1.2　成人期の生活習慣の変化 156
   1.3　更年期 160

2. 成人期の食事摂取基準 162

3. 成人期の栄養アセスメントと栄養ケア 164
   3.1　成人期の栄養アセスメント 164
   3.2　成人期の栄養ケア 166

第7章　高齢期の栄養 175

1. 高齢期の生理的特徴 175
   1.1　老　　化 175
   1.2　高齢期の身体的特性 176
   1.3　高齢期の社会的特性 181

2. 高齢者の食事摂取基準 183
   2.1　エネルギー 183
   2.2　たんぱく質 185

3. 高齢期の栄養アセスメントと栄養ケア 186
   3.1　高齢期の疾患と病態 186
   3.2　高齢者の食生活 193
   3.3　高齢期の栄養アセスメント 195
   3.4　高齢期の栄養ケア 198

第8章　運動・スポーツと栄養 200

1. 運動・スポーツ時の代謝特性 200
   1.1　運動・スポーツ時の生理的特性 200
   1.2　運動・スポーツ時のエネルギー代謝 200
   1.3　運動・スポーツ時の栄養素の代謝特性 204
   1.4　運動トレーニング 204
   1.5　体　　力 204

応用栄養学

2. 運動（身体活動）の健康への影響：メリット・デメリット ‥‥‥ **205**
　　2.1　運動（身体活動）の健康への効果（メリット）‥‥‥‥‥‥ 205
　　2.2　運動（身体活動）の健康への害（悪影響）‥‥‥‥‥‥‥‥ 206
3. 運動者・スポーツ競技者における栄養アセスメント ‥‥‥‥‥‥ **207**
　　3.1　健康づくりのための身体活動基準および指針 ‥‥‥‥‥‥ 207
　　3.2　運動・スポーツ時の食事摂取基準の活用 ‥‥‥‥‥‥‥‥ 209
　　3.3　運動・スポーツと栄養ケア ‥‥‥‥‥‥‥‥‥‥‥‥‥‥ 213

第9章　環境と栄養 ‥‥‥‥‥‥‥‥‥‥‥‥‥‥‥‥‥‥‥‥‥‥ **223**

1. 生体リズムと栄養 ‥‥‥‥‥‥‥‥‥‥‥‥‥‥‥‥‥‥‥‥‥ **223**
　　1.1　生体リズムとは ‥‥‥‥‥‥‥‥‥‥‥‥‥‥‥‥‥‥‥ 223
　　1.2　生物時計と時計遺伝子 ‥‥‥‥‥‥‥‥‥‥‥‥‥‥‥‥ 224
　　1.3　生体リズムと栄養 ‥‥‥‥‥‥‥‥‥‥‥‥‥‥‥‥‥‥ 225
2. ストレスと栄養ケア ‥‥‥‥‥‥‥‥‥‥‥‥‥‥‥‥‥‥‥‥ **227**
　　2.1　ストレスとは ‥‥‥‥‥‥‥‥‥‥‥‥‥‥‥‥‥‥‥‥ 227
　　2.2　ストレスによる代謝の変動 ‥‥‥‥‥‥‥‥‥‥‥‥‥‥ 228
　　2.3　ストレスと栄養 ‥‥‥‥‥‥‥‥‥‥‥‥‥‥‥‥‥‥‥ 230
　　2.4　現代社会とストレス ‥‥‥‥‥‥‥‥‥‥‥‥‥‥‥‥‥ 232
3. 特殊環境と栄養ケア ‥‥‥‥‥‥‥‥‥‥‥‥‥‥‥‥‥‥‥‥ **233**
　　3.1　特殊環境と適応 ‥‥‥‥‥‥‥‥‥‥‥‥‥‥‥‥‥‥‥ 233
　　3.2　高温・低温環境と栄養ケア ‥‥‥‥‥‥‥‥‥‥‥‥‥‥ 233
　　3.3　高圧・低圧環境と栄養ケア ‥‥‥‥‥‥‥‥‥‥‥‥‥‥ 239
　　3.4　無重力環境と栄養ケア ‥‥‥‥‥‥‥‥‥‥‥‥‥‥‥‥ 242
4. 火災時の栄養 ‥‥‥‥‥‥‥‥‥‥‥‥‥‥‥‥‥‥‥‥‥‥‥ **244**
　　4.1　災害とは ‥‥‥‥‥‥‥‥‥‥‥‥‥‥‥‥‥‥‥‥‥‥ 244
　　4.2　災害時の栄養管理の目的 ‥‥‥‥‥‥‥‥‥‥‥‥‥‥‥ 245
　　4.3　栄養の支援 ‥‥‥‥‥‥‥‥‥‥‥‥‥‥‥‥‥‥‥‥‥ 245
　　4.4　災害食の実際 ‥‥‥‥‥‥‥‥‥‥‥‥‥‥‥‥‥‥‥‥ 245

付　　表　日本人の食事摂取基準（2025年版）‥‥‥‥‥‥‥‥‥ **249**

索　　引 ‥‥‥‥‥‥‥‥‥‥‥‥‥‥‥‥‥‥‥‥‥‥‥‥‥‥‥ **260**

第 1 章

栄養ケア・マネジメント

1. 栄養ケア・マネジメントの概念

1.1 栄養ケア・マネジメントの定義

栄養ケア・マネジメント（nutrition care and management）とは，個人または集団の健康度を高めていくヘルスケア・サービスの一環として，身体状況や栄養状態に応じた最適な栄養ケアを，効率的かつ系統的に行うシステムのことである。栄養ケア・マネジメントの目標は，対象者の栄養状態を改善し，生活の質（QOL：quality of life）を向上させることである。

1.2 栄養ケア・マネジメントの過程

栄養ケア・マネジメントは，①栄養スクリーニング，②栄養アセスメント，③栄養ケア計画作成，④栄養ケア実施，⑤モニタリング，⑥評価・検証，⑦フィードバックからなる一連の過程により実施される（図1-1）。これらの過程を系統的に実施することにより，客観的に対象者の栄養状態を評価・検証し，それに基づいて効率的かつ合理的な栄養ケアを行うことが可能となる。

図1-1　栄養ケア・マネジメントシステム
資料）細谷憲政・松田朗監修，小山秀夫・杉山みち子編：これからの高齢者の栄養管理サービス—栄養ケアとマネジメント，p.7，第一出版（1998）を一部改変

第1章　栄養ケア・マネジメント

（1）　栄養スクリーニング

　対象者の栄養状態のリスク（栄養リスク）の有無を判定する過程である。例えば，訪問指導時や健康診断時，病院などの外来受診時や入所時に実施される。迅速な判定が求められるので，侵襲性の少ない簡便な方法を用いることになる。

　栄養スクリーニングには，1987年にデッキー（Detsky, AS）らにより提唱された主観的包括的栄養アセスメント（SGA：subjective global assessment）が用いられることが多い（表1-1）。SGAでは，身体測定や臨床検査データを含まず，最近の体重や食事摂取量の変化，身体所見などから，対象者の栄養状態を，栄養状態良好，中等度栄養障害，高度栄養障害の3段階で判定する。デッキーらは栄養状態評価にあたって，特に体重減少，食事摂取量減少，皮下脂肪量減少，骨格筋量減少に重点をおくように指示している。簡単で侵襲性が少なく，低コストかつ迅速に評価できることから，世界的統一基準として広く認められつつある。ただし，実際に対象者を診た評価者の主観が重視されるので，判定結果を標準化するためには同一基準による評価者の教育が必須である。

（2）　栄養アセスメント

　栄養スクリーニングで見出された栄養リスク者について，栄養リスクの程度を総合的・客観的に評価し，栄養状態改善の指標を得る過程である。①臨床診査（問診，身体所見），②身体計測，③臨床検査，④食事調査，⑤食行動・食態度・食環境などの調査を系統的に実施することにより，対象者の栄養状態の問題点と関連要因を明確にし，栄養ケア計画作成のための科学的根拠を得る。

表1-1　主観的包括的栄養アセスメント

現病歴
1. 体重変化
　　過去6か月間の体重減少：　　　　kg（　　％）
　　過去2週間の体重変化：　増加　不変　減少
2. 食事摂取量の変化（通常時との比較）
　　なし
　　あり　　　期間：　　　週間
　　　　　　　タイプ：経口栄養不足　　経腸/静脈栄養充足　　経腸/静脈栄養不足　　絶食
3. 消化器症状（2週間以上継続）
　　なし　悪心　嘔吐　下痢　食欲不振
4. 身体機能低下
　　なし
　　あり　　　期間：　　　週間
　　　　　　　タイプ：制限はあるが労働可能　　歩行可能　　寝たきり

身体所見（ランク評価：0＝正常，1+＝軽度，2+＝中等度，3+＝高度）
　　皮下脂肪量減少（上腕三頭筋，胸部）　骨格筋量減少（大腿四頭筋，三角筋）
　　足首の浮腫　仙骨部の浮腫　腹水

主観的包括的評価（いずれかを選択）
　　A．栄養状態良好　　B．中等度栄養障害　　C．高度栄養障害

資料）　Detsky, AS., *et al.*, *JPEN*. 11, p. 8-13（1987）を一部改変

（3） 栄養ケア計画作成

　栄養アセスメントで評価した対象者の栄養状態の問題点を改善するために，実行可能な栄養ケア計画を策定し，文章化する過程である。栄養ケア計画は，①栄養補給，②栄養教育，③多領域からの栄養ケアについて策定される。栄養ケア計画作成にあたって，対象者の栄養ケアにかかわる関係者が協議し，いつ，どこで，だれが，何を，どのように実施するかが最低限記載され，栄養状態改善の到達目標も示される。

1） 栄 養 補 給

　食事摂取基準などを参考にして，適正なエネルギーおよび栄養素の補給量を決定する。補給方法として，経口栄養法，経腸（経管）栄養法，経静脈栄養法のいずれを用いるか，また，適切な食形態などを策定する。

2） 栄 養 教 育

　栄養状態は食行動の結果であることから，対象者の食行動をより望ましい方向へと変容させて，健康自己管理能力を育てるための教育内容および実施方法を策定する。栄養教育を効果的に実施するには，実施者と対象者との間に信頼関係が存在していることが前提である。

3） 多領域からの栄養ケア

　栄養状態には，対象者の身体的・精神的問題，経済的・社会的問題等が大きく関与する。したがって，管理栄養士・栄養士だけでなく，医師，歯科医師，看護師，薬剤師，臨床検査技師，介護福祉士，理学療法士，作業療法士，言語聴覚士，ソーシャルワーカーなど多領域の専門家が栄養ケア計画策定に参画する必要がある。

（4） 栄養ケアの実施

　栄養ケア計画に従って，多領域の関係者がそれぞれの分担領域の栄養ケアを実施する。

（5） モニタリング

　栄養ケア実施の過程で，栄養ケア計画に実施上の問題点（対象者の非同意・非協力，合併症，栄養補給方法の不適正，協力者の問題など）がなかったかを評価・検証し，問題が見出された場合は，直ちに栄養ケア計画を改善する（フィードバック）。モニタリングでは，栄養状態改善の指標を用いて改善の程度を評価・検証し，目標が到達されれば，関係者で協議し栄養ケアを終了させる。

（6） 評価・検証

　栄養ケア・マネジメント終了時に，実施した栄養ケア・マネジメントの有効性を評価・検証し，継続的な品質の改善を試みることが重要である。例えば，組織や人員配置，栄養ケア計画の手順，栄養アセスメントに用いた栄養指標，患者の満足度，費用対効果などについて系統的に評価・検証する。

1.3 PDCAサイクルの意義と目的

PDCAサイクルとは，事業活動における生産管理や品質管理などの管理業務を円滑に進める手法の一つで，P（plan：計画）→ D（do：実施）→ C（check：検証）→ A（act：改善）の4段階を繰り返すことにより，業務を継続的に改善することを目的としている。品質管理の父といわれるデミング（Deming, WE）が第二次世界大戦後に提唱したもので，科学的方法論を基盤とした企業経営理論として評価されているが，さまざまな領域での品質管理にも広く用いられている。

PDCAサイクルでは，科学的根拠に基づいて明確な目標を設定し，それに到達するための過程を計画〔P〕，計画に沿って実施〔D〕，実施した結果が計画に沿っているかの評価・検証〔C〕，当初の計画とは異なった結果になった場合はその要因を検証し，計画を改善〔A〕する一連の過程を繰り返すことにより，徐々に最終目標に近づいていく。この方法論を栄養ケア・マネジメントにも適用することにより，対象者の栄養状態改善を科学的かつ論理的に実施していくことが可能となる。その方法はまず，栄養アセスメントで明らかになった**栄養リスク者**について，**栄養ケア計画の目標**を設定し，それに対応した計画を作成し，計画に基づき実施する。次に実施した内容を評価し，その評価をもとに対象者の栄養状態が改善の方向に向かった場合はそのまま継続する。一方，計画と結果との間に差異が生じたり，実施方法に問題点が見つかった場合は，その時点で改善が適宜行われる。このように最初の計画を常に把握，分析し，改善を重ねながら次の新しい計画にそれらを反映させていくことが重要である。そしてこのPDCAサイクルをうまく改善する方向へらせん状に進めていくことが，対象者に対してより適切な栄養ケアを実施することにつながる（図1-2）。

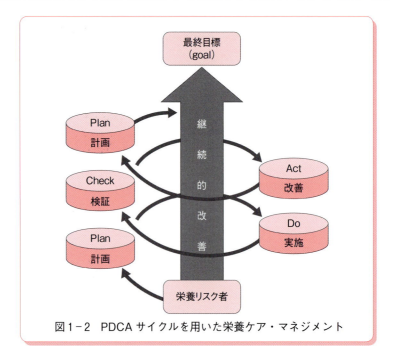

図1-2　PDCAサイクルを用いた栄養ケア・マネジメント

2．栄養アセスメント

2.1　栄養アセスメントの意義と目的

　栄養アセスメント（nutritional assessment）とは，栄養ケア・マネジメントを実施するために，個人または集団の栄養状態を総合的・客観的に評価することである。栄養スクリーニングで見出された栄養リスク者について，詳細な客観的情報に基づいて栄養状態を正確に評価し関連要因を抽出する。施設入所後に実施されることが多い。栄養アセスメントの評価結果に基づいて，対象者の栄養状態改善を目的とした栄養ケアの方針，すなわち栄養ケア計画が作成され，実施される。したがって，栄養アセスメントは栄養診断学ともいえるものであり，適切な栄養ケア・マネジメントを実施するためには適正な栄養アセスメントを行う必要がある。

　栄養アセスメントでは，栄養状態を評価するために，① 臨床診査，② 身体計測，③ 臨床検査，④ 食事調査，⑤ 食行動・食態度・食知識・食スキル・食環境などの調査が一般に行われる。それぞれの調査結果から得られる情報を分析し，総合的に評価して対象者の栄養状態を評価し，関連要因を抽出することが大切である。また，栄養アセスメント実施に際しては，守秘義務やインフォームドコンセントなど医療従事者としての倫理性が求められる。

2.2　栄養アセスメントの方法

（1）客観的栄養アセスメント

　客観的栄養アセスメント（ODA：objective data assessment）は，客観的な方法による「数値」を用いて総合的に行う栄養アセスメントである。

1）静的栄養アセスメント

　ある一時点での栄養状態を評価して，栄養ケアの要否を決定する場合の評価方法である。栄養スクリーニングや栄養アセスメントで用いられる。指標としては，身体計測，免疫能，血清アルブミンなどの代謝回転の比較的遅い臨床検査項目が測定される。

2）動的栄養アセスメント

　モニタリングなどのように，栄養ケアによる栄養状態改善効果を評価・検証する場合の評価方法である。代謝動態を鋭敏に反映する指標を経時的に測定し，その変動を評価する。指標としては，血清トランスフェリンや血清レチノール結合たんぱく質などの代謝回転の速い臨床検査項目が測定される（⇨ p. 11）。

3）予後栄養アセスメント（総合的栄養評価，予後推定栄養指数：PNI）

　手術前の栄養状態の改善により術後のリスクが軽減できることから，手術前の栄養状態から手術後の予後を判定するための指数が開発されている（表1-2）。指標としては，血清アルブミン（Alb），血清トランスフェリン（TFN），遅延型皮膚過敏反応（PPD 皮内反応など），上腕三頭筋部皮下脂肪厚（TSF）などが用いられる。

第1章　栄養ケア・マネジメント

表1-2　予後栄養アセスメントの指数

Prognostic nutritional index（PNI）（Buzby, GP, 1980）
PNI（％）＝ 158 －（16.6 × Alb）－（0.78 × TSF）－（0.22 × TFN）－（5.8 × DH） 　Alb ：serum albumin（g/dL） 　TSF ：triceps skinfold thickness（mm） 　TFN ：serum transferrin（mg/dL） 　DH ：delayed skin hypersenstivity（PPD, mumps, SK-SD, Candida） 　　　　0 ＝ no response 　　　　1 ＝ 1 response with ＜ 0.5 mm induration 　　　　2 ＝ 1 or more responses with ≧ 0.5 mm induration
PNI ≧ 50％：high risk 40％≦ PNI ＜ 50％：intermediate risk PNI ＜ 40％：low risk

資料）小野香・小越章平：臨床栄養，99（5），p.608（2001）を一部改変

（2）臨床診査

　臨床診査（問診，身体所見）は栄養アセスメントの基本であり，まず第一に行われる。管理栄養士・栄養士が直接行う場合もあるが，医師または看護師が採取し，カルテ（診療録）に記載している場合もある。

1）問　　診

　対象者の栄養状態を評価するのに必要な情報を，対象者本人および付き添い者から聴取する。まず，主訴について尋ねるが，これは対象者の訴えの中心となる栄養学的症状である。例えば，食欲不振とか肥満傾向といったものがこれに相当する。次に，現病歴を聞くことによって，その症状がいつごろから発現し，どのように推移してきたかを明らかにする。家族歴，既往歴，アレルギー，栄養歴，生活状況，生活習慣などを聴取して，対象者の栄養状態の関連要因を明らかにするための手掛かりを得る。

　家族歴では，両親や兄弟姉妹などの近親者に同様な栄養状態の傾向が存在しないかを聞く。既往歴では，糖尿病や消化器疾患など現在の栄養状態と関連するような疾患に，過去または現在罹患していないか，またどのような薬剤やサプリメントを服用しているかを調べる。栄養歴には，食欲や嗜好などの変化に関する食生活歴と，過去から現在までの体重の推移に関する体重歴が含まれる。家族構成，職業歴，喫煙歴，飲酒歴なども把握する。

2）身体所見

　対象者の栄養状態を評価するために身体を観察する。体格，頭髪，顔貌，眼，口腔粘膜，歯，歯肉，皮膚，爪，上肢，下肢などの状態の視覚的観察が中心となる。栄養障害や疾患により皮膚，粘膜，毛髪，爪などに特有の変化を生ずるものがある。

　栄養障害では，一般に皮下脂肪の減少とともに，筋肉も退化し，皮膚も光沢を失う。また，毛髪は脱毛傾向となり，光沢を失い，乾燥化したりする。ビタミン B_2 や

ナイアシンの欠乏では，口唇から口角，舌の亀裂，びらんが出現する。また，鉄欠乏性貧血や悪性貧血では特有の萎縮性舌炎がみられる。ビタミンC欠乏による壊血病では，歯肉の腫脹や出血が観察され，歯は抜けやすくなる。指や爪の所見としては，鉄欠乏性貧血でみられる匙形爪（spoon nail）や，換気障害，先天性心疾患などでみられるばち指などに注意する。

　近年，水銀血圧計に代わって上腕式自動血圧計が使用されるようになり，血圧，脈拍数を簡便に測定できるようになった。日本高血圧学会が推奨する診察室血圧測定法では，椅子に脚を組まずに座って数分の安静後，1～2分の間隔をあけて少なくとも2回測定し，安定した2回の平均値を血圧値としている。

（3）身体計測

　対象者の身体を計測することにより，栄養状態に関する客観的な情報が得られる。簡便な器具を用いた身体計測だけでなく，画像検査による精度の高い身体計測が可能となってきている。

1）体重と身長

　体重と身長の測定は，最も簡便な身体計測である。体重は栄養状態評価のための重要な指標となるが，食事や排泄による影響をできるだけ少なくするために，空腹時，排尿後に測定するのが望ましい。高齢や疾患のため体重計に乗れない場合は，車椅子に乗ったままや，寝たきりのままで測定できる体重計を利用する。また，身長測定で直立できない場合は，まっすぐ仰向けに寝た状態での頭頂から踵までの距離を計測したり，仰臥位で膝を立てて膝高（膝蓋骨上部から踵部足底間の距離）を計測し，推定式を用いて身長を推定する。

① 体格指数

　体重と身長を組み合わせて算出される体格指数により，栄養状態を評価する。乳幼児に対してはカウプ指数，学童に対してはローレル指数，成人に対してはBMI（body mass index）が一般に用いられる（表1-3）。日本肥満学会の肥満度分類では，BMIが18.5以上25.0未満を普通体重，18.5未満を低体重，25.0以上を肥満としている。

表1-3　体格指数

	算　出　法		判　定
乳幼児期	カウプ指数（Kaup index）	$\dfrac{体重(g)}{\{身長(cm)\}^2} \times 10$	13未満：やせ 20以上：肥満
学童期	ローレル指数 （Rohrer index）	$\dfrac{体重(kg)}{\{身長(cm)\}^3} \times 10^7$	100未満：やせ 160以上：肥満
成人	BMI（body mass index）	$\dfrac{体重(kg)}{\{身長(m)\}^2}$	18.5未満：やせ 25.0以上：肥満

第1章　栄養ケア・マネジメント

なお，「日本人の食事摂取基準（2025年版）」では，BMIと総死亡率や発症率などとの関連を検討した観察疫学研究結果に基づいて，目標とするBMI（kg/m²）の範囲を，18〜49歳では18.5〜24.9，50〜64歳では20.0〜24.9，65〜74歳および75歳以上の高齢者では，総死亡率をできるだけ低く抑え，その他の考慮すべき健康障害等を勘案して21.5〜24.9としている（⇨ p.251，巻末付表）。

② 標準体重比（%）

$$\frac{測定体重}{標準体重} \times 100$$

標準体重としては，最も疾病の少ないBMI 22を基準として，日本肥満学会の提唱する ｛身長（m）｝² × 22を用いることが多い。

③ 体重減少率（%）

$$\frac{（平常時体重 - 測定体重）}{平常時体重} \times 100$$

体重の経時的変化は，栄養状態の評価に有効な指標である。特に，高齢者や病人では身長を測定するのが困難な場合が多くなるため，体重の絶対値の減少と体重減少率の増加が低栄養状態の評価には有用である。

2）体脂肪量

体脂肪は体内のエネルギー貯蔵場所であり，主に皮下に存在するが（皮下脂肪），腹腔内内臓の周囲にも存在する（内臓脂肪）。近年，内臓脂肪の蓄積がさまざまな代謝異常や動脈硬化と関連することが明らかになり，体脂肪量だけでなく脂肪の体内分布の評価も重要となっている。体脂肪量の間接的な測定方法としては，皮下脂肪厚の測定や生体電気インピーダンス法（BIA：bioelectrical impedance analysis）が一般的に行われている。脂肪の体内分布の簡便な評価には，ウエスト周囲長やウエスト／ヒップ比が用いられる。正確な脂肪量の測定にはCT法（CT：computed tomography），磁気共鳴イメージング法（MRI：magnetic resonance imaging），二重エネルギーX線吸収測定法（DXA：dual energy X-ray absorptiometry）などの画像検査による評価が必要である。

① 皮下脂肪厚

皮脂厚計（アディポメーター）を用いて皮下脂肪厚を測定する。測定部位としては，利き腕の反対側の上腕三頭筋部皮下脂肪厚（TSF：triceps skinfold thickness）または肩甲骨下部皮下脂肪厚が測定しやすく，身体密度との相関が比較的高いことから一般に推奨されている（図1-3）。簡便であり対象者の負担も少ないが，再現性のよい計測結果を得るには測定方法を一定にする必要がある。ただし，肥満者では正確な評価は困難である。基準値としては，日本栄養アセスメント研究会が作成したJARD 2001（Japanese anthropometric reference data 2001）が一般に用いられる。

② 生体電気インピーダンス法（BIA）

生体に微弱な電流を通電すると，電流は水を含む筋肉や内臓などの除脂肪組織を流れるが脂肪組織では流れないことを利用した体脂肪測定法である。体表面に電極を装

図1-3 上腕周囲長と上腕三頭筋部皮下脂肪厚の測定（ダイナポット社のアディポメーター(A)とインサートテープ(B)）
資料）足立香代子：臨床栄養，99 (5)，p.524 (2001) を一部改変

着し，微弱な交流電流を流して電気抵抗（インピーダンス）を測定し，**体脂肪量**や**除脂肪量**を推定する。BIA は簡便で非侵襲的なので広く用いられており，さまざまな測定原理の装置が市販されている。

③ **全身 DXA 法**（dual energy X-ray absorptiometry）

X 線を 2 つのエネルギーに分離して照射し，生体内を X 線が通過するときの減衰率を測定し，身体各部位および全身の**骨塩量**，**脂肪量**，**除脂肪量**を算定する。測定精度が高く，測定時間が短く，X 線被曝量が少ないという利点があり，体組成分析のゴールデンスタンダードとなっている。

④ **内臓脂肪評価法**

内臓脂肪蓄積に高血糖，脂質異常症，高血圧が重積して動脈硬化性疾患の発症が加速するメタボリックシンドロームの診断では，内臓脂肪（腹腔内脂肪）蓄積が必須である。一次スクリーニングでは，立位，軽呼気時，臍レベルで測定した**ウエスト周囲長**が一般に用いられており，内臓脂肪蓄積の診断基準は男性 85 cm 以上，女性 90 cm 以上である（⇨ p.167，表 6-9）。日本肥満学会は内臓脂肪評価法として，臍レベルの CT 断層像や MRI 断層像による**内臓脂肪面積**測定（図 1-4）を推奨しており，100 cm² 以上が男女共通した内臓脂肪蓄積の診断基準となっている。一方，BIA による内臓脂肪面積測定については，参考となる評価法としている。

3) **骨 格 筋 量**

骨格筋量の評価は，体内の**たんぱく質貯蔵量**の推定に有用である。骨格筋量の間接的な指標としては，上腕周囲長，上腕筋囲，上腕筋面積，下腿周囲長が一般に測定されるが，判定には JARD 2001 を用いる。正確な骨格筋量の測定には，DXA や BIA などによる評価が必要である（⇨ p.8，

図1-4 臍レベル MRI 断層像による腹部
　　　　脂肪分布評価
40 歳代肥満女性（BMI 31.3，ウエスト周囲長 98 cm）内臓脂肪面積：105.3 cm²，皮下脂肪面積：300.0 cm²
資料）中村学園大学健康増進センター提供

第1章　栄養ケア・マネジメント

体脂肪量）。

① 上腕周囲長・上腕筋囲・上腕筋面積

　上腕三頭筋部皮下脂肪厚（TSF）を測定した腕の同じ位置で，メジャーを使って上腕周囲長（AC：arm circumference）を測定する（図1-3）。AC と TSF から上腕筋囲（AMC：arm muscle circumference），上腕筋面積（AMA：arm muscle area）を下記の計算式を用いて算定する。AMA は筋たんぱく質貯蔵量をよく反映すると考えられている。

$$AMC（cm）= AC（cm）- \pi（3.14）\times TSF（mm）\div 10$$
$$AMA（cm^2）= [AMC（cm）]^2 \div 4\pi$$

② 下腿周囲長

　下腿周囲長は筋肉量と体脂肪量を反映する。体重との相関が高いことから，アメリカでは高齢者の体重の推定に用いられている。しかし，下腿周囲長は浮腫の影響を受けやすいことに注意する必要がある。

（4）　臨 床 検 査

　対象者から血液，尿，その他の体液を採取し，それらの検体を生化学的，免疫学的手法を用いて分析し，対象者の栄養状態を客観的に評価する方法である。

1）　基 準 値

　対象者の栄養状態は，対象者の検査結果を基準値と比較して判定される。基準値は，通常，健康で疾病を有しない健常者の集団に対して検査を行った場合の測定値から求められ，分布の中央部95％を含む範囲，すなわち，平均値±標準偏差の1.96倍で示されることが多い。

2）　栄養状態を反映する主な臨床検査項目

① たんぱく質代謝

a．血清総たんぱく質

　血清総たんぱく質は血清中に存在する数千種類のたんぱく質の総量であるが，実際は，血清中に多量に存在するアルブミン（血清総たんぱく質の約60％）と主に免疫グロブリン（Ig：immunoglobulin）G からなる γ-グロブリン（約20％）の増減をみていることになる。栄養状態の悪化により血清総たんぱく質は低下するが，肝機能障害，腎疾患，炎症，浮腫など多くの要因によっても変動するので，栄養状態の指標としては鋭敏ではない。

b．血清アルブミン

　アルブミンは血清中に最も多量に存在するたんぱく質で，血清総たんぱく質の約60％を占める。アルブミンは肝臓で合成され，その血中半減期は14〜21日である。血清アルブミン濃度の低下は低栄養状態の指標として有用であるが，短期間の栄養状態を評価するのには不適当であり，肝機能障害や腎疾患などでも低下するので注意を要する。

c．血清トランスフェリン，血清トランスサイレチン（プレアルブミン），血清レチノール結合たんぱく質

肝臓で合成される血中半減期の短いたんぱく質〔急速代謝回転たんぱく質（RTP：rapid turnover protein）〕として，トランスフェリン（半減期約 10 日），トランスサイレチン（半減期 2 ～ 3 日），レチノール結合たんぱく質（半減期 12 ～ 16 時間）がある。これらは短期間の栄養状態の指標として有用であり，動的栄養アセスメントに用いられるが，肝機能障害や腎疾患などでも低下するので注意を要する。

d．窒素出納

摂取窒素量と排泄窒素量の差である窒素出納を以下の式で概算することによって，たんぱく質代謝状態が推定される。

窒素出納（g/日）＝
　　たんぱく質摂取量（g/日）÷ 6.25 －［尿中尿素窒素量（g/日）＋ 4］

健常成人が通常の食事を摂取している場合は，窒素出納は原則としてゼロとなる。ただし，尿中尿素窒素量は腎機能や肝機能の影響を受けるので注意を要する。

e．クレアチニン身長係数

筋肉中のクレアチンリン酸は高エネルギーリン酸結合の貯蔵型として筋肉のエネルギー代謝に重要な役割を果たすが，非酵素的に分解してクレアチニンとなり尿中に排泄される。尿中クレアチニン排泄量は筋肉量に比例するため，以下の計算式で算出されるクレアチニン身長係数（CHI：creatinine hight index）は筋肉量の指標となる。

$$CHI = \frac{1 日尿中クレアチニン排泄量（mg）}{標準 1 日尿中クレアチニン排泄量（mg）} \times 100$$

標準 1 日尿中クレアチニン排泄量は性別，身長別に基準値が定められているが，簡便法として，男性 23 mg/kg，女性 18 mg/kg に標準体重を乗じて算出してもよい。尿中クレアチニン排泄量は食事の影響は受けないが，糸球体濾過量に規定されるため腎障害が存在すると低下する。

f．尿中 3−メチルヒスチジン

3−メチルヒスチジンは筋たんぱく質のアクチンとミオシンの分解時に遊離され，尿中に排泄される。したがって，尿中 3−メチルヒスチジン排泄量は筋肉量や筋たんぱく質の分解を反映する。筋肉量の少ない女性や高齢者，低栄養状態では低値となる。尿中 3−メチルヒスチジン排泄量は，食事や腎機能の影響を受ける。

② 糖 質 代 謝

空腹時血糖値，食後血糖値，糖負荷試験（75 g OGTT），血中インスリン値は，糖尿病の診断を含む糖質代謝の評価として重要である。糖化されたヘモグロビンがヘモグロビン A1（HbA 1）であり，その主分画を占めるのが HbA1c である。HbA1 もしくは HbA1c の全ヘモグロビンに占める割合（%）は，約 1 か月前の平均血糖値を反映しており，糖尿病のコントロール指標として用いられている。

③ 脂 質 代 謝

　血清 LDL-コレステロール値や血清トリグリセライド値，血清 HDL-コレステロール値，血清 non-HDL-コレステロール値は脂質代謝異常の判定の指標として用いられる。血清トリグリセライド値は食後高値を示すので，早朝空腹時（12 〜 14 時間絶食後）の採血が原則である。

④ 貧　　　血

ａ．ヘモグロビン，赤血球数，ヘマトクリット

　ヘモグロビン濃度は貧血の有無の判定に用いられる。さらに赤血球数，ヘマトクリットの結果から貧血（anemia）が大球性か，小球性か，正球性かが診断される。

ｂ．血清鉄，血清フェリチン，血清ビタミン B12，血清葉酸

　小球性貧血の場合は，血清鉄値，血清フェリチン値から鉄欠乏の有無を判定する。大球性貧血の場合は，血清ビタミン B12 値，血清葉酸値からそれぞれの欠乏の有無を判定する。

⑤ 免 疫 機 能

　低栄養状態で感染症の危険性が増大することから，対象者の栄養状態を評価するうえで，免疫機能を調べることは重要である。低栄養状態をきたした場合，一般に，末梢総リンパ球数の低下，T リンパ球数の低下，遅延型皮膚過敏反応（PPD 皮内反応など）の陰性化などの細胞性免疫の低下がみられる。

（5） 食 事 調 査

　食事調査の目的は，対象者の食事摂取状況を調査して，摂取食品の種類や量，エネルギーならびに栄養素の摂取量，食習慣などを推定することである。食事調査法としては，陰膳法，24 時間思い出し法，食事記録法，食物摂取頻度法，食事歴法などが知られている。それぞれの調査法には長所と短所があることに留意し，適宜選択する必要がある。

　食事調査の多くが自己申告に基づいて情報を収集するため，過小申告・過大申告，日間変動，季節変動といった測定誤差が存在するので，習慣的な摂取量を正確に把握することは困難である。特にエネルギー摂取量には，10 〜 15％程度の過小申告が存在することが知られている。そこで，日本人の食事摂取基準（2025 年版）では，個人の食事改善を目的としたエネルギー摂取量の過不足の評価には，BMI または体重変化量を用いることを推奨している。

　食事調査の評価結果は，対象者の栄養状態を改善するための栄養ケア計画作成の指標として重要であるが，あくまでもスクリーニング的な意味をもっており，真の栄養状態の評価のためには，臨床診査，身体計測，臨床検査の調査結果が必要である。

1） 24 時間思い出し法

　面接者（通常，管理栄養士）が対象者に対して，前日 24 時間に食べたすべての食品とその量を思い出させる方法である。比較的短時間で調査でき，容易で安価なためよ

く用いられている。しかし，前日であっても食事内容を細かく思い出すことが難しい場合や，摂取した食品の量の推定量に誤差が生じる場合などでは精度が悪くなる。なお，習慣的な摂取量を推定するためには，最低でも2日間（できれば不連続な2日間）実施し，その平均値を用いることが実用的であると考えられている。

2） 食事記録法

毎回の食事について，料理名と食品の量を記録していく方法である。一般には，対象者自身が摂取している食事を観察調査する方法が用いられる。なお，習慣的な摂取量を推定するためには，最低でも2日間（できれば不連続な2日間）実施し，その平均値を用いることが実用的であると考えられている。

食品の量の推定には，目安量で記録していく目安量法と，実際に食品の重量や容積を秤量する秤量法がある。実際には，摂取したものをすべて秤量するのは不可能であり，ほとんどが半秤量法である。秤量法は食事調査法のなかで最も正確な方法とされているが，対象者の負担が大きく，食習慣への干渉も大きい。

3） 食物摂取頻度法

特定の食物について，比較的長期間にわたる平均的な摂取量を質問票を用いて調査する方法である。この質問票を食物摂取頻度質問票（FFQ：food frequency questionnaire）と呼ぶ。対象者に面接して聞き取る方法と対象者が自分で記入する自己記入法があるが，後者は多人数の集団に対する調査に適応できる。食習慣や特定の食物の摂取傾向を知ることができるが，24時間思い出し法や食事記録法に比して摂取量の定量性がよくない。

4） 食 事 歴 法

対象者の食事パターンと食物摂取頻度に関する調査に，食事記録法ないしは24時間思い出し法を組み合わせるのが原則であるが，しばしば食事記録法や24時間思い出し法は省略される。食事パターンと食物摂取頻度に関する質問票は食事歴質問票（DHQ：diet history questionnaire）と呼ばれる。食物摂取頻度法に比べると食行動や調理など栄養素以外の情報も得られる点が利点である。ただし，食物摂取頻度法と同様に食べた物を直接データ化する方法ではない点に注意が必要である。

（6） 食行動・食態度・食知識・食スキル・食環境の調査

栄養ケアにおける栄養教育の目的は，対象者の栄養状態を改善するために食行動をより望ましい方向へと変容させて，健康自己管理能力を育てることである。適切な栄養教育を実施するには，対象者の食行動を評価するだけでなく，行動変容に影響を与える食態度・食知識・食スキル・食環境などについて評価する必要がある。一般に，これらは臨床診査での問診項目の一つとして実施される。

2024（令和6）年度から実施されている「21世紀における第3次国民健康づくり運動」〔健康日本21（第3次）〕の栄養・食生活領域においても，個人の行動と健康状態の改善に関する目標が設定されている。

1）食 行 動

食事を作る行動，食事を食べる行動，食物や食情報を交換する行動を含めて，広く食行動を評価する。食行動の積極性とQOLの良好さとの関連が確認されている。

「健康日本21（第3次）」では，食行動の目標として「バランスの良い食事を摂っている者の増加」が設定されている。学童・思春期の生活習慣の改善を推進することが，その後の健康状態の改善や望ましい食習慣の確立等につながると考えられている。

2）食 態 度

態度とは，現実にとられる行動そのものではなく，その背後にあるもの，あるいは仮定される反応の準備状態として表現されるものと定義される。したがって，態度に関する質問では，当該行動について「――しようと思うか」「――する自信があるか」を尋ね，行動（実際に行動したか）との組み合わせにより，対象者の行動変容段階を評価する。栄養教育においては，個々の食行動と食態度を組み合わせて対象者の行動変容段階を評価し，それに応じた栄養教育プログラムの提供や教育効果の評価・検証に活用される。

3）食知識・食スキル

行動変容を図るには，知識の習得に加えて，知識を活用するスキル（技能）が必要である。ここでのスキルとは，「日常生活で生じるさまざまな問題や要求に対して，建設的かつ効果的に対処するために必要な能力」であるライフスキルを指している。

4）食 環 境

対象者の食行動をより望ましいものに変容させるには，対象者の態度・知識・スキルだけでなく，周囲の人々とのかかわり，社会環境，さらには自然環境まで含めた食環境が重要な役割を果たす。したがって，栄養教育においては，対象者を取り巻く食環境の評価が必要である。

「健康日本21（第3次）」の社会環境の質の向上に関する目標としては，「スマート・ライフ・プロジェクト活動企業・団体の増加」，「利用者に応じた食事提供をしている特定給食施設の増加」等があげられている。

2.3 アセスメント結果からの現状把握と課題の抽出

栄養アセスメントが終了すると，得られた情報を系統的に評価・判定し，対象者の栄養状態の問題点と関連要因を明確にする。

① まず，対象者が低栄養状態なのか過栄養状態なのかを判定する。栄養障害の程度については，体重，体脂肪量などの身体計測結果や臨床検査結果に基づいてランク付けするとともに，栄養障害の時間的経過も明らかにする。

② 栄養障害の要因として，遺伝的要因，基礎疾患の有無とその治療経過，アレルギー，薬剤やサプリメントの服用，喫煙や飲酒などの嗜好品摂取，職業や生活環境などとの関連について明らかにする。

③ 食事調査結果から，食形態，摂取食品の種類や量，エネルギーならびに栄養素の摂取量，食習慣などの食事摂取状況を明らかにし，その問題点を抽出する。

④ 栄養障害の要因として，食行動・食態度・食知識・食スキル・食環境についての問題点を抽出する。

以上の栄養アセスメントの判定結果に基づいて，対象者の栄養状態改善の到達目標が設定され，栄養状態改善に向けて具体的な栄養ケアの方針，すなわち栄養ケア計画が作成され，実施されることになる。

2.4　目標達成のための個人目標の決定

対象者の栄養アセスメント結果から抽出された栄養の問題と関連要因を整理・分析し，解決すべき問題の優先順位を明らかにして，栄養ケア計画の目標を設定する。目標は，柔軟性があり，実現可能である具体的な状況や数値を示す。最終的には対象者が自己管理できるような改善内容とする。まず，総括的目標（長期目標：goal）を立て，それを実施するにあたって，現実的な計画の実施の観点から中期目標，さらに直近の実践についての具体的な短期目標を設定する。QOLの向上である長期目標（goal）や各段階の短期目標は，実施後の評価において定量的評価ができるように，具体的に 5 W 1 H（Who：誰が，What：何を，When：いつ，Where：どこで，Why：どうして，How：どのように）を最低限入れて文章化する。また，対象者の栄養ケア計画にかかわる者の誰が見ても目標が達成できたか理解できるようにすることが重要である。

（1）　長 期 目 標

長期目標は，ヘルスケアの一環としての栄養ケアの総括的な最終目標であり，到達目標（goal）である。対象者が栄養ケア（栄養補給，栄養教育）を受け，最終到達目標を達成することで，健康上の問題が解決される。さらに対象者に“健康で楽しく過ごしたい”などの具体的なイメージをもたせることにより，健康増進へ向けての健康行動の習慣化や主観的健康感も向上する。このように良好な状態を長く継続させ，食生活を中心とした生活習慣の行動変容をどのように支援するかなど，最終的にQOLの向上をめざした目標を設定する。期間は，1 年から数年をめどとして設定する。

（2）　中 期 目 標

中期目標は，短期目標である身体状況や栄養状態の改善，食行動・食習慣などの変容が現れたことを確認し，その後一定期間（6 か月程度）は継続できることを目標として設定する。支援者は対象者の達成状況を上手に褒めながら評価し，さらなる意欲を喚起するよう導いていく。

（3）　短 期 目 標

短期目標は，対象者が最も達成可能な現実的なものを設定する。例えば，身体所

見，食習慣，食行動，生活習慣などの改善について，何を，どの程度変化させるかを明確にする。期間は数週間から 1 か月，長くても 3 か月以内に効果が得られるようにする。現段階での能力にあった実行可能な目標は，対象者に改善意欲や達成感，満足感を与え，栄養ケア計画継続への意識づけとなる。

なお，長期，中期および短期目標の評価設定期間は，対象者の状況や特性に応じて，異なることに留意する必要がある。

3．栄養ケア計画の実施，モニタリング，評価，フィードバック

3.1　栄養ケア計画の作成

栄養ケア計画とは，対象者の QOL 向上を目標として，管理栄養士・栄養士だけでなく，対象者の栄養ケアに携わる他職種や専門領域の人々で協議し，決定した実現可能な内容を文章化したものである。いつ，どこで，誰が，何を，どうして，どのように実施するかが最低限記載され，人，費用，物といった資源の配分や実施後における目標の達成などについての評価過程も含む。一般的には「栄養スクリーニング→栄養アセスメント→栄養ケア・カンファレンス→栄養ケア計画の作成→栄養ケアの実施→モニタリング→評価→事後（再度）栄養アセスメント」という一連の流れで実施される。栄養ケア計画の目標を達成するためには，①栄養補給，②栄養教育，③多領域からの栄養ケアの 3 つを柱として策定される。

（1）　栄養補給

栄養補給は，まず摂取した食物を消化する消化管が機能しているかどうか，あるいは咀嚼・嚥下機能がどうであるかを把握し，対象者の栄養状態，身体活動量をもとに，どのような栄養素あるいは栄養成分をどのくらいの量，どのようにして補給するのかを決定する。補給方法としては，経口栄養法（一般食，治療食などのフードサービス），経管（経腸）栄養法（チューブを用いて鼻，胃，腸から栄養剤を投与），経静脈栄養法（輸液剤を用いる）があるが，どの補給方法での管理が適するのかの判断も必要である。さらに栄養補給ルート（経口，経管，経静脈），補給のタイミング，食形態についても策定する。栄養補給の中では，経口栄養法が生理的には最も望ましい方法である。管理栄養士・栄養士は，栄養ケアの実施により対象者の栄養状態を改善することはもとより，味覚，口渇感など感覚機能としての食欲を満足させることも重要である。

（2）　栄養教育

対象者の栄養ケア計画実施に向けての動機づけ，食事療法の実際や望ましい食習慣および食行動を含めた生活習慣・健康行動をどのように変容させるか，栄養カウンセリングを行いながら支援する。つまり栄養リスク改善のための知識・態度を変容さ

3．栄養ケア計画の実施，モニタリング，評価，フィードバック

せ，健康自己管理能力を養う具体的な方法が策定される。栄養教育を効果的に実施するには，支援者と対象者が相互に信頼し，お互いが双方向に理解し合える望ましい関係を形成することが非常に重要である。そして支援者は，対象者がすぐにでも実施できる事象の一つを自ら選択させ，実施に向けやる気を出させるよう導かなければならない。また，栄養教育は対象者だけでなく，対象者の家族あるいは介護者に対して行う場合もある。

（3）　多領域からの栄養ケア

　栄養状態は，対象者の身体状況，摂食機能，医療情報（通院状況，医薬品の摂取状況，臨床検査結果など），食環境，精神・心理的問題，家庭環境，経済状況，社会的環境なども大きくかかわっている。したがって栄養に関連する諸問題については，主に栄養管理を担当する管理栄養士・栄養士の他に医師，歯科医師，看護師，薬剤師，保健師，臨床検査技師，介護福祉士，介護支援専門員，健康運動指導士，理学療法士，作業療法士，言語聴覚士，臨床心理士などの専門職種が多領域から連携し，協力しながら情報収集し，栄養ケア計画を推進していく。
　栄養ケア計画の様式例を表1-4に示す。

3.2　栄養ケア計画の実施

　栄養ケア計画の実施は，対象者の最終目標であるQOLの向上に向けて効果的に行わなければならない。そのためには対象者との信頼関係（ラポール）の構築が非常に重要である。対象者の栄養ケアに携わる支援者は，対象者から正確な情報を取得するために，カウンセリングやコーチングなどのコミュニケーション・スキルを獲得し，行動科学理論を応用しながら，対象者の行動変容を効果的に行う必要がある。さらに医師や看護師，臨床心理士といった専門領域の他職種関係者との連携により，さまざまな情報収集ができ，対象者にとっては多領域からの支援が可能となり，最も有効な栄養ケア計画の実施ができる。また，栄養ケア計画の実施において管理栄養士・栄養士は，各専門領域の関係者をまとめる調整役も担う必要がある。関連する各専門領域関係者に短期・中期目標の評価結果を提示し，対象者の目標達成に向けての情報提供や提案，協力が受けられる環境を整備する。

3.3　モニタリングと個人評価

　モニタリングは，栄養ケア計画に基づき計画通りに実施されているかどうか，対象者の変化や介入状況の把握などを定期的に評価して，栄養ケア計画の長期目標の達成度や体重等の栄養状態の改善状況など総合的な評価・検証を行う。また，モニタリング実施の評価結果により，栄養ケア計画の修正・変更を即実行することで，より効果的な栄養ケアの実施が可能となる。
　栄養アセスメント・モニタリングの様式例を表1-5に示す。

17

第1章　栄養ケア・マネジメント

表1-4　栄養ケア計画（様式例）

氏名	殿	入所日	年　　月　　日
作成者		初回作成日	年　　月　　日
利用者 または 家族の意向		作成（変更）日	年　　月　　日
		説明と同意日	年　　月　　日
解決すべき課題 （ニーズ）	栄養状態のリスク（　□低　　□中　　□高）	サイン	
長期目標と期間		続柄	

短期目標と期間	栄養ケア （①栄養補給，②栄養食事相談，③多職種による栄養ケアなど）	担当者	頻度	期間
特記事項				

栄養ケア提供経過記録

年	月	日	サ ー ビ ス 提 供 項 目

出典）厚生労働省：平成21年度障害福祉サービス報酬改定における「栄養マネジメント加算及び
経口移行加算等に関する事務処理手順例及び様式例の提示について」（障障発第0331002号），
平成21年3月31日

3．栄養ケア計画の実施，モニタリング，評価，フィードバック

表1-5　栄養アセスメント・モニタリング（様式例）

利用者名		記入者	
身体状況，栄養・食事に関する意向		家族構成とキーパーソン	本人　―

（以下は、入所者個々の状態に応じて作成）

	実　施　日	年　月　日（記入者名）	年　月　日（記入者名）	年　月　日（記入者名）
身体計測等	体　重（kg）	（kg）	（kg）	（kg）
	肥満度[1]			
	3%以上の体重変化	□無 □有（　kg/　ヶ月）	□無 □有（　kg/　ヶ月）	□無 □有（　kg/　ヶ月）
	血清アルブミン値（g/dl）	□無 □有　　（g/dl）	□無 □有　　（g/dl）	□無 □有　　（g/dl）
	その他（必要に応じて高血圧，高血糖，脂質異常症，貧血等に関する指標）	[　　　]	[　　　]	[　　　]
食生活状況等	栄養補給の状況　食事摂取の状況[2]	[　　] 　　％	[　　] 　　％	[　　] 　　％
	・主食の摂取状況[2]	[　　] 　　％	[　　] 　　％	[　　] 　　％
	・主菜の摂取状況[2]	[　　] 　　％	[　　] 　　％	[　　] 　　％
	・副菜の摂取状況[2]	[　　] 　　％	[　　] 　　％	[　　] 　　％
	・その他（補助食品，経腸・静脈栄養など）	[　　] 　　％（　　　　）	[　　] 　　％（　　　　）	[　　] 　　％（　　　　）
	必要栄養量（エネルギー・たんぱく質など）	kcal　　　g	kcal　　　g	kcal　　　g
	食事の留意事項の有無（療養食の指示，食事形態，嗜好，禁忌，アレルギーなど）	□無 □有 [　　]	□無 □有 [　　]	□無 □有 [　　]
	その他（食習慣，生活習慣，食行動などの留意事項など）	[　　]	[　　]	[　　]
多職種による栄養ケアの課題	低栄養・過栄養関連問題	□過食 □拒食 □偏食 □早食い・丸呑み □異食 □盗食 □隠れ食い □開口・閉口障害 □食べこぼし □褥瘡 □口腔及び摂食・嚥下 □嘔気・嘔吐 □下痢・便秘 □浮腫 □脱水 □感染・発熱 □経腸・静脈栄養 □生活機能の低下 □医薬品 □その他	□過食 □拒食 □偏食 □早食い・丸呑み □異食 □盗食 □隠れ食い □開口・閉口障害 □食べこぼし □褥瘡 □口腔及び摂食・嚥下 □嘔気・嘔吐 □下痢・便秘 □浮腫 □脱水 □感染・発熱 □経腸・静脈栄養 □生活機能の低下 □医薬品 □その他	□過食 □拒食 □偏食 □早食い・丸呑み □異食 □盗食 □隠れ食い □開口・閉口障害 □食べこぼし □褥瘡 □口腔及び摂食・嚥下 □嘔気・嘔吐 □下痢・便秘 □浮腫 □脱水 □感染・発熱 □経腸・静脈栄養 □生活機能の低下 □医薬品 □その他
	特記事項			
問題点	① 身体計測等	□無 □有 [　]	□無 □有 [　]	□無 □有 [　]
	② 食生活状況等	□無 □有 [　]	□無 □有 [　]	□無 □有 [　]
	③ 食行動	□無 □有 [　]	□無 □有 [　]	□無 □有 [　]
	④ 身体症状	□無 □有 [　]	□無 □有 [　]	□無 □有 [　]
	⑤ その他	□無 □有 [　]	□無 □有 [　]	□無 □有 [　]
	評価・判定	□改善 □改善傾向 □維持 □改善が認められない	□改善 □改善傾向 □維持 □改善が認められない	□改善 □改善傾向 □維持 □改善が認められない

[1] 成人はBMI，幼児期はカウプ指数，学童期・思春期は肥満度を記入。3歳未満は乳児身体発育曲線または幼児身体発育曲線を利用。

[2] [1:良　2:不良] の中から[ ]へ該当数字を記入し、食事摂取量を％で記載。

※　利用者の状態及び家族等の状況により，確認できない場合は「空欄」とする。

出典）厚生労働省：平成 21 年度障害福祉サービス報酬改定における「栄養マネジメント加算及び経口移行加算等に関する事務処理手順例及び様式例の提示について」（障障発第 0331002 号），平成 21 年 3 月 31 日

第1章　栄養ケア・マネジメント

3.4　マネジメントの評価

栄養ケア計画に携わる支援者は，栄養ケア計画実施後，対象者の栄養状態が改善されたか，すなわち目標に到達したかを評価する。さらに支援者は実施上の問題点がなかったかどうか，栄養ケア計画実施過程においても適宜把握する必要がある。実施上問題が生じた場合には，栄養ケア計画の変更の必要性を判断し，対応する他職種関係者へ報告するとともに，よりよい栄養状態の改善へ向けて計画の修正・変更を行う。また，対象者が集団の場合であっても，栄養ケア計画の最終目標の評価を行うだけでなく，栄養ケア計画実施過程中やそれぞれの段階の目標達成度などにおいても問題がなかったかどうか経時的評価も行う。さらに実施した栄養ケア計画と差異が生じた事象については，修正を加えながら検討し，その有効性，効果，効率性，経済性について総合的に評価することも重要である。

評価の種類は，過程（経過）評価，影響評価，結果評価，総合評価，経済評価，モニタリング・評価に分類される（表1-6）。

（1）　栄養アセスメント，計画，実施へのフィードバック

栄養ケア計画を実施していく過程で，栄養アセスメントの結果や目標の結果に差異が生じていないか定期的に評価をする。改善が必要な場合は，最終目標が達成できるようにPDCAサイクルを繰り返しながら栄養アセスメント，計画，実施へフィード

表1-6　評価の種類

種　類	概　要
過程（経過）評価	対象者の栄養ケア計画が，うまく目標達成に向けて実施されているかその過程（プロセス）を評価するもの。方法や媒体，指導者の反応・能力，組織の協力体制などの進捗状況を評価する。評価は，計画実施後1時間から1週間の時間変化や1週間から約6か月の継続的な変化をみる。
影響評価	短期目標に対する評価。栄養ケア計画を実施したことで，健康状態や栄養状態に影響を及ぼすような活動や行動の変容，環境状況の変化を評価，観察する。評価は目標の達成度による計画の変更も検討しながら，数か月から1年ほど経過した時点で行う。
結果評価	中期・長期目標に対する評価。活動や行動の適用により，健康状態や栄養状態が最終目標と対比して，どの程度達成されたかその有効性を評価する。評価は1年から数年にわたる期間を観察する必要がある。
総合評価	栄養ケア計画の実施により，目標がどの程度達成されたか総合的に判断し，最終的な成果の評価を行う（行動変容ができ，QOLがどの程度変化したか）。投入された人的，物的，経済的資源の妥当性も含めて評価する。
経済評価 ①費用効果 ②費用便益	投資した保健資源（在院日数，再入院，医薬品利用数など）に対してどの程度効果が認められたか，費用に対する効果や便益を評価する。 実施した栄養ケア計画の効果に対して実際にかかった全費用を算出し，客観的数値で評価する。便益からかかる費用を差し引き，残りは栄養教育にかかった費用とその効果として，金額で評価する。
モニタリング・評価	栄養ケア計画の実施上，問題点（対象者の非同意，合併症，栄養補給法の不適応，非協力者など）がなかったか評価・検証する。モニタリングの期間は，アセスメント項目の変化の速さで対処する。

バックしなければならない。

（2） 栄養ケア計画の見直し

対象者の栄養ケア計画が，システムとして適切であったか専門領域の他職種関係者と協議しながら分析，検討し，継続するのかあるいは修正して新しいケア計画を導入するのか栄養ケア計画の見直しを行う。

（3） 栄養ケア計画の標準化

標準化とは，その組織独自のモデルをつくることである。栄養ケア計画の標準化とは，より効率的なものへとシステム化するために，総合評価（経済評価も含む）を考慮し，誰が実施しても同じように評価できる一般的な栄養ケア計画の作成，つまりマニュアル作成のことである。

（4） 栄養ケア・マネジメントの記録（報告書）

適切な栄養ケア・マネジメントを行うには，専門の他職種関係者との共通理解をもつために経過記録（報告書）が必要である。栄養ケア計画報告書は，正確な情報提供に向けて栄養状態の評価，栄養教育の内容，評価および今後の計画，栄養補給計画など誰でも理解できるような共通言語を用い，統一された記録方式で作成する。

文　　献

●参考文献
- 実践栄養アセスメント．臨床栄養，**99**（5）（2001）
- 日本栄養士会監修：生活習慣病予防と高齢者ケアのための栄養指導マニュアル，第一出版（2002）
- 佐々木敏：わかりやすい EBN と栄養疫学，同文書院（2005）
- 厚生労働省：「日本人の食事摂取基準（2025 年版）」策定検討会報告書（2024）
- 細谷憲政・松田朗監修，小山秀夫・杉山みち子編：これからの高齢者の栄養管理サービス―栄養ケアとマネジメント，第一出版（1998）
- 渡辺明治・福井富穂編：今日の病態栄養療法，南江堂（2003）
- 日本人の新身体計測基準値 JARD 2001．栄養評価と治療，**19**（suppl.）（2002）
- メタボリックシンドローム診断基準検討委員会．メタボリックシンドロームの定義と診断基準．日本内科学会雑誌；**94**：188-203（2005）
- 肥満症診断基準 2011．肥満研究，17 巻（臨時増刊号）（2011）
- 中村丁次・外山健二編：管理栄養士講座　栄養教育論Ⅰ－栄養教育の概念と方法－，建帛社（2006）
- 日本栄養士会監修，中村丁次・吉池信男・杉山みち子編：生活習慣病予防と高齢者ケアのための栄養指導マニュアル 第 2 版，第一出版（2003）

第 2 章

食事摂取基準

1. 策定の基本的事項と留意事項

1.1 策定方針

「日本人の食事摂取基準」は，健康な個人および健康な者を中心として構成されている集団を対象とし，国民の健康の保持・増進，生活習慣病の発症予防を目的として，食事によるエネルギーおよび栄養素の摂取量の基準を示すものである。食事摂取基準はエネルギーおよび栄養素について複数の指標を設定し，エネルギーは，エネルギー摂取の過不足の回避，栄養素は，①摂取不足の回避，②過剰摂取による健康障害の回避，③生活習慣病の発症予防を目的とし策定している。食事摂取基準は，厚生労働省から出されている各種栄養関連業務に活用する際の基礎となるものであり，5年ごとに改定されている。「日本人の食事摂取基準（2010年版）」からは，健康増進法に基づく厚生労働大臣告示として定められている。

「日本人の食事摂取基準（2025年版）」では，健康日本21（第3次）（2024年度から）における生活習慣の改善と生活習慣病の発症予防と重症化予防の徹底，社会生活を営むために必要な機能の維持・向上等の観点も踏まえた取り組みを推進する方針が示され，生活機能の維持・向上の観点から，生活習慣病に加えて疾患等とエネルギー・栄養素との関連について，新たに骨粗鬆症が追加された（図2-1）。

1.2 指標の概要

エネルギーおよび栄養素の摂取による健康への影響は，摂取不足による欠乏症や過剰によるものだけでなく，生活習慣病の予防に関与する場合もある。しかしながら健康の保持・増進，生活習慣病予防のためのエネルギーおよび栄養素の「真の」望ましい摂取量は個人間で異なり，また，個人内でも変動する。そのため「真の」望ましい摂取量は測定や算定することができないため，食事摂取基準では確率論的な考え方に基づき摂取量が策定されている。

各指標の設定は，可能な限り科学的根拠に基づいたシステマティック・レビュー（系統的レビュー）の手法を用いて算定されている。システマティック・レビューとは，国内外の学術論文や入手可能な学術資料を系統的・網羅的に収集し，その内容を総括して評価する方法である。

図2-1 日本人の食事摂取基準（2025年版）策定の方向性
出典）本章の図表はすべて，厚生労働省：「日本人の食事摂取基準（2025年版）」策定検討会報告書（2024）より

1.3 策定した食事摂取基準

食事摂取基準は，健康増進法第16条の2に基づき，エネルギー（熱量）および34種類（コレステロールを含む）の栄養素についてその摂取量の基準を策定した。

（1） エネルギーの指標

エネルギーは，その摂取量および消費量のバランス（エネルギー収支バランス）の維持を示す指標としてBMIが採用された。このため，18歳以上においては目標とするBMIの範囲（⇨p.251, 巻末付表）が示され，これは観察疫学研究での総死亡率が最も低かったBMIの範囲や，日本人のBMIの実態などを総合的に検証した値である。また，エネルギー必要量については，無視できない個人間差が要因として多数存在するため，性，年齢区分，身体活動レベル別に単一の値として示すのは困難であるが，参考資料としてエネルギー必要量の基本的事項や測定方法，推定方法とともに，推定エネルギー必要量（⇨p.251, 巻末付表）が参考表として示された。

（2） 栄養素の指標

栄養素については，3つの目的からなる5つの指標を策定した。その目的と種類を図2-2に，食事摂取基準の各指標を理解するための概念図を図2-3に示した。

1） 推定平均必要量（estimated average requirement：EAR）

推定平均必要量（EAR）は，栄養素の摂取不足の評価に用いる最も基本となる指標であり，ある対象集団において測定された必要量の分布に基づき，母集団における

第2章 食事摂取基準

図2-2 栄養素の指標の目的と種類

図2-3 食事摂取基準の各指標（推定平均必要量，推奨量，目安量，耐容上限量）を理解するための概念図

必要量の平均値の推定値を示す。つまり，当該集団に属する50％の人が必要量を満たす（同時に，50％の人が必要量を満たさない）と推定される摂取量である。「不足」とは，必ずしも古典的な欠乏症が生じることだけを意味するものではなく，その定義は栄養素によって異なることに注意する必要がある。また，個人では不足の確率が50％と推定される摂取量である。

2）推奨量（recommended dietary allowance：RDA）

推奨量（RDA）は，活用の面からみると推定平均必要量だけではあまり安心できないため，これを補助する目的で算定された指標である。ある対象集団において測定された必要量の分布に基づき，母集団に属するほとんどの人（97〜98％）が充足している量である。推奨量は，推定平均必要量が与えられる栄養素に対して設定され，推定平均必要量を用いて算出される。個人では不足の確率がほとんどない摂取量である。

理論的には，（推定必要量の平均値＋2×推定必要量の標準偏差）として算出されるが，標準偏差が実験から正確に与えられることはまれであるため，各栄養素で設定された変動係数と推奨量算定係数（表2-1）を用いて算出されている。

1. 策定の基本的事項と留意事項

表 2-1　推定平均必要量から推奨量を算定するために用いられた変動係数と推奨量算定係数の一覧

変動係数	推奨量算定係数	栄　養　素
10%	1.2	ビタミン B$_2$，ナイアシン，ビタミン B$_6$，葉酸，ビタミン C，カルシウム，マグネシウム，鉄（12 歳以上）[1]，亜鉛（12 歳以上の男性，65 歳以上の女性），銅，セレン
12.5%	1.25	たんぱく質，亜鉛（12 〜 64 歳の女性）
15%	1.3	モリブデン
20%	1.4	ビタミン B$_1$[2]，ビタミン A，鉄（6 か月〜 11 歳）[1]，亜鉛（1 〜 11 歳），ヨウ素

[1]　月経のある女性については月経血量の変動係数も考慮した。
[2]　授乳婦の付加量については 1.2 を用いた。

推奨量＝推定平均必要量×（1＋2×変動係数）＝推定平均必要量×推奨量算定係数

3）　目安量（adequate intake：AI）

目安量（AI）は，十分な科学的根拠が得られず，推定平均必要量および推奨量が算定できない場合に設定する指標である。これは特定の集団において，ある一定の栄養状態を維持するのに十分な量として定義されており，推奨量に近い性格の指標である。基本的には，健康な多数の人を対象とした観察疫学的研究によって得られる。目安量は栄養素や性・年齢区分によって概念が異なるが，多くの場合，日本人の栄養素摂取量の中央値を用いている。また，乳児については，母乳中の栄養素濃度と哺乳量の積から算定している。

4）　耐容上限量（tolerable upper intake level：UL）

耐容上限量（UL）は，栄養素の過剰摂取によって健康障害をもたらすリスクがないとみなされる習慣的な摂取量の上限を示す値である。すなわち，これを超えて摂取すると，過剰摂取によって生じる潜在的な健康障害のリスクが高まると考える。理論的には，「耐容上限量」は，「健康障害が発現しないことが知られている習慣的な摂取量」の最大値（健康障害非発現量，no observed adverse effect level：NOAEL）と「健康障害が発現したことが知られている習慣的な摂取量」の最小値（最低健康障害発現量，lowest observed adverse effect level：LOAEL）との間に存在する。しかし，これらの報告は少ないため，得られた栄養素の数値の不確実性と安全の確保に配慮して，NOAELまたは LOAEL を「不確実性因子（uncertain factor：UF）」（表 2-2）で除した値を耐容上限量とした。

①　ヒトを対象として通常の食品を摂取した報告に基づく場合：

UL ＝ NOAEL ÷ UF（UF には 1 から 5 の範囲で適当な値を用いた）

②　ヒトを対象としてサプリメントを摂取した報告に基づく場合，または，動物実験や *in vitro* の実験に基づく場合：

UL ＝ LOAEL ÷ UF（UF には 10 を用いた）

5）　目標量（tentative dietary goal for preventing life-style related diseases：DG）

目標量（DG）は，生活習慣病の発症予防を目的として，現在の日本人が当面の目

第2章　食事摂取基準

表2-2　耐容上限量が策定された栄養素で，その算定のために用いられた不確実性因子（UF）

不確実性因子	栄養素
1	ビタミンE，マグネシウム[1]，銅，マンガン，ヨウ素（成人，小児）[2]
1.2	カルシウム
1.5	ビタミンA（妊婦・授乳婦），リン，亜鉛，銅，ヨウ素（妊婦・授乳婦）
1.8	ビタミンD（乳児）
2	セレン，クロム，モリブデン
2.5	ビタミンD（成人）
3	ヨウ素（乳児）
5	ビタミンA（成人），ナイアシン，ビタミンB₆，葉酸[1]
10	ビタミンA（乳児），ヨウ素（成人，小児）[3]

[1]　通常の食品以外の食品からの摂取について設定。
[2]　健康障害非発現量を用いた場合。
[3]　最低健康障害発現量を用いた場合。

表2-3　栄養素の指標の概念と特徴

栄養素の指標の概念と特徴—値の算定根拠となる研究の特徴—

	推定平均必要量（EAR） 推奨量（RDA） 〔目安量（AI）〕	耐容上限量（UL）	目標量（DG）
値の算定根拠となる主な研究方法	実験研究，疫学研究（介入研究を含む）	症例報告	疫学研究（介入研究を含む）
対象とする健康障害に関する今までの報告数	極めて少ない～多い	極めて少ない～少ない	多い

栄養素の指標の概念と特徴—値を考慮するポイント—

	推定平均必要量（EAR） 推奨量（RDA） 〔目安量（AI）〕	耐容上限量（UL）	目標量（DG）
算定された値を考慮する必要性	可能な限り考慮する（回避したい程度によって異なる）	必ず考慮する	関連するさまざまな要因を検討して考慮する
対象とする健康障害における特定の栄養素の重要度	重要	重要	他に関連する環境要因が多数あるため一定ではない
健康障害が生じるまでの典型的な摂取期間	数か月間	数か月間	数年～数十年間
算定された値を考慮した場合に対象とする健康障害が生じる可能性	推奨量付近，目安量付近であれば，可能性は低い	耐容上限量未満であれば，可能性はほとんどないが，完全には否定できない	ある（他の関連要因によっても生じるため）

標とすべき摂取量として設定されている。現在の日本人の摂取量，食品構成，嗜好などを考慮し，実行可能性を重視して設定されている。また，生活習慣病の重症化予防およびフレイル予防を目的とした量を設定できる場合は，発症予防を目的とした量（目標量）とは区別して示した。

　各栄養素の特徴を考慮して，次の3種類の算定方法を用いた。

① 望ましいと考えられる摂取量よりも現在の日本人の摂取量が少ない場合：範囲の

下の値だけを算定する。食物繊維とカリウムが相当する。

② 望ましいと考えられる摂取量よりも現在の日本人の摂取量が多い場合：範囲の上の値だけを算定する。飽和脂肪酸，ナトリウム（食塩相当量）が相当する。

③ 生活習慣病の発症予防を目的とした複合的な指標：構成比率を算定する。エネルギー産生栄養素バランス〔たんぱく質，脂質，炭水化物（総エネルギー摂取量の計算上はアルコールを含む）が，総エネルギー摂取量に占めるべき割合〕が相当する。

なお，栄養素の指標の概念と特徴を表2-3に示した。

表2-4　年齢区分

年　齢
0 ～ 5 （月）*
6 ～ 11 （月）*
1 ～ 2 （歳）
3 ～ 5 （歳）
6 ～ 7 （歳）
8 ～ 9 （歳）
10 ～ 11 （歳）
12 ～ 14 （歳）
15 ～ 17 （歳）
18 ～ 29 （歳）
30 ～ 49 （歳）
50 ～ 64 （歳）
65 ～ 74 （歳）
75 以上 （歳）

＊エネルギーおよびたんぱく質については，「0～5か月」，「6～8か月」，「9～11か月」の3つの区分で表した。

（3）　年 齢 区 分

表2-4に年齢区分を示す。乳児から成人までを14区分としたものが用いられている。乳児は月齢により「出生後6か月未満（0～5か月）」と「6か月以上1歳未満（6～11か月）」の2区分を基本としたが，成長に合わせてより詳細な区分設定が必要なエネルギーおよびたんぱく質については，「出生後6か月未満（0～5か月）」および「6か月以上9か月未満（6～8か月）」，「9か月以上1歳未満（9～11か月）」の3区分で表した。また，1～17歳を小児，18歳以上を成人とした。なお，高齢者については，65歳以上とし，65～74歳，75歳以上の2区分を設定した。

（4）　参 照 体 位

食事摂取基準において参照する体位（身長・体重）は，それぞれの性および年齢区分に応じ，日本人として平均的な体位をもった人を想定し策定している。健全な発育および健康の保持・増進，生活習慣病等の予防を考えるうえでの参照値として提示し，これを参照体位（参照身長・参照体重）と呼ぶこととした。乳児・小児（0～17歳）については，日本小児内分泌学会・日本成長学会合同標準値委員会による小児の体格評価に用いる身長，体重の標準値をもとに，年齢区分に応じて，当該月齢および年齢区分の中央時点における中央値を用いた。また，成人（18歳以上）は，平成30・令和元年国民健康・栄養調査における当該の性・年齢区分における身長・体重の中央値を用いた（⇨ p.250, 巻末付表）。なお，参照体位に18歳以上の成人男女を合わせた数値を設定した。

1.4　策定の留意事項

（1）　対象とする個人および集団の範囲

食事摂取基準の対象は，健康な個人および健康な者を中心として構成されている集団とする。ただし，生活習慣病等に関する危険因子や，高齢者においてはフレイルに関する危険因子を有していても，おおむね自立した日常生活を営んでいる者およびこのような者を中心として構成されている集団も含む。具体的には，歩行や家事などの身体活動を行っていて，体格（body mass index：BMI）が標準より著しく外れていな

第2章　食事摂取基準

い者とする。なお，フレイルについては，現在のところ健常状態と要介護状態の中間的な段階と位置づける。

（2）摂　取　源

食事として経口摂取される通常の食品に含まれるエネルギーと栄養素を対象とする。耐容上限量については，ドリンク剤，栄養剤，栄養素強化食品，特定保健用食品（トクホ），栄養機能食品，機能性表示食品などの，健康食品やサプリメント（以下，通常の食品以外の食品）などのエネルギーと栄養素も含む。ただし，葉酸については，神経管閉鎖障害のリスク低減のために，妊娠を計画している女性，妊娠の可能性がある女性および妊娠初期の女性に付加する場合は，通常の食品以外の食品に含まれる葉酸の摂取について提示されている。

（3）摂　取　期　間

食事摂取基準は，習慣的な摂取量の基準を示すものである。単位は「1日当たり」としているが，短期間（例えば1日間）の食事の基準を示すものではない。この理由は，栄養素の摂取量は日間変動が大きいことに加え，食事摂取基準で扱っている健康障害は習慣的な摂取量の過不足によって発生するためである。また，栄養素の摂取不足や過剰摂取に伴う健康障害を招くまで，または改善させる期間は，栄養素の種類や健康障害の種類によって大きく異なる。きわめて大雑把ではあるが，ある程度の測定誤差，個人間差を容認し，日間変動が非常に大きい一部の栄養素を除けば，習慣的な摂取を把握するため，または管理するために必要な期間はおおむね「1か月間程度」と考えられる。

（4）外　挿　方　法

食事摂取基準で策定した栄養素の5種類の指標（推定平均必要量，推奨量，目安量，耐容上限量，目標量）は，ある限られた性および年齢において観察された研究結果をもとに数値を算定している。したがって，すべての性・年齢階級における食事摂取基準を設けるためには，何らかの方法を用いて策定しなければならない。実際には，一部の性・年齢から得られた研究結果を参照値として，ほかの性・年齢階級ごとに推定し，算定を行っている。このような方法を外挿という。

2．活用に関する基本的事項

2.1　活用の基本的考え方

健康な個人または集団を対象として，健康の保持・増進，生活習慣病の発症予防および重症化予防のための食事改善に，食事摂取基準を活用する場合は，PDCA サイクルに基づく活用を基本とする（図2-4）。まず，摂取量不足により，エネルギー・

2．活用に関する基本的事項

図 2-4　食事摂取基準の活用と PDCA サイクル

栄養素の摂取量が適切かどうかを評価する。食事評価に基づき，食事改善計画の立案（Plan），食事改善を実施し（Do），それらの検証（Check）を行う。検証を行う際には，食事評価を行う。検証結果を踏まえ，計画や実施の内容を改善する（Act）。

2.2　食事評価の方法と留意点
（1）　食事評価における摂取量推定と食事摂取基準の活用

エネルギーおよび各栄養素の摂取状況の評価は，摂取量推定によって得られる摂取量と食事摂取基準の各指標で示されている値を比較することによって評価できる。ただし，エネルギー摂取量の過不足の評価には，BMI または体重変化量を用いる。摂取量推定によって得られる摂取量には必ず測定誤差が伴うなどの問題があるため，実施する食事調査については，より高い調査精度を確保するため調査方法の標準化や精度管理に十分配慮するとともに，食事調査の測定誤差の種類とその特徴，程度を知ることが重要である。食事調査で特に留意すべき測定誤差は，過小申告・過大申告と日間変動である。また，栄養計算を行う際の食品成分表の栄養素量と実際の食品に含まれる栄養素量は，必ずしも同じではない。さらに，エネルギーや栄養素の摂取量が適切かどうかの評価は，生活環境や生活習慣等，対象者の状況に応じて臨床症状や臨床検査値も含め，総合的に評価する必要がある。図 2-5 に食事摂取基準を用いた食事評価の概要を示す。

（2）　食事調査の測定誤差
1）　過小申告・過大申告

食事調査は，対象者の自己申告に基づいて情報を収集するものであるが，その場合

29

第2章 食事摂取基準

図2-5 食事摂取基準を用いた食事評価の概要

の申告誤差は避けられない。最も重要な申告誤差は，過小申告・過大申告であり，特に過小申告の出現頻度が高く，その中でも特に留意を要するものは，エネルギー摂取量の過小申告である。さらに栄養素の摂取量においても，過小申告・過大申告の程度は肥満度に影響を強く受けることが知られている。BMIが低い群で過大申告の傾向，BMIが高い群で過小申告の傾向があることが報告されている。

2）日間変動

食事摂取基準は，「習慣的な」摂取量の基準を示しているものであり，短期間（例えばある1日）の摂取量だけで適切かどうかを評価することは難しい。そのため，日間変動を考慮し，その影響を除去した摂取量の情報が必要となる。日間変動の程度は個人や集団，あるいは栄養素や年齢によっても異なる。特に季節間変動，すなわち季節差が存在する栄養素としてはビタミンCが報告されており，季節による食事内容の変動にも留意しなければならない。

3）身体状況調査

身体状況の中でも体重およびBMIは，エネルギー管理の観点から最も重要であり，積極的に用いる指標である。

食事改善を計画し実施した結果を評価する場合には，BMIの変化よりも体重の変化の方が数値の変化が大きいため，鋭敏な指標である。体重の減少あるいは増加を目指す場合は，おおむね4週間ごとに体重を継続的に計測・記録し，16週間以上のフォローを行うことが勧められる。エネルギー摂取量の評価としてBMIを用い，また，身体状況（腹囲，体脂肪率なども含め）や臨床検査項目も含めてアセスメントを行い，対象者の栄養状態を総合的に把握することが望まれる。

4） 臨床症状，臨床検査値の利用

臨床症状および臨床検査値が利用できる場合には，エネルギーおよび栄養素摂取量の過不足だけでなく，それ以外の影響も受けた結果であることを理解し，慎重な解釈と利用が望まれる。

5） 食品成分表の利用

食事調査や献立からエネルギーおよび栄養素の摂取量や給与量を推定する際には，日本食品標準成分表（以下，成分表）を用いて栄養計算を行う。食事摂取基準（2025年版）は，現在入手可能な研究結果等が主に日本食品標準成分表2015年版（七訂）（以下，「七訂成分表」，同2020年版（八訂）は「八訂成分表」）相当の方法で計算されたエネルギー量やエネルギー産生栄養素量を使用していることを踏まえ，指標値は七訂成分表に即しているが，食事摂取基準と栄養素の定義が異なるものがある。留意を要する栄養素を表2-5に示す。成分表の栄養素量と実際の摂取量や給与量を推定しようとする食品の栄養素量は，必ずしも同じではない。そのため，成分表を利用する際には，この誤差の存在を十分に理解した対応が望まれる。また，食事摂取基準で示されている数値は，摂取時を想定したものであるため，調理中に生じる栄養素量の変化にも考慮しなければならないが，現時点では容易ではないため，食事摂取基準との比較を行う場合には，慎重に対応することが望ましい。

なお，八訂成分表では，エネルギー値は原則として，組成成分値にエネルギー換算係数を乗じて算出する方法に見直されており，エネルギー産生栄養素の値も含め食事摂取基準（2025年版）で示された基準値と比較する際には測定法の違いによる誤差が発生することがあり，注意が必要である。

表2-5　食事摂取基準と日本食品標準成分表2020年版（八訂）で定義が異なる栄養素とその内容

栄養素	定 義		食事摂取基準の活用に際して日本食品標準成分表を用いるときの留意点
	食事摂取基準	日本食品標準成分表	
ビタミンE	α-トコフェロールだけを用いている	α-，β-，γ-およびδ-トコフェロールをそれぞれ報告している	α-トコフェロールだけを用いる

2.3　指標別にみた活用上の留意点—指標の特性などを総合的に考慮

食事摂取基準の活用において，どの栄養素を優先的に考慮するかは，指標の特性や示された数値の信頼度，栄養素の特性，さらには，対象者や対象集団の健康状態や食事摂取状況などによって異なるため，これらの特性や状況を総合的に把握し，判断することになる。

栄養素の摂取不足の回避については，推定平均必要量と推奨量あるいは目安量が設定されているが，設定された指標によって数値の信頼度が異なることに留意する。また，生活習慣病の発症予防に資することを目的に目標量が設定されているが，生活習慣病の発症予防に関連する要因は多数あり，食事はその一部である。このため，目標

第2章　食事摂取基準

量を活用する場合は，関連する因子の存在とその程度を明らかにし，総合的に判断する必要がある。例えば心筋梗塞では，その危険因子として，肥満，高血圧，脂質異常症とともに，喫煙や運動不足があげられる。栄養面では，食塩の過剰摂取，飽和脂肪酸の過剰摂取など，関連する因子は数多くみられる。それらの存在，およびそれぞれの因子に対する科学的根拠の強さや発症に影響を与える程度を確認する必要がある。また，対象者や対象集団における疾患のリスクの程度，関連する因子を有する状況やその割合の程度を把握したうえで，どの栄養素の摂取量の改善をめざすのか，総合的に判断する。食事摂取基準では目標量のエビデンスレベルが示されており，エビデンスレベルを適宜参照しながら活用することが望ましい（表2-6）。

表2-6　目標量の算定に付したエビデンスレベル[1, 2]

エビデンスレベル	数値の算定に用いられた根拠	栄　養　素
D 1	介入研究またはコホート研究のメタ・アナリシス，ならびにその他の介入研究またはコホート研究に基づく	飽和脂肪酸，食物繊維，ナトリウム（食塩相当量），カリウム
D 2	複数の介入研究またはコホート研究に基づく	たんぱく質
D 3	日本人の摂取量等分布に関する観察研究（記述疫学研究）に基づく	脂質
D 4	他の国・団体の食事摂取基準またはそれに類似する基準に基づく	―
D 5	その他	炭水化物[3]

[1]　複数のエビデンスレベルが該当する場合は上位のレベルとする。
[2]　目標量は食事摂取基準として十分な科学的根拠がある栄養素について策定するものであり，エビデンスレベルはあくまでも参考情報である点に留意すべきである。
[3]　炭水化物の目標量は，総エネルギー摂取量（100%エネルギー）のうち，たんぱく質および脂質が占めるべき割合を差し引いた値である。

2.4　目的に応じた活用上の留意点

（1）　個人の食事改善を目的とした活用

　食事調査実施後，摂取量推定を行い，個人の摂取量と食事摂取基準の指標から摂取不足や過剰摂取の可能性などを検討する。その結果に基づいて，食事摂取基準を活用し，摂取不足や過剰摂取を防ぎ，生活習慣病の発症予防のための適切なエネルギーや栄養素の摂取量について目標とする値を提案し，食事改善の計画，実施につなげる。また，目標とするBMIや栄養素摂取量に近づけるためには，料理・食物の量やバランス，身体活動量の増加に関する具体的な情報の提供や効果的ツールの開発など，個人の食事改善を実現するための栄養教育の企画や実施，検証も併せて行う（図2-6）。

　図2-7に個人の食事改善を目的とする食事摂取基準を活用した食事評価の概要を示す。エネルギー摂取量の過不足の評価には，成人の場合は，BMIまたは体重変化

図2-6 食事改善（個人）を目的とした食事摂取基準の活用の基本的概念

図2-7 食事改善（個人）を目的とする食事摂取基準を活用した食事評価

量を用い，今回提示した目標とするBMIの範囲を目安とする。乳児および小児の場合は，成長曲線（身体発育曲線）を用い，体重増加が成長曲線から大きく外れていないかなど，成長の経過を縦断的に観察する。

　栄養素摂取量の評価には，基本的には食事調査から測定された摂取量を用いる。ただし食事調査では，過小申告・過大申告や日間変動などの測定誤差が評価に与える影響が特に大きい点に留意する。栄養素の摂取不足の回避を目的とした評価には，推定平均必要量と推奨量を用いる。これらが算定されていない場合には，目安量を用いる。また，栄養素の過剰摂取の回避を目的とした評価には，耐容上限量を，生活習慣病等の発症予防を目的とした評価には，目標量を用いる。

　食事改善の計画と実施は，食事の評価を行い，その結果に基づいて行うことが基本である。エネルギーの過不足については，BMIまたは体重変化量を用い，BMIが目標とする範囲内にとどまることを目的として計画を立てる。推奨量が算定されている栄養素については推奨量を用い，推奨量付近かそれ以上，または推奨量に近づくこと

第2章　食事摂取基準

表2-7　個人の食事改善を目的として食事摂取基準を活用する場合の基本的事項

目　的	用いる指標	食事評価	食事改善の計画と実施
エネルギー摂取の過不足の評価	体重変化量 BMI	・体重変化量を測定 ・測定された BMI が，目標とする BMI の範囲を下回っていれば「不足」，上回っていれば「過剰」のおそれがないか，他の要因も含め，総合的に判断	・BMI が目標とする範囲内に留まることまたはその方向に体重が改善することを目的として立案 （留意点）定期的に体重を計測記録し，16週間以上フォローを行う
栄養素の摂取不足の評価	推定平均必要量 推奨量 目安量	・測定された摂取量と推定平均必要量および推奨量から不足の可能性とその確率を推定 ・目安量を用いる場合は，測定された摂取量と目安量を比較し，不足していないことを確認	・推奨量よりも摂取量が少ない場合は，推奨量を目指す計画を立案 ・摂取量が目安量付近かそれ以上であれば，その量を維持する計画を立案 （留意点）測定された摂取量が目安量を下回っている場合は，不足の有無やその程度を判断できない
栄養素の過剰摂取の評価	耐容上限量	・測定された摂取量と耐容上限量から過剰摂取の可能性の有無を推定	・耐容上限量を超えて摂取している場合は耐容上限量未満になるための計画を立案 （留意点）耐容上限量を超えた摂取は避けるべきであり，それを超えて摂取していることが明らかになった場合は，問題を解決するために速やかに計画を修正，実施
生活習慣病の発症予防を目的とした評価	目標量	・測定された摂取量と目標量を比較	・摂取量が目標量の範囲に入ることを目的とした計画を立案 （留意点）発症予防を目的としている生活習慣病が関連する他の栄養関連因子および非栄養性の関連因子の存在と程度を明らかにし，これらを総合的に考慮したうえで，対象とする栄養素の摂取量の改善の程度を判断。また，生活習慣病の特徴から考えて，長い年月にわたって実施可能な改善計画の立案と実施が望ましい

を目的に計画を立てる（ない場合は目安量を用いる）。個人の食事改善を目的として食事摂取基準を活用する場合の基本的事項を表2-7に示す。

（2）集団の食事改善を目的とした活用

　集団を対象とした摂取量推定を行い，摂取量の分布を明らかにする。次に摂取量推定の結果を食事摂取基準の指標と比較し，摂取不足や過剰摂取の可能性がある者の割合などを推定する。その結果に基づいて，摂取不足や過剰摂取を防ぎ，生活習慣病の予防のための適切なエネルギーや栄養素の摂取量について目標とする値を提案し，食事改善の計画，実施につなげる。また，目標とする BMI や栄養素摂取量に近づけるためには，そのための食行動・食生活や身体活動に関する改善目標の設定やそのモニタリング，改善のための効果的な各種事業の企画・実施など，公衆栄養計画の企画や実施，検証も併せて行う。集団の食事改善を目的とした食事摂取基準の活用の基本的概念を図2-8に示す。

　図2-9に集団の食事改善を目的とした食事摂取基準の活用による食事評価の概要を示す。エネルギー摂取の過不足の評価には BMI の分布を用いる。エネルギーについては，BMI が目標とする範囲内にある者（または目標とする範囲外にある者）の割合を算出する。

　栄養素については，食事調査法によって得られる摂取量の分布を用いる。しかし，集団においては，過小申告・過大申告や日間変動などの測定誤差が評価に与える影響

2．活用に関する基本的事項

図2-8　食事改善（集団）を目的とした食事摂取基準の活用の基本的概念

図2-9　食事改善（集団）を目的とする食事摂取基準を活用した食事評価

が特に大きい点に留意する。推定平均必要量が算定されている栄養素については，推定平均必要量を下回る者の割合を算出する。実際には，簡便法（カットポイント法）を用いることが多い。推定平均必要量が算定されておらず目安量を用いる場合は，摂取量の中央値が目安量以上かどうかを確認する。摂取量の中央値が目安量未満の場合は，不足状態かどうか判断できない。耐容上限量については，測定値の分布と耐容上限量から過剰摂取の可能性を有する者の割合を算出する。目標量については，摂取量の分布と目標量から目標量の範囲を逸脱する者の割合を算出する。

　食事改善の計画と実施の場合，エネルギー摂取量の過不足の評価については，BMIまたは体重変化量を用い，BMIが目標とする範囲内にとどまっている者の割合を増やすことを目的として計画を立てる。栄養素の摂取不足からの回避を目的とした食事改善の計画立案および実施については，推定平均必要量または目安量を用い，推定平均必要量を下回って摂取している者の割合をできるだけ少なくするための計画を立て

第2章　食事摂取基準

る（ない場合は目安量を用いる）。集団の食事改善を目的として食事摂取基準を活用する場合の基本的事項を表2−8に示す。

表2−8　集団の食事改善を目的として食事摂取基準を活用する場合の基本的事項

目　的	用いる指標	食事評価	食事改善の計画と実施
エネルギー摂取の過不足の評価	体重変化量 BMI	・体重変化量を測定 ・測定されたBMIの分布から，BMIが目標とするBMIの範囲を下回っている，あるいは上回っている者の割合を算出	・BMIが目標とする範囲内に留まっている者の割合を増やすことを目的として計画を立案 （留意点）一定期間をおいて2回以上の体重測定を行い，その変化に基づいて計画を変更し，実施
栄養素の摂取不足の評価	推定平均必要量 目安量	・測定された摂取量の分布と推定平均必要量から，推定平均必要量を下回る者の割合を算出 ・目安量を用いる場合は，摂取量の中央値と目安量を比較し，不足していないことを確認	・推定平均必要量では，推定平均必要量を下回って摂取している者の集団内における割合をできるだけ少なくするための計画を立案 ・目安量では，摂取量の中央値が目安量付近かそれ以上であれば，その量を維持するための計画を立案 （留意点）摂取量の中央値が目安量を下回っている場合，不足状態にあるかどうかは判断できない
栄養素の過剰摂取の評価	耐容上限量	・測定された摂取量の分布と耐容上限量から，過剰摂取の可能性を有する者の割合を算出	・集団全員の摂取量が耐容上限量未満になるための計画を立案 （留意点）耐容上限量を超えた摂取は避けるべきであり，超えて摂取している者がいることが明らかになった場合は，問題を解決するために速やかに計画を修正，実施
生活習慣病の発症予防を目的とした評価	目標量	・測定された摂取量の分布と目標量から，目標量の範囲を逸脱する者の割合を算出	・摂取量が目標量の範囲に入る者または近づく者の割合を増やすことを目的とした計画を立案 （留意点）発症予防を目的としている生活習慣病が関連する他の栄養関連因子および非栄養性の関連因子の存在とその程度を明らかにし，これらを総合的に考慮したうえで，対象とする栄養素の摂取量の改善の程度を判断。また，生活習慣病の特徴から考え，長い年月にわたって実施可能な改善計画の立案と実施が望ましい

3．エネルギー・栄養素別食事摂取基準

3.1　エネルギー

　エネルギー収支バランスは，エネルギー摂取量−エネルギー消費量として定義される（図2−10）。成人では，その結果が体重と体組成の変化である。エネルギー摂取量がエネルギー消費量を上回る状態，すなわち，正のエネルギー収支バランスが続けば体重は増加し，エネルギー消費量がエネルギー摂取量を上回る状態の負のエネルギー収支バランスでは体重が減少する。したがって，短期的なエネルギー収支のアンバランスは体重や体組成の変化で評価できる。

　一方，エネルギー収支のアンバランスは，長期的にはエネルギー摂取量，エネルギー消費量，体重が互いに連動して変化することで調整される。例えば，長期にわたってエネルギー制限を続けると，体重減少に伴いエネルギー消費量やエネルギー摂取量が変化し，体重減少は一定量で頭打ちとなり，エネルギー収支バランスがゼロになる新たな状態に移行する（図2−10）。多くの成人，また肥満者や低体重の者でも，

3．エネルギー・栄養素別食事摂取基準

図2-10 エネルギー収支バランスの基本概念
体重とエネルギー収支の関係は，水槽に水が貯まったモデルで理解される。エネルギー摂取量とエネルギー消費量が等しいとき，体重の変化はなく，体格（BMI）は一定に保たれる。エネルギー摂取量がエネルギー消費量を上回ると体重は増加し，肥満につながる。エネルギー消費量がエネルギー摂取量を上回ると体重が減少し，やせにつながる。しかし，長期的には，体重変化によりエネルギー消費量やエネルギー摂取量が変化し，エネルギー収支はゼロとなり，体重が安定する。肥満者もやせの者も体重に変化がなければ，エネルギー摂取量とエネルギー消費量は等しい。

体重，体組成に変化がなければエネルギー摂取量とエネルギー消費量は等しく，エネルギー収支バランスがほぼゼロに保たれた状態にある。したがって，健康の保持・増進，生活習慣病予防の観点からは，エネルギー摂取量が必要量を過不足なく充足するだけでは不十分であり，望ましいBMIを維持するエネルギー摂取量（＝エネルギー消費量）であることが重要である。そのため，エネルギーの摂取量および消費量のバランスの維持を示す指標としてBMIが採用された。

目標とするBMIの範囲（⇨ p.251, 巻末付表）は，総死亡率をできるだけ低く抑えられると考えられるBMIと主な生活習慣病の有病率，医療費，高齢者における身体機能の低下，労働者における退職との関連を考慮して，成人について定めた。

なお，エネルギー摂取量の過不足の評価には，原則としてBMIまたは体重変化量を用いるが，参考資料として推定エネルギー必要量が算定されている。

成人の推定エネルギー必要量（kcal/日）＝
体重1kg当たりの基礎代謝量基準値×参照体重×身体活動レベル基準値
※推定エネルギー必要量，基礎代謝量基準値，身体活動レベル（⇨ p.250, 251, 巻末付表）

3.2 たんぱく質

たんぱく質（protein）は，ほかの栄養素から体内合成できない必須栄養素であり，生物の重要な構成成分の一つである。また，酵素やホルモンとして代謝を調節するなど，さまざまな機能を果たしている。たんぱく質の設定指標は，乳児に目安量を，1歳以上のすべての年齢区分に推定平均必要量，推奨量および目標量を定め，耐容上限量はいずれの性・年齢区分にも定めないこととした。また，数値の算定にあたって

は，四捨五入でなく，切り上げを用いた。

成人のたんぱく質の必要量は，窒素出納法によって得られた良質たんぱく質のたんぱく質維持必要量（0.66 g/kg 体重/日）をもとに，それを日常食混合たんぱく質の利用効率（消化率：90％）で補正して体重当たりの推定平均必要量を算定した。また，推奨量は推定平均必要量に推奨量算定係数を乗じて算定した。

維持必要量(g/kg 体重/日)＝良質な動物性たんぱく質における維持必要量
　　÷日常食混合たんぱく質の利用効率＝0.66÷0.90＝0.73
実効たんぱく質維持必要量(g/日)
　　＝維持必要量：0.73(g/kg 体重/日)×参照体重(kg)
推奨量(g/日)＝推定平均必要量(g/日)×推奨量算定係数(1.25)

小児では，たんぱく質維持必要量と成長に伴い蓄積されるたんぱく質蓄積量（要因加算法）によって算出した。成長に伴うたんぱく質の蓄積量は，小児の各年齢における参照体重の増加量と参照体重に対する体たんぱく質の割合から算出した。

新生組織蓄積量＝たんぱく質蓄積量÷蓄積効率

妊婦については，妊娠期の体たんぱく質蓄積量は，体カリウム増加量より間接的に算定ができる。

体たんぱく質蓄積量＝
　　体カリウム増加量÷カリウム・窒素比×たんぱく質換算係数

この値に妊娠中の体重増加量に対する補正を加えて妊娠各期における体たんぱく質蓄積量の比およびたんぱく質の蓄積効率（43％）を用いて付加量を算出した。

新生組織蓄積量＝体たんぱく質蓄積量÷たんぱく質の蓄積効率（0.43）

授乳婦の付加量については，母乳中たんぱく質量を食事性たんぱく質から母乳中たんぱく質への変換効率（70％）で除したものと考え，以下の式にて算出した。

維持必要量への付加量＝母乳中のたんぱく質量÷食事性たんぱく質から母乳中の
　　たんぱく質への変換効率（0.70）

乳児については，窒素出納法によるたんぱく質必要量の算出は不可能なため，健康な乳児が健康な授乳婦から摂取する母乳や食事（離乳食）などに含まれるたんぱく質から以下の式で目安量を算出した。

目安量＝（母乳中たんぱく質濃度×哺乳量）＋食事（離乳食）からのたんぱく質
　　摂取量

たんぱく質の目標量の下限は，主な生活習慣病やフレイルの発症予防を目的とし

て，推奨量以上（13％エネルギー）とした。一方，目標量の上限は，各種代謝変化に好ましくない影響を与えない摂取量（20％エネルギー）とした。

　生活習慣病等の発症予防については，特にフレイルおよびサルコペニアの発症予防を目的とした場合，高齢者（65歳以上）では，少なくとも推奨量の値よりも多め（1.2 g/kg 体重/日以上）のたんぱく質を摂取することが望ましいと考えられるが，研究結果にばらつきもあり十分な根拠は得られていない。

3.3 脂　　質

　脂質（lipids）は，水に不溶で，有機溶媒に溶解する化合物であり，細胞膜の主要な構成成分である。栄養学的に重要な脂質は，脂肪酸（fatty acid），中性脂肪（neutral fat），リン脂質（phospholipid），糖脂質（glycolipid）およびステロール類（sterols）である。

　脂質はエネルギー産生栄養素の一種であるため，たんぱく質や炭水化物の摂取量を考慮し，指標を設定する必要がある。脂質の設定指標は，1歳以上については目標量，乳児については目安量を示した。また，飽和脂肪酸については，生活習慣病の予防の観点から目標量を定め，必須脂肪酸である $n-6$ 系脂肪酸および $n-3$ 系脂肪酸については目安量を絶対量（g/日）で算定した。なお，飽和脂肪酸と同じく，冠動脈疾患に関与するものとしてトランス脂肪酸があるが，欧米に比較して日本人の摂取量は少ないと考えられ，基準は策定しなかった。世界保健機関（WHO：World Health Organization）をはじめ，いくつかの国では，トランス脂肪酸の摂取量を1％エネルギー未満に留めることを推奨している。

（1）　脂質（脂肪エネルギー比率）

　脂質の食事摂取基準は，1歳以上については，目標量として総エネルギー摂取量に占める割合であるエネルギー比率（％エネルギー：％E）で示した。脂質の目標量の上限は，脂質（脂肪酸）摂取量（脂肪酸摂取比率）を考慮し，飽和脂肪酸の目標量の上限（7％エネルギー）を超えないと期待される量（30％エネルギー）とした。一方，目標量の下限は，$n-6$ 系脂肪酸，$n-3$ 系脂肪酸摂取量の中央値（目安量：それぞれ4〜5％エネルギー，約1％エネルギー），一価不飽和脂肪酸摂取量の中央値（6％エネルギー）のほかに脂質全体の約10％を占めるグリセロール部分を考慮し，20（＝18÷0.9）〜21（≒19÷0.9）％エネルギーとなり，これを丸めて20％エネルギーとした。

（2）　飽和脂肪酸

　飽和脂肪酸は，高 LDL-コレステロール血症や心筋梗塞をはじめとする循環器疾患，肥満の危険因子でもあるため目標量を算定し，エネルギー比率（％エネルギー）で示した。

（3） *n*-6系脂肪酸

n-6系脂肪酸には，必須脂肪酸であるリノール酸やアラキドン酸などがある。*n*-6系脂肪酸の必要量を算定するための有用な研究は存在しないため，平成30・令和元年国民健康・栄養調査における*n*-6系脂肪酸摂取量の中央値を目安量とした。

（4） *n*-3系脂肪酸

n-3系脂肪酸は生体内で合成できず，欠乏すれば皮膚炎などが発症する必須脂肪酸である。*n*-3系脂肪酸には，α-リノレン酸，エイコサペンタエン酸（EPA），ドコサペンタエン酸（DPA），ドコサヘキサエン酸（DHA）などがある。一方，日常生活を自由に営んでいる健康な日本人には*n*-3系脂肪酸の欠乏が原因と考えられる症状の報告はないため，*n*-6系脂肪酸と同様に現在の日本人の*n*-3系脂肪酸摂取量の中央値を用いて目安量を算定した。

（5） 食事性コレステロール

脂質異常症や冠動脈疾患に関与する脂質としてコレステロールがある。コレステロールに指標は設定されていないが，これは許容される摂取量に上限が存在しないことを保証するものではない。また，脂質異常症の重症化予防の目的からは，コレステロールの摂取量を200 mg/日未満に留めることが望ましい。

3.4 炭水化物
（1） 炭水化物

炭水化物（carbohydrate）は，単糖あるいはそれを最小構成単位とする重合体であり，生理学的分類では，ヒトの消化酵素で消化できる易消化性炭水化物と，消化できない難消化性炭水化物に分類できる。栄養学的な炭水化物の最も重要な役割はエネルギー源である。中でも糖質の役割は通常グルコース（ブドウ糖）しかエネルギー源として利用でいない組織（脳，神経組織，赤血球など）にグルコースを供給することである。炭水化物は，エネルギー源として重要であるため，たんぱく質および脂質の残余として目標量（範囲）が設定されている。なお，アルコール（エタノール）は，栄養学的にも炭水化物とは異なる物質であるため，栄養素としては取り扱わず，エネルギー産生栄養素として位置づけされた。

（2） 食物繊維

食物繊維（dietary fiber）はその定義も国内外で少しずつ異なっているが，通常の食品だけを摂取している状態では，摂取される食物繊維のほとんどが難消化性炭水化物にほぼ一致する。食物繊維は，摂取不足が生活習慣病の発症に関連するという報告が多いことから，目標量が設定された。

3.5　エネルギー産生栄養素バランス

　エネルギー産生栄養素バランスは，エネルギーを産生する物質であるたんぱく質，脂質，炭水化物，アルコールと，それらの構成成分が総エネルギー摂取量に占めるべき割合（％エネルギー）としてこれらの構成比率を示す指標である。栄養素バランスの目的は，これら各種栄養素の摂取不足の回避とともに，生活習慣病の発症予防とその重症化予防であり，その指標は目標量として示されている。基本的には，はじめにたんぱく質の目標量（範囲）を定め，続いて，飽和脂肪酸の目標量（上限）を参照に脂質の目標量（上限），および必須脂肪酸（$n-6$ 系脂肪酸および $n-3$ 系脂肪酸）の目安量を参照して脂質の目標量（下限）を定める。これらの合計摂取量の残余を炭水化物とアルコールと考えるのが最も適当である。ただし，これら栄養素の範囲については，おおむねの値を示したものであることに留意すべきである。

3.6　ビタミン

　ビタミンは，4種類の脂溶性ビタミンと9種類の水溶性ビタミンが策定された。各種ビタミンの機能および設定の根拠について記載する。

（1）　脂溶性ビタミン

1）　ビタミンA

　ビタミンAは，体内でビタミンA活性を有するレチノール，β-カロテン，α-カロテン，β-クリプトキサンチンのほか，プロビタミンAカロテノイドをレチノール相当量として示し，レチノール活性当量（retinol activity equivalents：RAE）として算定した。肝臓のビタミンA貯蔵量が $20\,\mu g/g$ 以上に維持されていれば，夜盲症のようなビタミンA欠乏症状にも陥ることはない。すなわち，この肝臓内のビタミンA貯蔵量を維持するために必要なビタミンAの最低必要摂取量を，推定平均必要量として設定した。

　ビタミンAの耐容上限量は，成人・高齢者では肝臓へのビタミンAの過剰蓄積による肝臓障害，乳児では頭蓋内圧亢進の症例報告をもとに設定された。

2）　ビタミンD

　ビタミンDは，欠乏すると小腸や腎臓でのカルシウムおよびリンの吸収率が減少し，小児ではくる病，成人では骨軟化症の発症リスクが高まる。血中 25-ヒドロキシビタミンDは，食事からの供給ならびに皮膚への紫外線照射によって産生された体内のビタミンD量を反映する最もよい指標である。そこで食事摂取基準では，一定量の日光曝露を考慮した北欧諸国の食事摂取基準を参考に目安量を設定した。

　耐容上限量は，高カルシウム血症をビタミンDの過剰摂取による健康障害の指標とするのが適当であると考え，設定された。

3）　ビタミンE

　ビタミンEには，8種類の同族体が知られているが，血液および組織中に存在する

第2章　食事摂取基準

ビタミンE同族体の大部分がα-トコフェロールである。よってビタミンEは，α-トコフェロールのみを対象に，多価不飽和脂肪酸（PUFA）の摂取量に対して適切なα-トコフェロールの摂取量を考慮しながら，日本人の現状の摂取量を基に目安量を設定した。

4）ビタミンK

ビタミンKが欠乏すると血液凝固が遅延する。また，健康な人での通常の食事において，ビタミンK不足が起きることはまれであり，ビタミンKの栄養はほぼ充足していると考えられる。したがって，正常な血液凝固能を維持するのに必要なビタミンK摂取量を基準として目安量を設定した。

（2）　水溶性ビタミン

1）　ビタミンB₁

ビタミンB₁はほとんどが補酵素型にチアミン二リン酸として存在し，特にグルコース代謝などに関与するビタミンである。ビタミンB₁の推定平均必要量は，ビタミンB₁の栄養状態を反映する生体指標である赤血球トランスケトラーゼ活性係数とビタミンB₁摂取量との報告に基づき設定された。

2）　ビタミンB₂

ビタミンB₂は補酵素のフラビンモノヌクレオチド（FMN）およびフラビンアデニンジヌクレオチド（FAD）の形態でクエン酸回路（TCA回路）などに関与し，エネルギー産生に重要な役割を果たすビタミンである。ビタミンB₂の推定平均必要量は，遊離型リボフラビン負荷試験において，尿中リボフラビン排泄量が増大に転じる（変曲点を示す）摂取量をエネルギー当たりのリボフラビン量として設定した。

3）　ナイアシン

ナイアシンはニコチンアミドアデニンジヌクレオチド（NAD）およびNADリン酸（NADP）の形態でエネルギー代謝に関与するビタミンである。ナイアシン欠乏症のペラグラの発症を予防できる最小摂取量（尿中のN^1-メチルニコチンアミド排泄量）をもとにエネルギー摂取量当たりとして推定平均必要量を設定した。ナイアシン活性を有する化合物には，ニコチン酸，ニコチンアミド，トリプトファン（転換率1/60）があり，食事摂取基準はニコチン酸量として示し，単位はナイアシン当量（niacin equivalent：NE）とした。

4）　ビタミンB₆

ビタミンB₆はアミノ酸の異化や生理活性アミンの代謝に関与するビタミンである。ビタミンB₆のリン酸化型である血漿中のピリドキサール5-リン酸（PLP）は，体内組織のビタミンB₆貯蔵量をよく反映することから，ビタミンB₆欠乏症状が観察されない血漿PLP濃度を維持できるビタミンB₆摂取量を推定平均必要量とすることとした。一方，ビタミンB₆の必要量は，アミノ酸の異化代謝量に応じて要求量が高まることから，たんぱく質摂取量当たりで策定された。

３．エネルギー・栄養素別食事摂取基準

５） ビタミン B_{12}

ビタミン B_{12} は補酵素としてアミノ酸代謝に関与するビタミンである。ビタミン B_{12} の必要量の設定には，ビタミン B_{12} の栄養状態を反映する生化学的指標を取り入れた。しかしビタミン B_{12} の推定平均必要量を設定するだけの結論は得られていないため，適正なビタミン B_{12} の栄養状態を維持できる摂取量として目安量を設定した。

６） 葉　　酸

葉酸は，体内の葉酸（folate）の栄養状態を表す中・長期的な指標である赤血球中葉酸濃度，つまり，葉酸欠乏である巨赤芽球性貧血を予防する赤血球中の葉酸濃度を維持できる最小摂取量をもとに推定平均必要量を策定した。

神経管閉鎖障害発症の予防として，妊娠を計画している女性，妊娠の可能性がある女性および妊娠初期の妊婦は，葉酸の量をプテロイルモノグルタミン酸として 400 μg/日の摂取が望まれる。また，妊婦（中期および後期）の付加量として，推定平均必要量 200 μg/日を設定した。

７） パントテン酸

パントテン酸は広く食品に存在するため，ヒトでの欠乏症はほとんどみられない。パントテン酸欠乏症は実験的に再現できないため，平成 30・令和元年国民健康・栄養調査の結果の中央値を用いて目安量を設定した。

８） ビオチン

ビオチンは特にピルビン酸カルボキシラーゼの補酵素として糖新生や脂肪酸合成に重要な役割を果たす。パントテン酸同様にビオチン欠乏症は実験的に再現できないため，トータルダイエット法による調査値を用いて，目安量を設定した。

９） ビタミンＣ

ビタミンＣには，抗酸化作用がある。また，ビタミンＣは皮膚や細胞のコラーゲン合成に必須の栄養素であり，欠乏すると血管がもろくなり出血傾向となり壊血病となる。ビタミンＣの必要量は，ビタミンＣの栄養状態を反映する生体指標である血漿アスコルビン酸濃度に基づいて，適正な栄養状態を維持できると考えられる値として推定平均必要量を設定した。

3.7　ミネラル

ミネラルは，5 種類の多量ミネラルと 8 種類の微量ミネラルが設定された。各種ミネラルの設定の根拠について記載する。

（1）　多量ミネラル

1）　ナトリウム

ナトリウムの摂取量は食塩（塩化ナトリウム）の摂取量に依存し，通常の食生活では不足や欠乏の可能性はほとんどない。そこで尿や便，皮膚などから排泄されるナトリウムの不可避損失量を補う量を必要量とし，600 mg/日（食塩相当量 1.5 g/日）を成

人における推定平均必要量とした。しかし，日本人の通常の食事では食塩摂取量が1.5 g/日を下回ることはなく，実際に活用される値は，実施可能性の観点からWHOが推奨する5 g/日未満と，平成30・令和元年国民健康・栄養調査における摂取量の中央値との中間値をとり，この値未満を目標量とした。

食塩相当量（g）＝ナトリウム（g）× 58.5/23 ＝ナトリウム（g）× 2.54
（ここで58.5 gは食塩NaClのモル質量，23はナトリウムのモル質量）

2）カリウム

カリウムは，通常の食生活において不足になることはなく，また推定平均必要量や推奨量を設定するための科学的根拠は少ない。そこでカリウムの不可避損失量を補い，体内の平衡維持に必要な値を考慮したうえで平成30・令和元年国民健康・栄養調査における摂取量から目安量を設定した。また，高血圧を中心とした生活習慣病の発症予防の観点から目標量を設定した。

3）カルシウム

カルシウムは，骨量維持に必要な量として，1歳以上についてはカルシウムの体内蓄積量，尿中排泄量，経皮的損失量および見かけの吸収率などの要因を用いた要因加算法により推定平均必要量を設定した。

妊婦については，妊娠中は母体の代謝動態が変化し，腸管からのカルシウム吸収率が著しく増加すること，通常より過剰に摂取したカルシウムは，母親の尿中排泄量を著しく増加させることから付加量は必要ないとされている。しかし，カルシウム摂取量が推奨量未満の女性は，母体と胎児における骨の需要に対応するために推奨量を目指すべきである。

耐容上限量は，カルシウムの過剰摂取によって起こるミルクアルカリ症候群（カルシウムアルカリ症候群）の症例報告をもとに設定した。

4）マグネシウム

マグネシウムは出納試験によって得られた結果を根拠として推定平均必要量および推奨量を設定した。

サプリメント以外の通常の食品からのマグネシウムの過剰摂取による健康障害は生じない。したがって，通常の食品からの摂取量の耐容上限量は設定されていない。しかし，サプリメント等の過剰摂取によって下痢が起こることが報告されているため，通常の食品以外からの摂取量を耐容上限量として設定した。

5）リ　　ン

リンは通常の食事では不足や欠乏することはなく，また，出納試験によるリンの平衡維持に必要な摂取量に関する科学的根拠は乏しい。したがって，リンの推定平均必要量や推奨量は設定せず，1歳以上については，平成30・令和元年国民健康・栄養調査結果の摂取量から目安量として設定した。

3．エネルギー・栄養素別食事摂取基準

（2）　微量ミネラル

1）　鉄

　鉄は，0〜5か月児を除き，基本的鉄損失，成長に伴う鉄蓄積，吸収率などの要因を用いた要因加算法により，推定平均必要量を設定した。特に女性の場合，月経に伴う鉄損失は，鉄欠乏性貧血の発生と強く関連していることから，月経血による鉄損失も考慮し，月経の有無別に設定がなされている。

　妊娠期では，基本的鉄損失に加え，胎児の成長に伴う鉄貯蔵，臍帯^{さいたい}・胎盤中への鉄貯蔵，循環血液量の増加に伴う赤血球量の増加による鉄需要の増加のための鉄が必要である。その鉄需要のほとんどが，中期と後期に集中していることから，妊娠初期と中期・後期に分け，鉄の必要量の合計値と吸収率（初期：16％，中期：40％，後期：50％）から付加量が算定された。なお，これらの付加量は，月経がない場合の推定平均必要量および推奨量に付加する値である。

2）　亜　　鉛

　亜鉛は日本人を対象とした研究報告がないため，アメリカ・カナダの食事摂取基準を参考にして，0〜5か月児を除き要因加算法により推定平均必要量を設定した。

　耐容上限量は，亜鉛の継続的摂取により銅の吸収阻害によるスーパーオキシドジスムターゼ（SOD）活性の低下を示したアメリカ人女性の症例報告を参考に設定された。

3）　銅

　わが国に銅必要量を検討した研究報告はない。したがって，欧米人を対象とした研究をもとに，銅の平衡維持量と血漿・血清銅濃度を銅の栄養状態の指標として推定平均必要量を設定した。

　通常の食生活において過剰摂取による健康障害が生じることはないが，サプリメント等の不適切な利用により過剰障害が起こる可能性があるため，サプリメントからの大量摂取の報告をもとに耐容上限量が設定された。

4）　マ ン ガ ン

　マンガンの平衡維持量を求める出納試験が国内外で試みられているが，マンガンは吸収率が低く，出納試験から平衡維持量を求めるのは困難である。したがって，マンガンの必要量を上回ると考えられる日本人のマンガン摂取量をもとに目安量が設定された。

　日本人女性ビーガン（完全菜食者）における研究報告においてもアメリカと同程度のマンガン摂取による健康障害が生じる可能性があることから，アメリカ・カナダの食事摂取基準に基づいて耐容上限量が設定された。

5）　ヨ ウ 素

　ヨウ素は日本人を対象とした有用な研究報告がないため，欧米の研究結果と食品中ヨウ素の吸収率に基づき推定平均必要量を設定した。

　日本人はヨウ素を食卓塩でなく，一般の食品から摂取しており，また，通常の食生活においてヨウ素の過剰摂取による健康障害はほとんど認められないことから，日本

人のヨウ素摂取量と日本人を対象にした実験および食品中ヨウ素の吸収率に基づき耐容上限量を設定した。

6）セレン

セレンは，欠乏すると心筋障害を起こす克山病（ケシャン）やカシン・ベック病などに関与している。WHOは，血漿グルタチオンペルオキシダーゼ活性値が飽和値の2/3の値であればセレン欠乏症と考えられる克山病が予防できるセレンの必要量としている。したがって，この値を指標として推定平均必要量を設定した。

通常の食生活においてセレンの過剰摂取による健康障害が生じる可能性は低いが，慢性セレン中毒では，毛髪と爪の脆弱化・脱落などの報告がある。したがって，サプリメントの不適切な利用によっては過剰摂取が生じる可能性もあることから，耐容上限量が設定されている。

7）クロム

クロムは，必須の栄養素ではない可能性が高いが，クロムサプリメントが市販されていることから，食事摂取基準に含めた。

成人においてクロム摂取量に基づいた目安量および耐容上限量が設定された。

8）モリブデン

アメリカ人男性を対象とした出納実験結果に基づき推定平均必要量を設定した。

耐容上限量は，アメリカ人を対象とした実験および日本における女性菜食者のモリブデン摂取量など総合的に判断し，設定された。

文　献

●参考文献
- 厚生労働省：日本人の食事摂取基準（2005年版），（日本人の栄養所要量─食事摂取基準─策定検討会報告書），平成16年10月，厚生労働省（2004）
- 厚生労働省：日本人の食事摂取基準（2010年版），（日本人の食事摂取基準策定検討会報告書），平成21年5月，厚生労働省健康局総務課生活習慣病対策室（2009）
- 厚生労働省：日本人の食事摂取基準（2015年版），（日本人の食事摂取基準策定検討会報告書），平成26年3月，厚生労働省健康局がん対策・健康増進課栄養指導室（2014）
- 厚生労働省：日本人の食事摂取基準（2020年版），（「日本人の食事摂取基準」策定検討会報告書），令和元年12月，「日本人の食事摂取基準」策定検討会（2019）
- 厚生労働省：日本人の食事摂取基準（2025年版），（「日本人の食事摂取基準」策定検討会報告書），令和6年10月，「日本人の食事摂取基準」策定検討（2024）

第 3 章

妊娠期・授乳期の栄養

1. 妊娠期・授乳期の生理的特徴

　本章では，妊娠，分娩，産褥，授乳の各期における生理的特徴および栄養アセスメントと栄養ケアを学ぶことを目的とする。母体が各期において心身ともに安定な状況を保ち，健康な子どもを出産し，育てるための知識を得て，実践することが重要である。
　また，母親になる以前の思春期，青年期においても，栄養面だけでなく，十分に健康管理を行い，健全な母体をつくるよう心がけなければならない。

1.1　女性の特性

　思春期になると，排卵に向けて原始卵胞の発育が始まる。思春期から性成熟期にかけての時期は，妊娠，分娩という生殖機能を発揮する。

1.2　性周期（月経周期）

　女性の性周期（月経周期）は，中枢である視床下部および下垂体前葉と標的器官の卵巣のホルモン分泌に連動して，平均28日ごとに繰り返される。図3-1に示すように，視床下部から分泌された性腺刺激ホルモン（ゴナドトロピン）放出ホルモン（gonadotropin releasing hormone：GnRH）は下垂体前葉に作用し，性腺刺激ホルモン（ゴナドトロピン，Gn：gonadotropin）である卵胞刺激ホルモン（FSH：follicle stimulating hormone）と黄体形成ホルモン（LH：luteinizing hormone）の分泌を促す。この刺激により，卵巣における卵胞発育が促され，卵胞ホルモン（エストロゲン，estrogen）と黄体ホルモン（プロゲステロン，progesterone）が分泌され月経が起こる。卵胞ホルモンと黄体ホルモンは，視床下部や下垂体前葉に作用して性腺刺激ホルモンの分泌を調節している。このような調節機序をフィードバックといい，月経の周期的な変化は視床下部，下垂体，卵巣における相互のホルモン分泌のバラ

図3-1　ホルモン分泌の調節機序
出典）財満耕二ほか：栄養学各論，p.11，建帛社（2002）

第3章　妊娠期・授乳期の栄養

ンスによって周期的な変化が繰り返し生じている。

　この周期において，卵巣では卵胞が発育，肥大して成熟し，卵胞ホルモンが分泌される。その後排卵が起こり，排卵後の卵胞は黄体を形成し，黄体ホルモンの分泌が増加する。黄体は妊娠しなければ，次第に退縮し，卵胞ホルモン，黄体ホルモンともに減少する。卵巣の変化に応じて子宮内膜は急速に増殖する増殖期（卵胞ホルモンの作用）から分泌期（黄体ホルモンの作用）へと変化する。その後ホルモンの分泌が減少し，子宮内膜は脱落し月経となる。

　月経周期に合わせて体温の変動がみられる。体温は月経開始から排卵日までは下降し（低温期），排卵後に上昇する（高温期）。この変動には黄体ホルモンの分泌が影響を及ぼしている（図3-2）。

図3-2　月経周期におけるホルモン，卵胞，基礎体温，子宮内膜の変化
出典）Midgley（1973）を改変

1.3　妊娠の成立・維持

　妊娠とは，「受精卵の着床から，胎芽または胎児および付属物を排出するまでの状態」をいう。着床の時期を診断することができないため，分娩予定日は最終月経初日から起算し，280 日，妊娠 40 週 0 日とする。したがって，受精卵が着床して妊娠が成立するのは妊娠 3 週目ごろとなる。妊娠期間は，妊娠初期を 13 週 6 日まで，妊娠中期を 14 週 0 日〜 27 週 6 日，妊娠後期を 28 週 0 日以降の 3 区分としている。妊娠初期は，分割した胚が子宮内膜に着床し，原始器官が発生する時期である。妊娠中期は，母体と胎児の物質交換の場となる胎盤がほぼ完成し，胎児の原始器官の分化が進み機能が整う時期である。妊娠後期は，胎児の各器官の機能が向上し，出産後の胎外生活に適応するための機能が整う時期である。

　分娩の時期による区分は，妊娠 22 週以上 37 週未満で生児を出産した場合を早産，妊娠 37 週以上 42 週未満を正期産，42 週以上は過期産という（表 3-1）。

表 3-1　妊娠期間の定義と母体胎児の変化

時期	初　期				中　期			後　期				
月	第1月	第2月	第3月	第4月	第5月	第6月	第7月	第8月	第9月	第10月		
週	0 1 2 3	4 5 6 7	8 9 10 11 12 13	14 15 16 17	18 19 20 21	22 23 24 25 26 27	28 29 30 31	32 33 34 35 36 37	38 39 40 41	42 43 44

流　産（第1月〜第5月途中）　　早　産　　正期産　　過期産

人工中絶の適用範囲（厚生労働省）　　出産の限界（日産婦）　　280 日

↑最終月経第1日　　↑体重 500 g に相当（WHO）　　↑体重 1,000 g に相当（WHO）　　↑分娩予定日（日産婦）満 40 週 0 日

胎児の発育
← 胎芽 → 神経管（脳，神経），心臓，胃腸，四肢などが形成される
←胎児 → 心臓，肝臓が活動しはじめる。頭，胴，四肢が区別できる
活発に働く　毛髪や爪が生える　心音が聞ける　羊水のなかで動きまわる。全身にうぶ毛が生えてくる
脳が発達
胎内での位置がほぼ定まる　手足の筋肉も発達　全身に皮下脂肪がつく　外形上の発育完了

母体の変化
基礎体温高温つづく　つわり　血液量の増加　乳房が発達　流産しやすい
胎盤完成　安定期に入る　下腹がやや目立つ　胎動を感じる　体重が増加
脚に浮腫や静脈瘤が出やすい　貧血になりやすい
心臓や胃が圧迫され動悸がする　体重は約 9 〜 12 kg 増　子宮の位置が下がり，おなかが前につきでる　分娩 2 〜 3 日目より乳房が張ってくる

胎児の状態と子宮底高

・第 4 月（12 〜 15 週）
身長約　16 cm
体重約　120 g

・第 7 月（24 〜 27 週）
身長　37 〜 39 cm
体重　1.0 kg
子宮底高（15 〜 21 cm）

・第 10 月（36 〜 39 週）
身長　49 〜 51 cm
体重　2.9 〜 3.4 kg
子宮底高（28 〜 38 cm）

日産婦：日本産科婦人科学会
出典）森基子・玉川和子：応用栄養学　第 10 版—ライフステージからみた人間栄養学，医歯薬出版（2015）を一部改変

第3章　妊娠期・授乳期の栄養

図3-3　子宮の位置　　　　図3-4　子宮の断面

1.4　母体の生理的変化

妊娠により母体の生理的機能は大きく変化する。その多くは妊娠の終了とともに妊娠前の状態に戻る。

（1）各器官の変化
1）子宮の変化

子宮は，受精卵の着床により肥大し，子宮壁も肥厚する。図3-3に子宮の位置，図3-4に子宮の断面図を示した。未産婦の場合，非妊娠時の子宮は子宮腔の長さ約6.5 cm，重量約42 gであるが，妊娠後期では，子宮の長さ35〜37 cm，重量約1,000 gになる。

2）乳房の変化

第一次性徴期以前には男女差はないが，第二次性徴期以降，卵巣より卵胞ホルモンが分泌されることにより乳房組織が発達する。日本人では10歳前後である。乳房は妊娠が成立すると卵胞ホルモン，黄体形成ホルモンの影響により増大する。これは，乳管，腺房の増殖，腺房間に脂肪が沈着することによる（図3-5）。乳頭は肥大して乳輪は褐色の色素沈着が生じる。その周囲には皮脂腺と乳腺の組み合わせからなるモントゴメリー腺という小結節がある。モントゴメリー腺からの分泌物は吸啜に伴う損傷を防ぐだけでなく，病原体の侵入から乳房を守る働きもある。妊娠中は乳汁が生成されるが，分泌されることはほとんどない。

図3-5　乳房の構造

3）皮膚の変化

色素沈着が妊娠2〜3か月ごろから，全身の皮膚，特に乳頭，乳輪部，腹部，外陰部にみられる。妊娠後期には腹部，大腿部などに妊娠線が生じるが，

子宮の肥大や脂肪の過度の沈着によるものである。

4） 消化器の変化

妊娠初期から**つわり**が始まる。症状としては吐き気，嘔吐，唾液の過多，食欲不振，嗜好の変化などである。妊娠3〜4か月にはこれらの症状は消失し，たいていの妊婦では食欲が高まる。

5） 呼吸器の変化

妊娠5か月ごろから子宮増大により横隔膜が持ち上げられ，胸郭下部の呼吸運動は抑制されるが，胸郭上部の運動が高まり胸式呼吸となる。呼吸は浅いが，呼吸数が増加するので換気量は変わらない。

6） 循環器の変化

循環血液量の増加により，1回の心拍出量，心拍数はどちらも増加する。循環血液量は，妊娠8週以降になると急速に増加し，28〜36週の期間に最大2,000 mL増加する。心拍出量は妊娠中期で最大になり，その後低下する。多胎妊娠の場合，単胎妊娠に比べ拍出量の増加は大きい。

7） 血液成分の変化

循環血液量は妊娠初期から増加するが，妊娠後期には非妊娠時の30〜50％に増加する。赤血球は妊娠初期に減少するが，その後徐々に増え，36週ごろに最大20〜30％増加するが，血漿量の増加が大きいため見かけ上は血液が希釈され，赤血球数，ヘモグロビン濃度，ヘマトクリット値は低下し，**妊娠性貧血**になりやすい（表3-2）。しかし，ヘモグロビン濃度とヘマトクリット値は分娩までにほぼ回復する。

また，血液凝固に関係する因子も増加する。これは分娩時の出血に対する生理的な反応であると考えられている。フィブリノーゲンは妊娠の成立，維持に不可欠な因子である。妊娠後期にはフィブリノーゲンの増加により粘度が高まり分娩時出血の止血に関与している。

8） 泌尿器の変化

妊娠中の腎機能は亢進する。循環血液量が増加し，血漿中のアルブミンの減少による膠質浸透圧の低下によって，糸球体濾過量，腎血漿流量が増加するため，クレアチニン，尿中窒素の値は低下する。糸球体濾過量が増加するため，尿中のたんぱく質の排泄量は非妊娠時の正常な値よりも高まる。グルコースの排泄も高まり，尿糖が陽性になることもあるが，分娩後には正常に戻る。また，増大する子宮の圧迫が膀胱に加わり，頻尿や尿失禁が起こりやすい。

9） 内分泌の変化

妊娠の成立により卵巣から分泌されるホルモンは大きな変化を示す。特に黄体ホルモンは，受精卵の着床とその後の妊娠を維持するために重要であり，次の排卵の抑制にも働く。卵胞ホルモンは子宮や胎児の発育に関係している。それ以外にも，胎盤より各種ホルモンが分泌され妊娠を維持している。

第3章 妊娠期・授乳期の栄養

表3-2 妊娠期の血液成分の変化（mean ± SD）（全国アンケート無治療データ7,659例）
（金岡 毅：ペリネイタルケア, 9, p.101-108, 1999）

	妊娠初期	妊娠中期	妊娠後期
赤血球数（× 10^4/μL）	418 ± 35	379 ± 31	388 ± 34
ヘマトクリット（%）	37.1 ± 2.9	34.4 ± 2.6	34.4 ± 2.7
ヘモグロビン（g/dL）	12.5 ± 1.0	11.6 ± 0.9	11.4 ± 0.9
網赤血球数（‰）	6.2 ± 3.2	5.5 ± 3.3	5.5 ± 3.4
フェリチン（ng/mL）	34 ± 27	19 ± 16	13 ± 14
総鉄結合能（μg/dL）	320 ± 75	432 ± 83	493 ± 109
血清鉄（μg/dL）	112 ± 39	92 ± 40	66 ± 36
鉄飽和率（%）	38 ± 21	23 ± 12	15 ± 10
平均赤血球容積（fL）	88.9 ± 5.0	90.9 ± 4.9	88.9 ± 5.7
平均赤血球ヘモグロビン量（pg）	30.0 ± 1.9	30.6 ± 1.8	29.6 ± 2.3
平均赤血球ヘモグロビン濃度（%）	33.7 ± 1.3	33.7 ± 1.3	33.3 ± 1.3
白血球数（/μL）	7,410 ± 1,870	8,340 ± 1,970	8,180 ± 1,980
血小板数（× 10^4/μL）	23.8 ± 5.8	24.0 ± 5.8	23.8 ± 6.3
総たんぱく質量（g/dL）	7.0 ± 0.5	6.5 ± 0.4	6.4 ± 0.4

出典）武谷雄二ほか編：新女性医学大系2 リプロダクティブヘルス, p.81, 中山書店（2001）

図3-6 妊娠によるグルコース, インスリン濃度の変化
出典）Phelps R.L., et al.: *Am. J. Obstet. Gynecol.*, 140, p.730-736（1981）

（2）代謝系の変化

妊娠6か月ごろから基礎代謝は亢進し, 妊娠後期には非妊娠時の20〜30％増加する。

たんぱく質代謝は, 妊娠初期からたんぱく質の蓄積が起こり, 窒素出納は正となる。妊娠中は窒素摂取量に対して窒素排泄量がはるかに少ない。しかし, 蓄積されたたんぱく質は同時に異化作用によりアミノ酸となり胎児に供給され, 全体として同化と異化も亢進する。

糖代謝は非妊娠時と大きく異なる。インスリン分泌が亢進しているにもかかわらず, インスリンに対する反応が低下する（インスリン抵抗性）ため, 食後高血糖を呈する（図3-6）。この傾向は妊娠後期で著明となる。胎盤由来のホルモン分泌が増加することや母体から胎児への能動輸送に

図3-7 妊娠期の母体体重増加量　　　　図3-8 妊婦の脂肪蓄積量
　　　（Hytten and Leitch, 1971）　　　出典）福井靖典：第22回日本産科婦人科総会
　　　　　　　　　　　　　　　　　　　　　　報告要旨（1970）

よって，胎児が糖を利用しやすい環境が整う。
　脂質代謝は，妊娠後期に血清脂質が著しく増大し脂質異常症の状態となる。特に中性脂肪の増加が大きい。母体の脂質蓄積量は妊娠5か月ごろに最多となるがその後は減少しており，前半は同化，後半は異化が起こる。これは，胎児にグルコースを供給するための生理的機序であり，母体のエネルギー源はグルコースから脂質へと変化していく。

（3）体重増加量
　妊娠中における体重増加量の平均は約11 kgといわれている。妊娠期の体重増加量の内訳を図3-7に示した。胎児側では胎盤，胎児および羊水などの増加であり，母体側では循環血液量，細胞外液といった水分，子宮・乳房および脂肪の増加である。脂肪の増加は約3 kgであり，妊娠中期に脂肪の蓄積が著しい（図3-8）。

1.5　胎児付属物
　胎児が子宮内で発育するための組織や器官として，胎盤，卵膜，臍帯，羊水があり，これらを総称して胎児付属物という。

（1）胎　　盤
　胎盤は，胚葉由来の絨毛膜と子宮内膜由来の脱落膜が合体して，13～15週ごろに完成し，その後も妊娠36～38週ごろまで増大する。直径15～20 cm，厚さ1～2 cm，重量約500 gである。母体から胎児への栄養素の輸送形態は栄養素によって異なり，単純拡散，促進拡散，能動拡散などにより行われる。胎児の肺は呼吸機能がな

第3章　妊娠期・授乳期の栄養

く，胎盤でのガス交換を介して呼吸をする。また，ヒト絨毛性性腺刺激ホルモン（hCG：human chorionic gonadotropin），ヒト胎盤ラクトゲン（hPL：human placental lactogen），黄体ホルモン，卵胞ホルモンなどのホルモンを分泌し，胎児，母体ともに影響を与え，妊娠の維持に働く。このように胎盤は，物質の輸送，呼吸器，消化器，排泄器，ホルモン分泌といった役割を果たしている。

（2）卵　　膜

卵膜は，胎児，臍帯の周りにある羊水を包む3層からなる膜であり，子宮内膜由来の脱落膜(外層)，胎児由来の絨毛膜(中膜)と羊膜(内膜)から構成され，固有の血管や神経，リンパ管などはない。妊娠中は羊水を産生し，羊水量の維持にも関与している。脱落膜は，子宮内膜から変化したもので母体側に属し，分娩後は脱落して対外に排出される。絨毛膜は絨毛が多く，主に受精卵の栄養に関与している。羊膜は，膠原線維を多く含む結合組織からなる強靭な膜で，羊水を満たし，胎児を保護している。

（3）臍　　帯

臍帯は，胎児と胎盤を結ぶ直径は1～2cm，長さは50～60cmの索状器官で，胎児の発育に重要な役割を果たしている。臍帯には2本の臍帯動脈と1本の臍帯静脈が通っている。これらの血管はらせんを形成しており，圧迫によって血液の流れが阻害されるのを防止している。臍帯静脈には動脈血が流れて胎児に酸素や栄養を運搬し，臍帯動脈には静脈血が流れ胎児から母体へ炭酸ガスや老廃物を運搬する。

（4）羊　　水

羊水は羊膜から分泌される無色透明の液体で，妊娠後期には700～800mLと最大量に達し，以後減少して分娩時には300～500mLとなる。胎児にとって羊水は環境そのものであり，外部からの物理的な衝撃から胎児を保護し，胎児の運動を自由にして発育を助ける役割とともに，リゾチーム，トランスフェリンなどの物質により感染を防ぐ働きがある。羊水の成分は，母体の血漿成分，胎児尿，肺胞液などからなり，羊膜の中に満たされている。羊水は先天的な異常や胎児成熟度の判定に用いられる。

1.6　胎児の成長

受精卵が子宮内膜に着床して割卵が進み3週目に入ると，消化器系や甲状腺・胸腺などを形成する内胚葉，骨格・筋系，心血管系，性器系などを形成する中胚葉，神経系，感覚器系などを形成する外胚葉，これらを包み込み絨毛細胞として栄養を供給する栄養胚葉に分化が起こり胎芽となる。外胚葉から形成される神経管は4週目に入ると閉鎖し，脊髄，脳が形成される。受精後3～8週ごろまでを胎芽期，妊娠9週から以降出生までを胎児期という。胎児は子宮腔内で羊水に満たされた卵膜に包まれ，臍帯動静脈を通じ胎盤から酸素や栄養素の供給を受けて発育する。胎芽の発生と胎児の

発育の概要は表3-1（⇨ p.49）に示した。妊娠12週は胎児の発育が活発になる。16週では四肢の運動が活発となるため，母親は胎児の動き（胎動）を自覚するようになる。24週では肺もほぼ形成されているが，胎外生活に適応するための機能は未熟である。32週では肺の機能もほぼ完成する。40週では体重約3,000 g，身長約50 cmとなり，胎外生活に必要な呼吸機能，体温調節機能，乳汁を摂取する哺乳機能，乳汁を消化・吸収する機能などが完成する。

1.7 乳汁分泌の機序

妊娠すると，胎盤により分泌促進される卵胞ホルモンや黄体ホルモン，下垂体前葉から分泌される**プロラクチン**により，妊娠初期から乳腺が発達する。妊娠中には胎盤から分泌されるホルモンがプロラクチンの乳腺への作用を抑制しているが，出産後はプロラクチンが乳腺に作用することにより乳汁が分泌される。また，乳児による吸啜刺激によりプロラクチンだけでなく，脳下垂体後葉より**オキシトシン**が分泌されると母乳を放出する（射乳）（図3-9）。オキシトシンは母乳分泌だけでなく，子宮の収縮にも関与し，産後の母体の回復を促進させる。オキシトシンの分泌は，精神的なストレスによって影響を受けやすく，授乳の際には，母親の精神的な安定が保てるようにする必要がある（図3-10）。

1.8 母乳成分・母乳量の変化

乳汁の分泌は分娩後から開始される。分娩後3〜5日に分泌される母乳を**初乳**といい，**移行乳**を経て，分娩後6〜10日に分泌されるものを**成乳**（**成熟乳**）という。初乳と成乳とでは，分泌量，性状，栄養組成などに相違がみられる（⇨ p.96，母乳栄養）。

初乳は，たんぱく質や感染防御因子，ミネラルを多く含む。糖質や脂質は少なく，栄養価は低い。透明感があり色はやや黄色みを帯び，粘稠性がある。感染防御因子としては，免疫グロブリン（Ig）であるIgA，IgM，IgG，さらにリゾチームやラクト

図3-9 母乳分泌

図3-10 オキシトシン分泌に及ぼすストレスの影響
出典）Ueda T., *et al.*: *Obstet. Gynecol.*, 84, p.256-262（1994）

第3章　妊娠期・授乳期の栄養

フェリンが含まれる。免疫グロブリンの 80 〜 90％は IgA であり，乳児の消化管を覆って細菌やウイルスの侵入を防ぐと考えられている。リゾチームは酵素の一種で，細菌の細胞壁を溶解して細菌を死活化する。ラクトフェリンは鉄と結合性の高いたんぱく質であり，細菌やウイルス中の鉄を奪い繁殖を抑制するほか，ビフィズス因子となって乳児の腸内環境を整える作用がある。分泌量が少なく，初乳の泌乳量は1日に 100 mL である。

　移行乳は，たんぱく質とグロブリンは減少し，乳糖と乳脂肪の含量が増えてくる。

　成乳（成熟乳）は，糖質や脂質に富み，たんぱく質濃度が低下する。初乳に比べて色は白く，芳香と薄い甘味をもつ。泌乳量は生後1か月には1日 780 mL 程度まで増加する。

2．妊婦・授乳婦の食事摂取基準

　妊娠期および授乳期は，本人に加えて，児のライフステージの最も初期段階での栄養状態を形づくるものとして重要である。妊娠期・授乳期の適切な身体活動レベルに相当する非妊娠時の各年齢階級に対応する食事摂取基準について，妊娠および授乳に伴って増加する量を付加量として示している（表3-3）。妊娠期間については，妊娠初期（〜13週6日），妊娠中期（14週0日〜27週6日），妊娠後期（28週0日〜）の3区分としている。

2.1　推定エネルギー必要量
（1）　妊婦の推定エネルギー必要量
　妊婦の推定エネルギー必要量は，

　　妊婦の推定エネルギー必要量(kcal/日)＝妊娠前の推定エネルギー必要量(kcal/日)＋妊婦のエネルギー付加量(kcal/日)

として求められる。

　女性の妊娠（可能）年齢が，推定エネルギー必要量の複数の年齢区分にあるため，妊婦が，妊娠中に適切な栄養状態を維持し正常な分娩をするために，妊娠前と比べて余分に摂取すべきと考えられるエネルギー量を，妊娠期別に付加量として示している。

　妊娠前の総エネルギー消費量（推定エネルギー必要量）に対する妊娠による各時期の総エネルギー消費量の変化分は，妊婦の最終体重増加量 11 kg に対応するように補正すると，初期：＋ 19 kcal/日，中期：＋ 77 kcal/日，後期：＋ 285 kcal/日と計算される。また，妊娠期別のたんぱく質の蓄積量と体脂肪の蓄積量から，最終的な体重増加量が 11 kg に対応するようにたんぱく質および脂肪としてのエネルギー蓄積量をそれぞれ推定し，それらの和としてエネルギー蓄積量を求めた。その結果，各妊娠期におけるエネルギー蓄積量は，初期 44 kcal/日，中期 167 kcal/日，後期 170 kcal/日となる。

２．妊婦・授乳婦の食事摂取基準

表3-3　妊婦・授乳婦の食事摂取基準（2025年版）

			妊　婦				授乳婦			
エネルギー			\multicolumn{4}{推定エネルギー必要量[1,2]}			推定エネルギー必要量[1]			
エネルギー（kcal/日）		（初期）	+50				+350			
		（中期）	+250							
		（後期）	+450							

栄養素			推定平均必要量[3]	推奨量[3]	目安量	目標量	推定平均必要量[3]	推奨量[3]	目安量	目標量
たんぱく質（g/日）		（初期）	+0	+0	—	—	+15	+20	—	—
		（中期）	+5	+5	—	—				
		（後期）	+20	+25	—	—				
	（%エネルギー）	（初期）（中期）	—	—	—	13～20	—	—	—	15～20
		（後期）	—	—	—	15～20				
脂質	脂質（%エネルギー）		—	—	—	20～30	—	—	—	20～30
	飽和脂肪酸（%エネルギー）		—	—	—	7以下	—	—	—	7以下
	n-6系脂肪酸（g/日）		—	—	9	—	—	—	9	—
	n-3系脂肪酸（g/日）		—	—	1.7	—	—	—	1.7	—
炭水化物	炭水化物（%エネルギー）		—	—	—	50～65	—	—	—	50～65
	食物繊維（g/日）		—	—	—	18以上	—	—	—	18以上
ビタミン	脂溶性	ビタミンA（µgRAE/日）[4]（初期・中期）	+0	+0	—	—	+300	+450	—	—
		（後期）	+60	+80	—	—				
		ビタミンD（µg/日）	—	—	9.0	—	—	—	9.0	—
		ビタミンE（mg/日）	—	—	5.5	—	—	—	5.5	—
		ビタミンK（µg/日）	—	—	150	—	—	—	150	—
	水溶性	ビタミンB₁（mg/日）	+0.1	+0.2	—	—	+0.2	+0.2	—	—
		ビタミンB₂（mg/日）	+0.2	+0.3	—	—	+0.5	+0.6	—	—
		ナイアシン（mgNE/日）	+0	+0	—	—	+3	+3	—	—
		ビタミンB₆（mg/日）	+0.2	+0.2	—	—	+0.3	+0.3	—	—
		ビタミンB₁₂（µg/日）	—	—	4.0	—	—	—	4.0	—
		葉酸（µg/日）[5]（初期）	+0	+0	—	—	+80	+100	—	—
		（中期）（後期）	+200	+240	—	—				
		パントテン酸（mg/日）	—	—	5	—	—	—	6	—
		ビオチン（µg/日）	—	—	50	—	—	—	50	—
		ビタミンC（mg/日）	+10	+10	—	—	+40	+45	—	—
ミネラル	多量	ナトリウム（mg/日）	600	—	—	—	600	—	—	—
		（食塩相当量）（g/日）	1.5	—	—	6.5未満	1.5	—	—	6.5未満
		カリウム（mg/日）	—	—	2,000	2,600以上	—	—	2,000	2,600以上
		カルシウム（mg/日）	+0	+0	—	—	+0	+0	—	—
		マグネシウム（mg/日）	+30	+40	—	—	+0	+0	—	—
		リン（mg/日）	—	—	800	—	—	—	800	—
	微量	鉄（mg/日）（初期）	+2.0	+2.5	—	—	+1.5	+2.0	—	—
		（中期・後期）	+7.0	+8.5	—	—				
		亜鉛（mg/日）（初期）	+0	+0	—	—	+2.5	+3.0	—	—
		（中期）（後期）	+2.0	+2.0	—	—				
		銅（mg/日）	+0.1	+0.1	—	—	+0.5	+0.6	—	—
		マンガン（mg/日）	—	—	3.0	—	—	—	3.0	—
		ヨウ素（µg/日）[6]	+75	+110	—	—	+100	+140	—	—
		セレン（µg/日）	+5	+5	—	—	+15	+20	—	—
		クロム（µg/日）	—	—	10	—	—	—	10	—
		モリブデン（µg/日）	+0	+0	—	—	+2.5	+3.5	—	—

[1]　付加量である。
[2]　妊婦個々の体格や妊娠中の体重増加量及び胎児の発育状況の評価を行うことが必要である。
[3]　ナトリウム（食塩相当量）を除き，付加量である。
[4]　プロビタミンAカロテノイドを含む。
[5]　妊娠を計画している女性，妊娠の可能性がある女性及び妊娠初期の妊婦は，胎児の神経管閉鎖障害のリスク低減のために，通常の食品以外の食品に含まれる葉酸（狭義の葉酸）を400µg/日摂取することが望まれる。
[6]　妊婦及び授乳婦の耐容上限量は，2,000µg/日とした。

第3章 妊娠期・授乳期の栄養

したがって，最終的に各妊娠期におけるエネルギー付加量は，

> 妊婦のエネルギー付加量(kcal/日)＝妊娠による消費エネルギーの変化量(kcal/日)＋エネルギー蓄積量(kcal/日)

として求められ，50 kcal単位で丸めて，初期50 kcal/日，中期250 kcal/日，後期450 kcal/日とした。

（2） 授乳婦の推定エネルギー必要量

授乳婦の推定エネルギー必要量は，

> 授乳婦の推定エネルギー必要量(kcal/日)＝妊娠前の推定エネルギー必要量(kcal/日)＋授乳婦のエネルギー付加量(kcal/日)

として求められる。

出産直後は，妊娠前より体重が多く，さらに母乳の合成のために消費するエネルギーが必要であることは，基礎代謝量が増加する要因となる。しかし，実際の基礎代謝量に明らかな増加はみられない。一方，二重標識水法を用いて縦断的に検討した4つの研究のうち1つでは，身体活動によるエネルギーが有意に減少しているが，ほかの3つにおいては，絶対量が約10%減少しているものの有意な差ではない。その結果，授乳期のエネルギー消費量は妊娠前と同様であり，エネルギー消費量の変化という点からは，授乳婦に特有なエネルギーの付加量を設定する必要はない。一方，エネルギー消費量には，母乳のエネルギー量そのものは含まれないので，授乳婦はその分のエネルギーを摂取する必要がある。

母乳のエネルギー量は，泌乳量を哺乳量（0.78 L/日）と同じとみなし，また母乳中のエネルギー含有量は，663 kcal/Lとすると，

> 母乳のエネルギー量(kcal/日)＝0.78 L/日×663 kcal/L≒517 kcal/日

と計算される。

一方，分娩（出産）後における体重の減少（体組織の分解）によりエネルギーが得られる分，必要なエネルギー摂取量が減少する。体重減少分のエネルギーを体重1 kg当たり6,500 kcal，体重減少量を0.8 kg/月とすると，

> 体重減少分のエネルギー量(kcal/日)＝6,500 kcal/kg体重×0.8 kg/月÷30日
> ≒173 kcal/日

となる。

したがって，正常な妊娠・分娩を経た授乳婦が，授乳期間中に妊娠前と比べて余分に摂取すべきと考えられるエネルギーを授乳婦のエネルギー付加量とすると，

授乳婦のエネルギー付加量(kcal/日)＝母乳のエネルギー量(kcal/日)－体重減少
分のエネルギー量(kcal/日)

として求めることができる。その結果，付加量は 517 － 173 ＝ 344 kcal/日となり，
丸めて 350 kcal/日とした。

2.2　たんぱく質

（1）　妊婦の推定平均必要量および推奨量

　妊娠期の体たんぱく質蓄積量は，体カリウム増加量より間接的に算定できる。体た
んぱく質蓄積量は妊娠中の体重増加量により変化するため，最終的な体重増加量を
11 kg とし，推定平均必要量に対する付加量は，初期 0 g/日，中期 5 g/日，後期 20 g/
日とした。推奨量に対する付加量は，初期 0 g/日，中期 5 g/日，後期 25 g/日とした。

（2）　授乳婦の推定平均必要量および推奨量

　母乳に必要な母体のたんぱく質必要量は，母乳中たんぱく質量を食事性たんぱく質
から母乳たんぱく質への変換効率で除したものとした。離乳開始期までの 6 か月間を
母乳のみによって授乳した場合，1 日当たりの平均泌乳量を 0.78 L/日として，付加
量は，推定平均必要量 15 g/日，推奨量 20 g/日とした。

（3）　妊婦および授乳婦の目標量

　18 ～ 49 歳（身体活動レベル「低い」）の妊婦および授乳婦のたんぱく質推奨量（g/日）
を％エネルギー（％ E）で表すと，妊婦（中期）は 11.0 ～ 11.3％ E，妊婦（後期）は
13.6 ～ 14.0％ E，授乳婦は 13.3 ～ 13.7％ E となる。しかし，目標量の下限値を非
妊婦より下げる根拠は乏しいため，目標量は妊婦（初期・中期）で 13 ～ 20％ E，妊婦
（後期）および授乳婦で 15 ～ 20％ E とした。

2.3　脂　　質

（1）　妊婦および授乳婦の脂質および飽和脂肪酸の目標量

　脂質および飽和脂肪酸の目標量については，生活習慣病の発症予防の観点からみ
て，妊婦および授乳婦が同年齢の非妊娠・非授乳中の女性と異なる量を摂取すべきと
するエビデンスは見出せないため，非妊娠・非授乳中の女性と同じとした。

（2）　妊婦および授乳婦の $n-6$ 系脂肪酸および $n-3$ 系脂肪酸の目安量

　妊婦および授乳婦の $n-6$ 系脂肪酸は，平成 30・令和元年国民健康・栄養調査にお
いて調査対象となった妊婦および授乳婦の人数が極めて少なかったため，妊娠可能年
齢に該当する妊娠・授乳をしていない女性における $n-6$ 系脂肪酸摂取量の中央値を
用いることとし，妊婦および授乳婦の目安量は，いずれも 9 g/日とした。

第3章　妊娠期・授乳期の栄養

$n-3$系脂肪酸のアラキドン酸やDHAは，神経組織の重要な構成脂質である。DHAは特に神経シナプスや網膜の光受容体に多く存在する。妊娠中は，胎児のこれらの器官生成のため，より多くの$n-3$系脂肪酸の摂取が必要とされる。また，授乳婦は，日本人の平均的な母乳脂質成分をもつ母乳を分泌することが期待される。しかし，平成30・令和元年国民健康・栄養調査において調査対象となった妊婦および授乳婦の人数が極めて少なかったため，妊娠可能年齢に該当する妊娠・授乳をしていない女性における$n-3$系脂肪酸摂取量の中央値を用いることとした。この摂取量の中央値を用いて，前後の年齢区分における値を参考とした平滑化を考慮し，妊婦および授乳婦の目安量は，いずれも1.7 g/日とした。

2.4　炭水化物，食物繊維

（1）　妊婦および授乳婦の目標量

炭水化物については，生活習慣病の発症予防の観点からみて，妊婦および授乳婦が同年齢の非妊娠・非授乳中の女性と異なる量の炭水化物を摂取すべきとするエビデンスは見出せない。したがって，目標量は妊娠可能年齢の非妊娠・非授乳中の女性と同じ50〜65％エネルギーとした。食物繊維も同様に，妊娠可能年齢の非妊娠・非授乳中の女性と同じ18 g/日以上とした。

2.5　ビタミン

（1）　ビタミンA

ビタミンAは体内で合成できないが，胎児の発達にとって必須の因子であり，ビタミンAは胎盤を経由して母体から胎児に供給されている。そのため妊婦のビタミンA必要量を考える場合には，胎児へのビタミンAの移行蓄積量を付加する必要がある。妊娠期間中に胎児には3,600 μgのビタミンAが蓄積される。母親のビタミンA吸収率を70％と仮定し，最後の3か月でこの量のほとんどが蓄積されるとして，推定平均必要量の付加量は初期・中期は0 μgRAE/日，後期は60 μgRAE/日とした。推奨量の付加量は初期・中期は0 μgRAE/日，後期は80 μgRAE/日とした。

授乳婦の場合には，母乳中に分泌される量を付加することとし，300 μgRAE/日を推定平均必要量の付加量とした。推奨量の付加量は，450 μgRAE/日とした。

（2）　ビタミンD

妊婦において，血中25-ヒドロキシビタミンD濃度が低いと，妊娠高血圧症候群（主に子癇前症）の発症リスクが高いことが報告されている。しかし，妊婦の必要量が非妊娠時の同年齢の女性の必要量と異なるというエビデンスは乏しく，諸外国の食事摂取基準においても非妊娠時と同値を設定していることから，目安量は9.0 μg/日とした。

授乳婦については，測定法によって異なる値が報告されていることから，母乳への

分泌量に基づいて設定することは困難と考え，非授乳時と同じ9.0 µg/日とした。

（3） ビタミンE

　妊娠中には血中脂質の上昇がみられ，それとともに血中α-トコフェロール濃度も上昇する。妊娠中のビタミンE欠乏に関する報告はこれまでないため，非妊娠時と同様，平成30・令和元年国民健康・栄養調査から算出された非妊娠・非授乳婦の摂取量の調整済み中央値を参考に，目安量を5.5 mg/日とした。

　授乳婦については，母乳中のビタミンE濃度と授乳婦のビタミンE摂取量との関係がみられないという報告が複数あることから，授乳婦に特化した値を設定する必要はないとして，平成30・令和元年国民健康・栄養調査から算出された非妊娠・非授乳婦の摂取量の調整済み中央値を参考に，目安量を5.5 mg/日とした。

（4） ビタミンK

　周産期におけるビタミンKの必要量に関する資料はほとんどなく，これまでに，妊娠による母体のビタミンK必要量の増加や母体の血中ビタミンK濃度の変化は認められていない。また，妊婦にビタミンKの欠乏症状もみられない。ビタミンKは胎盤を通過しにくく，このため妊婦のビタミンK摂取が，胎児あるいは出生直後の新生児におけるビタミンKの栄養状態に大きく影響することはない。したがって，妊婦と非妊婦でビタミンKの必要量に本質的な違いはなく，妊婦の目安量は非妊娠時の目安量と同様に150 µg/日とした。

　授乳中には，乳児への影響を考慮して，授乳婦に対するビタミンKの目安量を算出したほうがよいと考えられる。しかし，授乳婦においてビタミンKが特に不足するという報告が見当たらないため，非授乳時の目安量と同様に150 µg/日とした。

（5） ビタミンB$_1$，ビタミンB$_2$

　ビタミンB$_1$，ビタミンB$_2$は，妊婦の付加量を要因加算法で算定するデータはないため，エネルギー要求量に応じて増大するという代謝特性から算定した。すなわち，妊娠によるエネルギー付加量（身体活動レベル「ふつう」の初期の+50 kcal/日,中期の+250 kcal/日,後期の+450 kcal/日）に推定平均必要量算定の参照値を乗じて算定した。これらの算定値はあくまでも妊婦のエネルギー要求量の増大に基づいた数値であり，妊娠期は個々人によりエネルギー要求量が著しく異なる。妊娠期は特に代謝が亢進される時期であることから，妊娠後期で算定された値を丸めた値をビタミンB$_1$ 0.1 mg/日，ビタミンB$_2$ 0.2 mg/日の推定平均必要量の付加量とした。推奨量の付加量は，推定平均必要量の付加量に推奨量算定係数ビタミンB$_1$は 1.4，ビタミンB$_2$は 1.2を乗じて算出し，ビタミンB$_1$ 0.2 mg/日，ビタミンB$_2$ 0.3 mg/日とした。

　授乳婦の推定平均必要量の付加量は，母乳中のビタミンB$_1$，ビタミンB$_2$濃度に泌乳量を乗じ，相対生体利用率を考慮して算出し，ビタミンB$_1$ 0.2 mg/日，ビタミン

B_2 0.5 mg/日とした。推奨量の付加量は，推定平均必要量の付加量に推奨量算定係数 1.2 を乗じて算出し，ビタミン B_1 0.2 mg/日，ビタミン B_2 0.6 mg/日とした。

（6）　ナイアシン

　妊婦では，トリプトファン‒ニコチンアミド転換率が非妊娠時に比べて増大し，エネルギー必要量の増大をまかなっているため付加量は設定していない。

　一方で，妊娠期に高くなったトリプトファン‒ニコチンアミド転換率は，出産後，速やかに非妊娠時の値に戻るため，授乳婦には泌乳量を補う量の付加が必要である。授乳婦の推定平均必要量の付加量は，母乳中のナイアシン濃度に泌乳量を乗じ，相対生体利用率を考慮して算出した。推奨量は，推定平均必要量の付加量に推奨量算定係数 1.2 を乗じた。丸め処理を行った結果，ともに 3 mg/日とした。

（7）　ビタミン B_6

　ビタミン B_6 の付加量は，胎盤や胎児に必要な体たんぱく質の蓄積を考慮して設定した。妊娠期は個々人によるたんぱく質要求量が著しく異なる。妊娠期は特に代謝が亢進される時期であることから，妊娠後期で算定された値を，妊娠期を通じた必要量とした。妊婦のビタミン B_6 の推定平均必要量および推奨量の付加量は，0.2 mg/日とした。

　授乳婦の推定平均必要量の付加量は，母乳中のビタミン B_6 濃度に泌乳量を乗じ，相対生体利用率を考慮して算出し，推定平均必要量および推奨量ともに付加量は 0.3 mg/日とした。

（8）　ビタミン B_{12}

　妊婦および授乳婦のビタミン B_{12} の目安量は，摂取量と栄養状態を反映する生体指標との関係について科学的根拠が不足しているため，非妊娠時の目安量と同様の 4.0 μg/日とした。

（9）　葉　　酸

　妊娠中期および後期では，赤血球中葉酸濃度が減少し，葉酸代謝物の尿中排泄量が増大するため，付加量を検討した。通常の適正な食事摂取下で葉酸を補足した研究結果に基づくと，赤血球中葉酸濃度の維持に必要な葉酸の補足量 100 μg/日は，半数以上の妊婦では維持できたが，ほとんどの妊婦ではなかったため，適正な葉酸の栄養状態を維持できる付加量として推定平均必要量を設定した。相対生体利用率 50％ を考慮し，中期および後期の推定平均必要量を 200 μg/日とした。

　多くの場合，妊娠を知るのは，神経管の形成に重要な時期（受胎後およそ 28 日間）（⇨p.49，表3‒1）よりも遅いため，妊娠初期だけでなく，妊娠を計画している女性，妊娠の可能性がある女性は，400 μg/日を摂取することが神経管閉鎖障害発症の予防

に重要である。

授乳婦の推定平均必要量の付加量は，母乳中の葉酸濃度に泌乳量を乗じ，相対生体利用率を考慮して 80 μg/日とした。推奨量の付加量は 100 μg/日とした。

（10） ビタミンC

妊婦の付加量に関する明確なデータはないが，7 mg/日程度のビタミンCの付加で新生児の壊血病を防ぐことができたということから，推定平均必要量および推奨量の付加量は 10 mg/日とした。

授乳婦の推定平均必要量の付加量は，母乳中のビタミンC濃度に哺乳量を乗じ，相対生体利用率を考慮して 40 mg/日とした。推奨量の付加量は 45 mg/日とした。

2.6 ミネラル

（1） カリウム

妊娠期には胎児の組織を構築するためにカリウムが必要であるが，通常の食事で十分補えることから，非妊娠時以上にカリウムを摂取する必要はない。平成 30・令和元年国民健康・栄養調査における非妊娠時，非授乳時の女性のカリウム摂取量の年齢区分調整済み中央値と，妊娠可能な年齢における非妊娠時の目安量を考慮し，妊婦および妊産婦の目安量を 2,000 mg/日とした。

（2） カルシウム

新生児の身体には約 28 〜 30 g のカルシウムが含まれており，この大半は妊娠後期に母体から供給されるが，妊娠中は母体の代謝動態が変化し腸管からのカルシウム吸収率は著しく増加する。カルシウムは胎児側へ蓄積され，同時に通常より多く母体に取り込まれたカルシウムは，母親の尿中排泄量を著しく増加させることになるため，付加量はゼロとした。しかし，カルシウム摂取量が不足している女性（500 mg/日未満）では，母体と胎児における骨の需要に対応するために付加が必要である可能性も報告されている。推奨量未満の摂取の女性は推奨量をめざすべきであり，非妊娠時に比べると付加することになるともいえる。

授乳中は，腸管でのカルシウム吸収率が非妊娠時に比べて軽度に増加し，母親の尿中カルシウム排泄量は減少することによって，通常よりも多く取り込まれたカルシウムが母乳に供給されるため，付加量は必要ない。

（3） マグネシウム

妊婦に対するマグネシウムの出納試験の結果によると，430 mg/日のマグネシウム摂取でほとんどが正の出納を示す。この結果より，妊婦の推定平均必要量の付加量を 30 mg/日，推奨量の付加量を 40 mg/日とした。

授乳婦については，母乳中に必要な量のマグネシウムが移行しているにもかかわら

第3章　妊娠期・授乳期の栄養

ず，授乳期と非授乳期の尿中マグネシウム濃度は同じであるため，授乳婦の付加量は必要ない。

（4）　鉄

　第2章でも述べたが（⇨ p.45），妊娠期に必要な鉄は，基本的鉄損失に加え，①胎児の成長に伴う鉄貯蔵，②臍帯・胎盤中への鉄貯蔵，③循環血液量の増加に伴う赤血球量の増加による鉄需要の増加がある。妊娠期の鉄の需要のほとんどが，中期と後期に集中している。妊娠女性の鉄の吸収率を考慮して，推定平均必要量の付加量は，初期 2.0 mg/日，中期・後期 7.0 mg/日とした。推奨量の付加量は初期 2.5 mg/日，中期・後期 8.5 mg/日とした。

　授乳婦の付加量設定については，通常の分娩であれば分娩時失血に伴う鉄損失を考慮する必要はなく，母乳への損失を補うことで十分と判断し，授乳婦の推定平均必要量の付加量は 1.5 mg/日，推奨量の付加量は 2.0 mg/日とした。

（5）　亜　　鉛

　妊婦の血清中亜鉛濃度は妊娠中期以降に低下することから，妊娠に伴う付加量が必要と判断される。そこで，妊娠に伴う亜鉛の必要量と吸収率を考慮して算出し，中期・後期の推定平均必要量および推奨量の付加量を 2.0 mg/日とした。

　授乳婦については，母乳中の亜鉛濃度と泌乳量から必要量を算出し，推定平均必要量の付加量を 2.5 mg/日，推奨量の付加量を 3.0 mg/日とした。

3．妊娠・授乳期の栄養アセスメントと栄養ケア

3.1　やせと肥満

　妊娠前の体格が妊婦の健康状態や胎児発育，出産時の状況に大きく影響することが報告されている。非妊娠時における体格区分とリスクとの関連については，非妊娠時に「低体重（やせ）」に属する者は，低出生体重児分娩や子宮内胎児発育遅延（IUGR），切迫早産や早産，貧血のリスクが高まり，「肥満」に属する者は，糖尿病や巨大児分娩，帝王切開分娩，妊娠高血圧症候群のリスクが高まる。

3.2　鉄摂取と貧血

　循環血液量が急速に増加する妊娠 28 週以降になると，血球成分量が血漿量の増加に追いつかず，血中ヘモグロビン濃度は低下し，見かけ上の貧血状態になる（生理的水血症）。妊娠に起因する貧血を妊娠性貧血といい，その大部分は鉄欠乏による小球性低色素性貧血である。妊娠期の鉄需要の亢進は，母体の貯蔵鉄（フェリチン）を減少させ，鉄欠乏性貧血を顕在化させるため，妊娠前からの貧血予防が重要である。ま

た，ビタミンB_{12}欠乏や葉酸欠乏による大球性貧血が認められることがある。

WHOによる妊婦の貧血の判定基準は，ヘモグロビン濃度11.0 g/dL，ヘマトクリット値33.0％未満である。妊娠期における鉄欠乏性貧血は多く，妊婦健診の際の検査結果に応じて必要な治療が行われる。妊娠期の貧血は，栄養摂取が十分でない場合も多く，疲労や動悸の原因ともなり，胎児の発育遅延や妊娠高血圧症候群を引き起こすこともある。

貧血の予防には，鉄を多く含む食品，特に魚介類，肉類の赤身などのヘム鉄を多く含む食品の積極的な摂取とともに鉄の吸収を高めることも必要である。鉄の吸収率は非ヘム鉄で1〜5％，ヘム鉄で15〜25％であるが，同時に摂取する食品によっても異なる。還元作用があるビタミンCの摂取は吸収率をよくする。鉄の吸収を阻害する因子としてはフィチン酸などがあり，摂取量やタイミングを考慮する必要がある。

3.3　食欲不振と妊娠悪阻

つわり（妊娠嘔吐）は，妊娠初期の5〜6週ごろに悪心，食欲不振，嘔吐，吐き気，胸やけ，嗜好の変化，唾液過多などの症状が起こるが，症状は軽く栄養障害を起こさない程度で，14〜16週には自然に症状が消失する生理的なもので，妊婦の50〜80％が経験する。症状は起床時や空腹時に強く，食事をすることにより軽くなる。

つわりが重篤化し，嘔吐が頻繁に起こり，全身の栄養障害を引き起こすような病的な状態を妊娠悪阻という。持続的な嘔吐や食欲不振による脱水症状や著しい体重減少，代謝障害を引き起こし，適切な治療を行わなければ肝臓，腎臓，神経系などの臓器障害にまで進行する。治療には，輸液による水分補給と栄養補給を行い，症状が軽減してきたら徐々に食事摂取を勧める。妊娠悪阻の発症率は妊婦全体の0.5〜1％で，経産婦よりも初産婦に多くみられる。注意すべき点は，ビタミン類，特に，ビタミンB_1が欠乏するとウェルニッケ脳症を引き起こすおそれがあることである。

つわりの健康管理の注意点は次のとおりである。

① 油脂類の多いものや刺激の強いものは避ける。
② 起床時，空腹時に簡単に食べられるものを備えておく（クラッカー，ゼリーなど）。
③ 食欲がない場合には酸味のあるもの，冷たいものを利用する。
④ 水分の補給を行う。
⑤ 便秘にならないように気をつける。
⑥ 食事は1回の食事量を少なめにし，頻回に分けて食べる。
⑦ つわりの症状を周囲に理解してもらい，家族などに援助を受ける。

3.4　妊娠糖尿病

妊娠中の糖代謝異常には，妊娠中に発見される糖代謝異常と妊娠前から存在している糖尿病合併妊娠がある。前者には，妊娠糖尿病（GDM）と，妊娠中の明らかな糖尿病がある（表3-4）。

第 3 章　妊娠期・授乳期の栄養

表 3 - 4　妊娠糖尿病の診断基準

1)　妊娠糖尿病（GDM）
75 gOGTT において次の基準の 1 点以上を満たした場合に診断する ①　空腹時血糖値≧ 92 mg/dL（5.1 mmol/L） ②　1 時間値≧ 180 mg/dL（10.0 mmol/L） ③　2 時間値≧ 153 mg/dL（8.5 mmol/L）
2)　妊娠中の明らかな糖尿病[注1] 以下のいずれかを満たした場合に診断する ①　空腹時血糖値≧ 126 mg/dL ②　HbA1c 値≧ 6.5% ＊随時血糖値≧ 200 mg/dL あるいは 75 gOGTT で 2 時間値≧ 200 mg/dL の場合は，妊娠中の明らかな糖尿病の存在を念頭に置き，①または②の基準を満たすかどうか確認する[注2]
3)　糖尿病合併妊娠 ①　妊娠前にすでに診断されている糖尿病 ②　確実な糖尿病網膜症があるもの

注1)　妊娠中の明らかな糖尿病には，妊娠前に見逃されていた糖尿病と，妊娠中の糖代謝の変化の影響を受けた糖代謝異常，および妊娠中に発症した 1 型糖尿病が含まれる。いずれも分娩後は診断の再確認が必要である。

注2)　妊娠中，特に妊娠後期は妊娠による生理的なインスリン抵抗性の増大を反映して糖負荷後血糖値は非妊娠時よりも高値を示す。そのため，随時血糖値や 75 gOGTT 負荷後血糖値は非妊娠時の糖尿病診断基準をそのまま当てはめることはできない。

　これらは妊娠中の基準であり，出産後は改めて非妊娠時の「糖尿病の診断基準」に基づき再評価することが必要である。

日本糖尿病・妊娠学会と日本糖尿病学会との合同委員会：妊娠中の糖代謝異常と診断基準の統一化について．糖尿病 58：802，2015 より引用

出典）日本糖尿病学会編・著：糖尿病治療ガイド 2024，文光堂（2024）

　　　妊娠糖尿病は，「妊娠中に初めて発見または発症した糖尿病に至っていない糖代謝異常」で，妊娠中の明らかな糖尿病および糖尿病合併妊娠は含めない。診断基準は非妊娠時と異なる。妊娠糖尿病診断の意義は，糖尿病に至らない軽い糖代謝異常でも，児の過剰発育が起こりやすく周産期のリスクが高くなること，ならびに，母体の糖代謝異常が出産後いったん改善しても一定期間後に糖尿病を発症するリスクが高いことにあるので，定期的な経過観察が必要である。妊娠糖尿病の危険因子には，尿糖陽性，糖尿病家族歴，肥満，過度の体重増加，巨大児出産の既往，加齢などがある。

3.5　妊娠高血圧症候群

　　　2018（平成 30）年に妊娠高血圧症候群の分類改定が行われ，妊娠時に高血圧（収縮期血圧 140 mmHg/拡張期血圧 90 mmHg 以上）を認めた場合を妊娠高血圧症候群とし，従来の病型分類から子癇を削除し，①妊娠高血圧腎症，②妊娠高血圧，③加重型妊娠高血圧腎症，④高血圧合併妊娠の 4 病型に変更した（表 3-5）。

　　　分類改定においては，国際的分類と一致する内容で，高血圧合併妊娠を含め妊娠高血圧症候群とすること，たんぱく尿を認めない妊娠中の高血圧に，母体，子宮胎盤系

3．妊娠・授乳期の栄養アセスメントと栄養ケア

の臓器障害があれば妊娠高血圧腎症とすること，早発型の定義を妊娠32週から欧米にならい妊娠34週に改めた。また，妊娠高血圧腎症はすべて重症と認識するため，軽症という分類をなくした。

減塩について，近年の欧米のガイドラインでは，一般には妊娠高血圧に対して減塩は推奨されていない。日本産科婦人科学会および日本妊娠高血圧学会の最新の治療指針では，7〜8g/日の食塩制限を推奨している。一方で，極端に食塩摂取量が多い場合には，10g/日以下にすることは妊娠高血圧の重症への進展を予防する効果がある可能性もあり，慎重に減塩を行うことに意義はあると考えられる。

表3−5　妊娠高血圧症候群の定義・分類

1.　定義
妊娠時に高血圧を認めた場合，妊娠高血圧症候群（HDP）とする。妊娠高血圧症候群は，妊娠高血圧腎症，妊娠高血圧，加重型妊娠高血圧腎症，高血圧合併妊娠に分類される。

2.　病型分類
①　妊娠高血圧腎症（PE） 　1）　妊娠20週以降に初めて高血圧を発症し，かつ，たんぱく尿を伴うもので，分娩12週までに正常に復する場合 　2）　妊娠20週以降に初めて発症した高血圧に，たんぱく尿を認めなくても以下のいずれかを認める場合で，分娩12週までに正常に復する場合 　ⅰ）　基礎疾患のない肝機能障害（肝酵素上昇【ALTもしくはAST＞40IU/L】，治療に反応せず他の診断がつかない重度の持続する右季肋部もしくは心窩部痛） 　ⅱ）　進行性の腎障害（Cr＞1.0mg/dL，他の腎疾患は否定） 　ⅲ）　脳卒中，神経障害（間代性痙攣・子癇・視野障害・一次性頭痛を除く頭痛など） 　ⅳ）　血液凝固障害（HDPに伴う血小板減少【＜15万/μL】・播種性血管内凝固症候群・溶血） 　3）　妊娠20週以降に初めて発症した高血圧に，たんぱく尿を認めなくても子宮胎盤機能不全を伴う場合 ②　妊娠高血圧（GH） 　妊娠20週以降に初めて高血圧を発症し，分娩12週までに正常に復する場合で，かつ妊娠高血圧腎症の定義に当てはまらないもの ③　加重型妊娠高血圧腎症（SPE） 　1）　高血圧が妊娠前あるいは妊娠20週までに存在し，妊娠20週以降にたんぱく尿，もしくは基礎疾患のない肝腎機能障害，脳卒中，神経障害，血液凝固障害のいずれかを伴う場合 　2）　高血圧とたんぱく尿が妊娠前あるいは妊娠20週までに存在し，妊娠20週以降にいずれかまたは両症状が増悪する場合 　3）　たんぱく尿のみを呈する腎疾患が妊娠前あるいは妊娠20週までに存在し，妊娠20週以降に高血圧が発症する場合 　4）　高血圧が妊娠前あるいは妊娠20週までに存在し，妊娠20週以降に子宮胎盤機能不全を伴う場合 ④　高血圧合併妊娠（CH） 　高血圧が妊娠前あるいは妊娠20週までに存在し，加重型妊娠高血圧腎症を発症していない場合

出典）日本妊娠高血圧学会：妊娠高血圧症候群　新定義・分類　運用上のポイント，メジカルビュー社，（2019）改変

第3章　妊娠期・授乳期の栄養

3.6　葉酸摂取と神経管閉鎖障害

　葉酸は，DNAの合成に重要な役割をもち，細胞の分化がさかんな胎児には不可欠である。神経管が閉鎖し，脊髄，脳が形成される妊娠初期に十分な量の葉酸をとることで，二分脊椎症や無脳症などの神経管閉鎖障害のリスクを低減することができる（⇨ p.57，表3-3の注5参照）。2000年に当時の厚生省より「神経管閉鎖障害の発症リスク低減のための妊娠可能な年齢の女性等に対する葉酸の摂取に係る適切な情報提供の推進について」（児母第72号，健医地生発第78号）が通知された。この通知では，妊娠を計画している女性に関して，神経管閉鎖障害の発症リスクを低減させるために，妊娠の1か月以上前から妊娠3か月までの間，食品からの葉酸摂取に加えて，いわゆる栄養補助食品から1日0.4 mg（400 μg）の葉酸の摂取を勧めることとなった。ただし，いわゆる栄養補助食品はその簡便性などから過剰摂取につながりやすいことも踏まえ，高用量の葉酸摂取はビタミンB$_{12}$欠乏の診断を困難にするので，医師の管理下にある場合を除き，葉酸摂取量は1日当たり1 mgを超えるべきではないことを必ず併せて周知することとされている。わが国において神経管閉鎖障害の発症率は，出産1万人対6.0程度である。

3.7　妊娠前からはじめる妊産婦のための食生活指針

　2006（平成18）年，厚生労働省は「妊産婦のための食生活指針」を策定した。策定の背景には，若い女性における食事の偏りや低体重の増加等が健康上の問題として指摘され，妊娠期および授乳期において，母子の健康のために適切な食習慣の確立を図ることはきわめて重要な課題であることがあげられる。さらに，神経管閉鎖障害の発症リスク低減のための葉酸摂取の推奨や，催奇形性のおそれのあるビタミンAの過剰摂取への注意喚起など，妊娠期において必要とされる情報は個別に提供されてはいるが，妊娠期の食生活という観点から集約された情報が必要であるという理由による。この指針は，妊産婦が注意すべき食生活上の課題を明らかにしたうえで，妊産婦に必要とされる食事内容とともに，妊産婦の生活全般，身体や心の健康にも配慮している。

　この指針は策定から約15年が経過し，健康や栄養・食生活に関する課題を含む妊産婦を取り巻く社会状況等が変化していること等を踏まえ，「妊娠前からはじめる妊産婦のための食生活指針―妊娠前から，健康なからだづくりを―」として，2021（令和3）年3月に改定された。改定後の指針は，妊娠前からの健康づくりにも配慮した10項目から構成されている（表3-6）。

　「「主菜」を組み合わせてたんぱく質を十分に」の項目について，主菜はその主材料の種類によって含まれる栄養素が異なる。魚の中でも特に青魚には，エイコサペンタエン酸（EPA）やドコサヘキサエン酸（DHA）などの多価不飽和脂肪酸が豊富に含まれる。一方で，魚介類からの水銀摂取による胎児への影響が報告されており，妊婦が注意すべき魚介類の種類とその摂食量（筋肉）の目安が示されている（表3-7）。

　健康づくりのために望ましい食事については，何をどれだけ食べたらよいかをわか

3. 妊娠・授乳期の栄養アセスメントと栄養ケア

表3-6　妊娠前からはじめる妊産婦のための食生活指針

・妊娠前から，バランスのよい食事をしっかりとりましょう
　1日に主食，主菜，副菜の揃った食事が2食以上の場合それ未満と比べて，栄養素摂取量が適正となることが報告されています。
・「主食」を中心に，エネルギーをしっかりと
　妊娠中，授乳中には必要エネルギーも増加するため，炭水化物の豊富な主食をしっかり摂りましょう。
・不足しがちなビタミン・ミネラルを，「副菜」でたっぷりと
　妊娠前から，野菜をたっぷり使った副菜でビタミン・ミネラルを摂る習慣を身につけましょう。
・「主菜」を組み合わせてたんぱく質を十分に
　たんぱく質は，からだの構成に必要な栄養素です。主要なたんぱく質の供給源である多様な主菜を組み合わせて，たんぱく質を十分に摂取するようにしましょう。
・乳製品，緑黄色野菜，豆類，小魚などでカルシウムを十分に
　日本人女性のカルシウム摂取量は不足しがちです。妊娠前からカルシウムを摂るよう心がけましょう。
・妊娠中の体重増加は，お母さんと赤ちゃんにとって望ましい量に
　妊娠中の適切な体重増加は，健康な赤ちゃんの出産のために必要です。不足すると，早産やSGA（妊娠週数に対して赤ちゃんの体重が少ない状態）のリスクが高まります。不安な場合は医師に相談してください。表3-8（p.71）に示す目安を参考に適切な体重増加量をチェックしてみましょう。
・母乳育児も，バランスのよい食生活のなかで
　授乳中に，特にたくさん食べなければならない食品はありません。逆に，お酒以外は食べてはいけない食品もありません。必要な栄養素を摂取できるように，バランスよく，しっかり食事をとりましょう。
・無理なくからだを動かしましょう
　妊娠中に，ウォーキング，妊娠水泳，マタニティビクスなどの軽い運動を行っても赤ちゃんの発育に問題はありません。新しく運動を始める場合や体調に不安がある場合は，必ず医師に相談して下さい。
・たばことお酒の害から赤ちゃんを守りましょう
　妊娠・授乳中の喫煙，受動喫煙，飲酒は，胎児や乳児の発育，母乳分泌に影響を与えます。お母さん自身が禁煙，禁酒に努めるだけでなく，周囲の人にも協力を求めましょう。
・お母さんと赤ちゃんのからだと心のゆとりは，周囲のあたたかいサポートから
　お母さんと赤ちゃんのからだと心のゆとりは，家族や地域の方など周りの人々の支えから生まれます。不安や負担感を感じたときは一人で悩まず，家族や友人，地域の保健師など専門職に相談しましょう。

出典）厚生労働省：妊娠前からはじめる妊産婦のための食生活指針（2021）のリーフレットより抜粋改変

りやすくイラストで示した「食事バランスガイド」に，妊娠期・授乳期に付加すべき（留意すべき）事項を加えた「妊産婦のための食事バランスガイド」（図3-11）が作成されている。

　妊娠期における望ましい体重増加量については，2021年の改定指針の中で，日本産科婦人科学会が提示する妊娠中の体重増加量指導の目安が示された（表3-8）。これは，単胎妊娠の場合の数値で，多胎妊娠の場合はより多くの体重増加がみられる。妊娠中の体重増加量については個人差を考慮した指導が必要となる。表3-8で，妊娠前の体格が普通体重に区分される場合でも，BMIが低体重に近い場合は，目安の上限値を参考とする。

第3章 妊娠期・授乳期の栄養

表3-7 妊婦が摂取の際，注意すべき魚介類の種類とその摂取量（筋肉）の目安

摂取量（筋肉）の目安	魚介類
1回約80gとして妊婦は2か月に1回まで （1週間当たり10g程度）	バンドウイルカ
1回約80gとして妊婦は2週間に1回まで （1週間当たり40g程度）	コビレゴンドウ
1回約80gとして妊婦は週に1回まで （1週間当たり80g程度）	キンメダイ　　エッチュウバイガイ メカジキ　　　ツチクジラ クロマグロ　　マッコウクジラ メバチ（メバチマグロ）
1回約80gとして妊婦は週に2回まで （1週間当たり160g程度）	キダイ　　　　ヨシキリザメ マカジキ　　　イシイルカ ユメカサゴ　　クロムツ ミナミマグロ

（参考1）マグロの中でも，キハダ，ビンナガ，メジマグロ（クロマグロの幼魚），ツナ缶は通常の摂取で差し支えありませんので，バランス良く摂取して下さい。
（参考2）魚介類の消費形態ごとの一般的な重量は次のとおりです。
　　寿司，刺身一貫又は一切れ当たり15g程度，刺身一人前当たり80g程度，切り身一切れ当たり80g程度
　例えば，表に「週に1回と記載されている魚介類」のうち，2種類または3種類を同じ週に食べる際には食べる量をそれぞれ2分の1または3分の1にするよう工夫しましょう。また，表に「週1回と記載されている魚介類」及び「週に2回と記載されている魚介類」を同じ週に食べる際には，食べる量をそれぞれ2分の1にするといった工夫をしましょう。また，ある週に食べ過ぎた場合は次の週に量を減らしましょう。
出典）「妊婦への魚介類の摂食と水銀に関する注意事項」薬事・食品衛生審議会食品衛生分科会乳肉水産食品部会，平成17年11月2日（平成22年6月1日改訂）

図3-11 妊産婦のための食事バランスガイド

表3-8　妊娠中の体重増加量指導の目安[*1]

妊娠前の体格（BMI）[*2]		体重増加量指導の目安
低体重（やせ）	18.5 未満	12 〜 15 kg
普通体重	18.5 以上 25.0 未満	10 〜 13 kg
肥満（1 度）	25.0 以上 30.0 未満	7 〜 10 kg
肥満（2 度以上）	30.0 以上	個別対応 （上限 5 kg までが目安）

[*1] 「増加量を厳格に指導する根拠は必ずしも十分ではないと認識し，個人差を考慮したゆるやかな指導を心がける。」産婦人科診療ガイドライン産科編 2020　CQ 010　より
[*2] 日本肥満学会の肥満度分類に準じた。
出典）厚生労働省：妊娠前からはじめる妊産婦のための食生活指針　解説要領，p. 15（2021）

3.8　妊娠時の健康診査

　妊娠後は母体の健康維持，胎児の正常な発育のために健康診査は必要である。健康診査は，妊娠6か月までは1か月に1回，6か月から9か月は2週間に1回，それ以降は1週間に1回が望ましい。

　初診時には，妊娠の判定，正常な妊娠であるかどうか，妊娠週数の診断が必須である。また，妊娠の異常や分娩時の異常など妊娠中に起こる危険を予測し，管理することも必要である。糖尿病，高血圧などは妊娠前からの治療により正常な妊娠が可能である。

1）臨床診査

　妊婦の健康状態，生活状況については，問診により情報を知ることができる。また，食事調査により食事摂取状況を把握することも重要である。

2）身体計測

　体重，血圧，腹囲，子宮底を測定する。妊娠時の体重の変化は，妊婦の栄養状態，胎児の発育状態を知るために重要である。血圧は，妊娠高血圧症候群を診断するために必要である。子宮底の測定は，胎児の発育状態を診断することができる。

3）臨床検査

　診察時には毎回採尿し，尿中のたんぱく，尿糖の検査を行う。尿たんぱくは陰性から偽陽性は正常であるとみなされる。尿糖は繰り返し強い陽性が認められる場合には糖尿病が疑われるため，経口糖負荷試験などによる試験が必要になる。

　妊娠時の血液検査は妊娠の経過が正常であるか，また母体と胎児の異常を早期に発見し，予防する目的で行う。貧血の有無，感染症に関する検査（風疹抗体，梅毒，HIV（ヒト免疫不全ウイルス）など），その他母体の状態に応じて血糖値，甲状腺機能などを検査する。

第3章　妊娠期・授乳期の栄養

3.9　嗜好品（喫煙・飲酒・カフェイン），薬剤

　妊娠期の喫煙，飲酒は母体および胎児に悪影響を与えることが知られている。喫煙は，前置胎盤の発症，早産，周産期死亡率や低出生体重児出産の割合を高める。喫煙によるニコチンや一酸化炭素は子宮の血管を収縮させ血流量を減少させ，また，胎児の血中酸素濃度を低下させる。妊婦が喫煙をしていなくても，他人のたばこの煙を吸う受動喫煙も避ける必要がある。

　飲酒によりアルコールや代謝産物のアセトアルデヒドは胎盤を通じて胎児に影響を与える。過剰な飲酒により知能の発達の遅延，臓器の奇形などを伴う胎児のアルコール症候群を引き起こす危険性がある。胎児の奇形が発生する時期は妊娠初期であることから，妊娠中のアルコール摂取は避けることが望ましい。

　カフェインは，大量に摂取すると胎児の発育に影響する。コーヒー，紅茶，緑茶など嗜好飲料だけでなく，かぜ薬，鎮痛剤などにも含まれている。

　妊娠中に薬剤を使用すると，胎盤から胎児に移行することで胎児にも影響する。器官が発生し形成される時期の服薬については，胎児奇形のリスクもあるため，薬剤の使用にあたり医師の指示に従うことが必要である。

3.10　運　　　動

　運動は，精神，身体の両面によい影響を与えることから，妊娠中にも運動をすることが勧められている。しかし，妊娠中の激しい運動は胎児の酸素の供給不足による低酸素症を引き起こす可能性があり危険である。妊娠時に適している運動の条件は，母体と胎児にとって安全であること，継続できること，楽しく行うことができることである。運動を実施するにあたっては医師の指示に従う。早産や流産の兆候がみられた場合は中止しなければならない。

3.11　出産後の健康・栄養状態および QOL の維持・向上

（1）　産褥期の健康・栄養管理

　産褥期とは，分娩を終了した母体が妊娠前の状態に復古するまでの期間をさし，およそ6～8週間とされている。この時期には子宮も収縮して元の大きさに戻る。出産2日目までは子宮の大きさに変化はほとんどないが，その後は急速に収縮し，5～6週間後に元の大きさに戻る。子宮の重量が妊娠前の状態に戻るにはおよそ8週間必要である。日本では正常な妊婦は，出産後の入院期間が5～7日である。子宮の回復を早め，血液の循環を良好にすることから，早期離床を行う場合もある。

（2）　授　　　乳

　出産後の母親は，母体の変化と新生児の授乳・育児を経験するが，これらは相互に効果的に作用している。催乳ホルモンのオキシトシンは，新生児が母乳を吸啜することで分泌が促され，乳汁分泌を促進し母親の子宮復古を効果的に促す働きがある。早

期に授乳させることは，母子の精神的な結びつきを強め，母乳栄養を確立させるために有効な方法である。

母乳育児については，WHO/UNICEF の母乳育児成功のための 10 のステップ（2018年改訂）（表3-9）に則って支援を行うことで，母乳育児の推進が期待できる。また，「授乳・離乳の支援ガイド」（厚生労働省，2019 年改定）に，授乳等の支援のポイント（⇨ p. 110, 表 4-16）が示されており，母親の不安に寄り添いつつ，個別性に応じた支援により授乳リズムを確立できるよう継続的な支援や情報提供が記載されている。

妊婦等への支援については，妊娠期から子育てにわたる切れ目のない支援を提供できることを目的に，各市区町村が実情に応じて必要な箇所数や管轄区域を判断して，子育て世代包括支援センターの設置を進めている（図3-12）。

保健医療従事者は，一人ひとりの状況に応じた支援を行い，母親等の不安の軽減を図り，母親等が自信をもって授乳等ができるよう支援することが重要である。授乳等にあたっては，低出生体重児など個別の配慮が必要な子どもへのきめ細かな支援も重要である。

　　　UNICEF：国際連合児童基金

（3）　産褥・授乳期の生活習慣

授乳期間中の食事は，授乳成分との関連を考慮することが必要である。一般に，脂溶性成分は乳汁中に移行しやすいといわれている。

運動や軽い作業などは母体の復古を促進するうえからも好ましく，身体状況を観察しながら徐々に妊娠前の状態に戻す必要がある。出産後の肥満は，生活習慣病の発症の要因にもなる。

授乳期の喫煙・飲酒・嗜好品の摂取は，妊娠期と同様に控える。ニコチン，アルコール，カフェインはともに母乳に分泌され，悪影響を与える。過剰にアルコールを摂取するとプロラクチンの分泌低下により母乳の分泌量が減少し，乳児の体重増加を抑制する。カフェインは中枢神経を刺激し，1 日にコーヒーを 2 〜 3 杯飲むことで母乳の分泌が低下するという報告もある。

薬剤の使用については，服薬しながら授乳を継続できるかどうか，科学的根拠による情報提供に基づくサポートを受けることが必要である。

第3章 妊娠期・授乳期の栄養

表3-9 母乳育児成功のための10のステップ（2018年改訂）
―「赤ちゃんに優しい病院運動」を実施しようとする産科施設等のための実践ガイダンス*より―

【重要な管理方法】
1a　母乳代替品のマーケティングに関する国際規約及び関連する世界保健総会の決議を確実に遵守する。
1b　定期的にスタッフや両親に伝達するため，乳児の授乳に関する方針を文書にする。
1c　継続的なモニタリングとデータマネジメントのためのシステムを構築する。
2　スタッフが母乳育児を支援するための十分な知識，能力と技術を持っていることを担保する。
【臨床における主要な実践】
3　妊婦やその家族と母乳育児の重要性や実践方法について話し合う。
4　出産後できるだけすぐに，直接かつ妨げられない肌と肌の触れ合いができるようにし，母乳育児を始められるよう母親を支援する。
5　母乳育児の開始と継続，そしてよくある困難に対処できるように母親を支援する。
6　新生児に対して，医療目的の場合を除いて，母乳以外には食べ物や液体を与えてはいけない。
7　母親と乳児が一緒にいられ，24時間同室で過ごすことができるようにする。
8　母親が乳児の授乳に関する合図を認識し，応答できるよう母親を支援する。
9　母親に哺乳瓶やその乳首，おしゃぶりの利用やリスクについて助言すること。
10　両親と乳児が，継続的な支援やケアをタイムリーに受けることができるよう，退院時に調整すること。

* WHO/UNICEF「IMPLEMENTATION GUIDANCE Protecting, promoting and supporting Breastfeeding in facilities providing maternity and newborn services: the revised BABY-FRIENDLY HOSPITAL INITIATIVE」
出典）「授乳・離乳の支援ガイド」改定に関する研究会：授乳・離乳の支援ガイド（2019）

図3-12　授乳・離乳の支援推進に向けて
出典）「授乳・離乳の支援ガイド」改定に関する研究会：授乳・離乳の支援ガイド（2019）

文　献

●参考文献
- 武谷雄二・上妻志郎・藤井知行ほか編：プリンシプル産科婦人科学 2　産科編，メジカルビュー社（2016）
- 日本妊娠高血圧学会編：妊娠高血圧症候群　新定義・分類—運用上のポイント，メジカルビュー社（2019）
- 日本高血圧学会高血圧治療ガイドライン作成委員会：高血圧治療ガイドライン 2019，日本高血圧学会（2019）
- 日本糖尿病・妊娠学会編：妊婦の糖代謝異常　診療・管理マニュアル改訂 第 2 版，メジカルビュー社（2018）
- 日本糖尿病学会編・著：糖尿病治療ガイド 2024，文光堂（2024）
- 太田博明編：女性医療のすべて，メディカルレビュー社（2016）
- 日本産科婦人科学会・日本産婦人科医会：産科婦人科診療ガイドライン—産科編 2017，日本産科婦人科学会事務局（2018）
- 渡邊令子・伊藤節子・瀧本秀美編：応用栄養学 改訂第 5 版，南江堂（2017）
- 江澤郁子・津田博子編：N ブックス　四訂応用栄養学 第 2 版，建帛社（2018）
- 木戸康博・小倉嘉夫・眞鍋祐之編：栄養科学シリーズ NEXT　応用栄養学 第 5 版，講談社（2018）
- 森基子・玉川和子：応用栄養学第 10 版—ライフステージからみた人間栄養学，医歯薬出版（2015）
- 灘本知憲編：新食品・栄養科学シリーズ　応用栄養学 第 4 版，化学同人（2015）
- 五明紀春・渡邉早苗・山田哲雄ほか編：スタンダード人間栄養学　応用栄養学 第 2 版，朝倉書店（2017）
- 東條仁美編著：スタディ応用栄養学，建帛社（2018）
- 竹中優・土江節子編：応用栄養学　栄養マネジメント演習・実習 第 4 版，医歯薬出版（2017）
- 内田和宏・大石明子・小川洋子ほか：ライフステージ実習栄養学 第 6 版—健康づくりのための栄養と食事，医歯薬出版（2017）
- 厚生労働省：「健やか親子 21（第 2 次）」について　検討会報告書（2014）
- 厚生労働省：「日本人の食事摂取基準（2025 年版）」策定検討会報告書（2024）
- 「授乳・離乳の支援ガイド」改定に関する研究会：授乳・離乳の支援ガイド（2019）
- 厚生労働省：妊娠前からはじめる妊産婦のための食生活指針　解説要領（2021）

第 **4** 章

新生児期・乳児期の栄養

1. 新生児期・乳児期の生理的特徴

出生後から28日未満を新生児期，それ以降1年未満を乳児期と呼ぶ。

新生児期は，母親の子宮内で，胎盤・臍帯を通して必要な栄養素や酸素を供給されていた生活から，出生後の自力で供給を行う生活に適応する時期であり，ヒトの一生の中できわめて劇的な変化を遂げる時期である。新生児期のうち，特に著しい適応反応が進む出生後7日未満を早期新生児期という。

乳児期は一生のうちで身体的，生理的，精神的発育の最も盛んな時期であることから，体重1kg当たりに必要な栄養素量が成人より多い。栄養素の摂取形態については，乳汁のみを栄養源とする時期から，食品からの摂取へと移行する期間であり，生体機能的に一生の基礎を構築する重要な時期である。

1.1 呼吸器系・循環器系の適応

新生児は，呼吸筋が未発達であるため，横隔膜による腹式呼吸となる。また，鼻腔からの呼吸しかできない。新生児は，1回の換気量が少なく，呼吸数が多い。呼吸数は，年齢が小さいほど多く，新生児で40～50回/分，乳児で30～40回/分であり，成人の12～18回/分と比べて2倍以上である。新生児の脈拍数は，120～160回/分であり，成長とともに漸減する。

胎児は，子宮内で胎盤を通して酸素を取り込み，二酸化炭素を排泄しており（胎児循環），肺でガス交換を行っていないが，出生に伴い肺でガス交換を行うようになる。

1.2 体水分量と生理的体重減少
（1） 体 水 分 量

新生児の体水分量は体重の約80％であり，成人の55～65％と比べると著しく多い。体水分量は，成長とともに減少し，成人の値に近づく。体内の水分は，細胞内液と細胞外液に分けられるが，成長に伴う水分含量の減少は，主に細胞外液量の減少によるものであり，細胞内液量の体重に対する割合は，新生児と成人の間に違いはない（図4-1）。

1. 新生児期・乳児期の生理的特徴

図4-1 体内水分分布の変化
※○は平均値
出典）千田勝一：新生児疾患（内山聖監修：標準小児科学 第8版），p.81，医学書院（2013）
(Friis-Hansen B: Body water compartments in children: changes during growth and related changes in body composition. Pediatrics 28: 169-181, 1961を改変）

（2）生理的体重減少

新生児の出生時の体重は，約3,000 gであるが，出生後3～4日の間に一時的に150～300 g程度（出生体重の5～10％）減少する。これを生理的体重減少といい，主な原因は，皮膚および肺からの水分損失，胎便や尿の排泄などにより失われる量に対し，乳汁摂取量が少ないことである。その後，体重は哺乳量の増加に伴い，生後1～2週間で出生時の値に戻る。

1.3 腎機能の未熟性

腎臓は胎児期から機能しているが，出生時では未熟である。新生児は，糸球体濾過量（GFR：glomerular filtration rate）が低値であり，尿細管機能も未熟であるため，水分，電解質，酸塩基平衡を維持する能力が低い。尿濃縮力が弱いため，脱水症状に陥りやすく，適切な水分補給が必要である。新生児の尿濃縮力は，成熟児であっても乳幼児の2分の1程度である。

乳児でも腎機能は未熟であり，尿濃縮力は成人の2分の1程度である。新生児・乳児は随意的に排尿調節ができないため，排尿回数が多いが，成長とともに減少する（表4-1）。

表4-1 新生児期から学童期における排尿回数と量

	1日の回数	1日の量(mL)
新生児	13～15	20～250
乳　児	15～20	200～600
幼　児	7～10	600～800
学　童	7～8	800～1,000

1.4 体温調節の未熟性

ヒトは，体内における熱産生と体表面からの熱放出のバランスにより体温を維持している。熱産生は，代謝活動や筋肉の収縮などにより行われる。乳幼児期を過ぎると，低温環境に置かれると筋肉のふるえにより熱が産生されるが，新生児・乳児は寒冷でもふるえが起こらない。代わりに褐色脂肪組織の分解により，熱産生が起こる。一方，熱放出は，輻射（皮膚温と環境の表面温度との差による），対流（主に環境温との気

第4章　新生児期・乳児期の栄養

流による），伝導（皮膚への接触による），蒸発（皮膚・起動を介する蒸発による）により生じる。新生児・乳児は，成人よりも体重当たりの体表面積が大きく，新生児は成人の約3倍，生後6か月の乳児は成人の約2倍である。そのため，輻射による熱放出が多い。また皮膚の水分透過性が高く，皮下脂肪が少ないことから不感蒸泄量（蒸発）が多く，それにより熱を失いやすい。

1.5　新生児期，乳児期の発育

　乳幼児の成長・発達の基準値として，2010（平成22）年の乳幼児身体発育値が長年使用されてきたが，2024（令和6）年12月に2023（令和5）年調査結果が公表された（表4-2，図4-2）。2010年までの調査と同じくパーセンタイル値で示されている。パーセンタイル値とは，測定値を小さいほうから順に並べ，全体を100としたときに，下から何番目に当たるかを示したものである。50パーセンタイル値は平均値ではなく，中央値である。母子健康手帳（通称，母子手帳）には，10と90パーセンタイル曲線（p.113，図5-1参照）が記載されており，児の値がこの間であれば発育上問題ないとされるが，多少外れていても，身体発育曲線に沿って成長していれば問題ないとされている。なお，2023年調査では，それまで調査項目にあった胸囲が除外されている。

（1）　体　　　重

　新生児の出生時の体重は，約3,000 gである。体重は，出生後に生理的体重減少で一時的に150～300 g程度低下するが，生後1～2週間で出生時の体重に戻る（⇨p.77）。その後は，生後3～4か月で出生時の約2倍，生後1年で約3倍になる。体重は，栄養状態の指標であり，特に，乳汁や離乳食の摂取量が適正であるかの判断に用いられる。

（2）　身　　　長

　新生児の出生時の身長は，約50 cmであり，生後1年で1.5倍，4年で2倍になる。乳児期は，思春期とともに身長の伸びが大きく，体重に比べて栄養状態や疾病の影響を受けにくい。

（3）　頭囲・胸囲

　新生児の出生時の頭囲は，約33 cmであり，生後3～4か月で約40 cm，生後1年で約45 cmになる。頭囲の増加は，脳の発育の指標となり，栄養状態の指標よりも脳疾患の目安として用いられることが多い。

　新生児の出生時の胸囲は，約32 cmであり，生後1年で1.4倍の約45 cmになる。胸囲の増加は，栄養との関連が大きいので，栄養状態の判断に用いられる。

　出生時は，頭囲が胸囲より大きいが，生後1年で両者がほぼ同じとなり，その後，頭囲より胸囲が大きくなる。

1．新生児期・乳児期の生理的特徴

表4-2　乳幼児身体発育値（中央値：50パーセンタイル値）

年・月齢	男性 身長(cm)	男性 体重(kg)	男性 頭囲(cm)	女性 身長(cm)	女性 体重(kg)	女性 頭囲(cm)
出生時	49.4	3.06	33.7	48.8	2.95	33.3
0年1～2月未満	55.5	4.80	38.0	54.5	4.44	37.2
2～3	59.2	5.80	39.7	57.9	5.33	38.8
3～4	62.3	6.55	40.9	60.6	6.06	40.0
4～5	64.6	7.12	42.0	62.8	6.64	40.9
5～6	66.2	7.56	42.8	64.7	7.10	41.7
6～7	67.6	7.91	43.5	66.3	7.47	42.5
7～8	68.8	8.19	44.2	67.6	7.75	43.2
8～9	70.0	8.42	44.7	68.8	7.99	43.7
9～10	71.0	8.63	45.1	69.9	8.19	44.2
10～11	72.1	8.82	45.5	70.9	8.36	44.5
11～12	73.1	9.00	45.9	71.9	8.53	44.8
1年0～6月未満	76.5	9.66	46.8	75.3	9.12	45.7
6～12	82.1	10.84	47.9	81.0	10.30	46.9
2年0～6月未満	86.3	11.95	48.8	85.2	11.50	47.9
6～12	90.5	12.94	49.5	89.6	12.60	48.7
3年0～6月未満	94.3	13.83		93.2	13.48	
6～12	97.8	14.72		96.7	14.28	
4年0～6月未満	101.3	15.64		100.4	15.21	
6～12	104.7	16.62		104.0	16.21	
5年0～6月未満	108.0	17.66		107.5	17.24	
6～12	111.3	18.74		110.8	18.34	
6年0～6月未満	114.5	19.85		114.1	19.53	

注）パーセンタイル値：集団の小さいほうから何％目に該当するかを示す値
　2歳未満は仰臥位身長，2歳以上は立位身長，頭囲については下記出典の「調査結果の概要」では3年以降の数値未記載
出典）こども家庭庁：令和5年乳幼児身体発育調査結果の概要（2024）
※乳幼児身体発育調査は10年ごとに実施されるが，2020（令和2）年の調査は，新型コロナウイルス感染症拡大のため中止となり，2021（令和3）年，2022（令和4）年も中止となった。

図4-2　乳幼児身体発育パーセンタイル曲線—乳児男子の身長（左）と体重（右）（こども家庭庁：令和5年乳幼児身体発育調査結果の概要，2024）

第4章　新生児期・乳児期の栄養

図4-3　身体各部のバランス

図4-4　スキャモンの発育パターン

（4）身体バランス

　成長に伴う身体各部の発育は一様ではなく，頭部が最も早い。そのため，身長と頭部の比率は，新生児では4：1であるが，成長とともに身長が伸び，その比率は2歳児では5：1，6歳児では6：1となり，成人の8：1に近づいていく（図4-3）。

（5）各種器官の発育パターン

　成長に伴う身体の各種器官の発育は一様ではなく，器官により大きく異なっている。発育のパターンはスキャモン（Scammon, RE）により，一般型（general type），神経型（neural type），リンパ型（lymphoid type），生殖型（genital type）の4つの型に分類されており，20歳の器官や臓器重量を100としたときの割合を曲線で表している（図4-4）。一般型（筋肉，骨格，呼吸器，消化器，血液など）は乳幼児期と思春期に急激に発達するS字曲線を示し，神経型（脳，脊髄，視覚器，末梢神経など）は乳幼児期に著しく発育する。リンパ型（胸腺，リンパ節など）は幼児期から学童期にかけて急速に発育し，10～12歳で成人の2倍に達し，その後低下する。生殖型（生殖器，前立腺，子宮など）は思春期まではほぼ停滞しているが，第二次性徴が出現する思春期以降に急速に発育する。

1.6　脳・神経系の発達

　新生児の脳は，体重の約15％を占めており，成人の約2％に比べ，体重に占める脳の割合が大きい。脳の重量は年齢とともに増加するが，脳の神経細胞の分裂は出生前に終わっており，成長に伴う脳重量の増加は，神経突起の数の増加，長さの伸長，シナプスの形成，星状膠細胞（グリア細胞）の増加によるものである。

　感覚機能については，新生児期に視覚があることは，網膜の反応性から証明されているが，認知能力として機能しているかは不明である。また，聴覚や味覚，皮膚感覚もすでに有している。このように新生児は種々の感覚機能を有しているが，これらの機能は反射的・原始的な能力であり，複雑な刺激の違いを判別することはできないようである。しかし，大脳や小脳などの成熟に伴って，徐々に複雑な刺激を判別できるようになる。

　運動機能については，乳児期から幼児期にかけて著しく発達し，その発達は精神機

図4-5 乳幼児の運動機能通過率
出典）こども家庭庁：令和5年乳幼児身体発育調査結果の概要（2024）

能の発達と密接に関連している。つまり，身体および運動機能の発達が順調であれば，精神機能も順調に発達する傾向にある。運動機能は，座位や歩行など身体全体の筋肉とバランスを要する粗大運動から，手先の細かい協調運動である微細運動へと発達していく。新生児は，出生後すぐに四肢を伸展させたり屈曲させたりと活発に動かす。生後3か月で首がすわり，5か月で寝返りをするようになる。生後7か月で座ることができるようになり，9か月でつかまり立ちをし，生後約1年でひとり歩きができるようになる（図4-5）。

1.7 摂食・消化管機能の発達
（1）口　　腔
1）吸啜と嚥下

　新生児の摂食行動，つまり哺乳は，連続した反射運動（哺乳反射）により行われる。まず初めに，乳児は口の周辺に乳首が触れると，その触感に対して顔を向けて，触れたものを探すように口を開く探索反射を示し，続いて乳首を口に含もうとする捕捉反射を示す。そして口に入ってきたものに対して吸いつく吸啜反射，乳汁が口腔の後方に送り込まれると，それを飲み込む嚥下反射が起こる。このような反射的な哺乳は，生後2か月ごろまでであり，生後3〜4か月ごろからは，乳児自身の意思で吸引するように変化し，自律的に哺乳量を調節する自律哺乳になる。歯が生えていないことは，乳児が哺乳をするうえで障害にならない。乳汁の嚥下は乳児型嚥下と呼ばれ，乳首をくわえたまま口唇・顎を閉じることなく，また呼吸を止めずに嚥下が可能であり，呼吸を止めて嚥下する成人と異なる。そのため嚥下の際，呼吸とともに空気が胃に入るので，授乳後にゲップをさせ，胃の中の空気を出させないと，胃内容物を吐く

図4-6 生歯の時期（母子歯科保健指導要領による）

図4-7 成人と乳児の胃

(溢乳)ことがある。また，新生児は，下部食道括約筋の機能が未熟であるため，胃食道逆流現象が起こりやすく，このことも溢乳の原因となる。

2）歯　牙

　生歯の時期や順序は個人差が大きいが，一般的に乳歯は6～9か月ごろから生え始め，3歳ごろまでに20本生えそろう。5～6歳ごろから永久歯に生え変わるようになり，すべて生えそろうと32本になる（図4-6）。

(2) 胃，腸管

　新生児・乳児の胃は，成人と比べて容量が少なく，出生時は30～60mLである。生後6か月ごろに120～200mL，生後1年で370～460mL，5歳で700～850mLとなり，成人で約3,000mLとなる。新生児の胃の形は，垂直位（縦型）で，湾曲の少ないとっくり型である（図4-7）。また，噴門部括約筋の機能が未熟であるため，噴門部が十分に閉鎖しない。これらも溢乳の原因となる。新生児・乳児の胃は，蠕動運動が少なく，胃内容は胃全体の収縮によって送られる。

　新生児・乳児の腸の長さは，身長の6～7倍の300～350cmであり，成人の4～5倍と比べると，相対的に長い。また腸管壁は，成人と比べると薄く，蠕動運動が少ない。全体的な協調運動ができにくく，分節運動が著明である。

（3）消化・吸収機能
1）糖質の消化・吸収

　糖質の消化・吸収に関与する5つの酵素（唾液α-アミラーゼ，膵液α-アミラーゼ，マルターゼ，ラクターゼ，スクラーゼ）のうち，唾液α-アミラーゼの分泌量および活性は，出生時にはともに低いが，でんぷんを含む食物を摂取するようになると，分泌量が著しく増加し，活性も高くなる。新生児・乳児では，膵液α-アミラーゼの分泌量および活性が著しく低いことから，唾液α-アミラーゼがでんぷんの消化に重要な役割を果たしている。また，母乳にはアミラーゼが含まれており，母乳中のアミラーゼは胃酸やたんぱく質分解酵素に抵抗性があるため，小腸まで到達する。一方，二糖類分解酵素であるマルターゼ，ラクターゼ，スクラーゼの活性は，出生時にはすでに成人の値に達している。ラクターゼは，母乳に含まれるラクトースを分解する酵素であり，その活性は胎児期より増加し出生直後に最大となるが，その後低下し，乳児期以降はほとんど消失する（図4-8）。

2）たんぱく質の消化・吸収

　出生時には，ペプシンの活性化に必要な胃酸の分泌能が成人の30％以下と低く，ペプシンの活性も成人の10％に満たない。しかし，ペプシンの活性は生後2日目には出生時の4倍近くにまで増加し，2歳ごろには体重当たりの分泌能が成人とほぼ等しくなる。

　膵液に含まれる消化酵素のうち，たんぱく質の分解にかかわるトリプシン，キモトリプシンは，糖質（膵液α-アミラーゼ）や脂質（膵リパーゼ）に比べ，出生時から活性が比較的高いものの，成人と比べ低値であるが，成長とともに徐々に増加し，2～3歳ごろまで増加を続ける（⇨p.115）。

3）脂質の消化・吸収

　新生児の膵リパーゼ活性は成人に比べ低く，また胆汁酸の分泌も低いことから，脂質の吸収には不利な条件が重なっている。しかし，胃リパーゼや母乳に含まれるリパーゼの働きにより，乳児の脂質の消化・吸収は良好である。

4）腸内細菌叢

　母乳栄養児ではビフィズス菌が優勢であるが，人工栄養児ではビフィズス菌とともに大腸菌や腸球菌などが主要叢を構成している。混合栄養児では，30％以上を母乳から摂取していればビフィズス菌が優勢になるといわれている。乳汁以外のものを摂取するようになると，母乳栄

図4-8　成長に伴う二糖類分解酵素の発現量
出典）日本小児栄養消化器肝臓学会編：小児臨床栄養学改訂第2版，p.11，診断と治療社（2018）

第4章　新生児期・乳児期の栄養

図4-9　ヒト血清中の免疫グロブリンレベルの経時変化
出典）Hobbs J. R.: Immunology and Development, Adinolfi M. (ed), p. 118, Heinemann, London (1969)

養児でも大腸菌や腸球菌がビフィズス菌を上回るようになる。

1.8　免疫機能の発達

新生児の免疫系は未発達である。胎児期に胎盤を通して母親から移行した免疫グロブリン IgG は，出生後数か月で最低レベルになるため，この時期は感染に対して十分に注意を払う必要がある。その後は，児自身による IgG の産生が増加し，生後1年で成人の約半分のレベルにまで達する。IgM，IgA，IgD，IgE も成長に伴い産生が増加する。IgM は生後1年で成人と同じ値に達するが，IgA，IgD，IgE の産生は遅く，1歳で成人の約30%である（図4-9）。

2．新生児期・乳児期の食事摂取基準

新生児期・乳児期は，成長・発達が著しい時期であり，健康に発育するためには適正な栄養摂取が必要である。その基準となるものとして，「日本人の食事摂取基準（2025年版）」に乳児が1日に摂取することが望ましいエネルギーおよび各種栄養素の量が示されている（表4-3）。

乳児では，推定平均必要量や推奨量を決定するための臨床研究は容易ではない。また，健康な乳児が摂取する母乳の質と量は乳児の栄養状態にとって望ましいものと考えられる。このような理由から，乳児における食事摂取基準は，母乳中の栄養素濃度と健康な乳児の母乳摂取量の積を目安量として算定している。

各種栄養素の食事摂取基準については，出生後6か月未満（0～5か月）と6か月以上（6～11か月）の2つに区分されているが，エネルギーとたんぱく質については，特に成長に合わせてより詳細な区分設定が必要と考えられたため，6か月以上をさらに2つに区分し，0～5か月，6～8か月，9～11か月の3区分で表されている。

生後0日目～5か月の乳児の栄養は，100%乳汁に依存するため，この期間を通じた哺乳量の平均が0.78 L/日との報告に基づいて，0.78 L/日を基準哺乳量として目安量を算定している。生後6か月以降では，乳汁の摂取量が徐々に減り，離乳食の摂取が増えてくる。この期間の哺乳量については，6～8か月を0.60 L/日，9～11か月を0.45 L/日，6～11か月を1区分とする際は，6～8か月と9～11か月の哺乳量の平均値である0.53 L/日とし，これに離乳食からの摂取量を考慮して目安量を算出している。

2．新生児期・乳児期の食事摂取基準

表4-3　乳児期の食事摂取基準（2025年版）

エネルギー・栄養素		策定項目	0～5（月） 男児	女児	6～8（月） 男児	女児	9～11（月） 男児	女児
エネルギー（kcal/日）		推定エネルギー必要量	550	500	650	600	700	650
たんぱく質（g/日）		目安量	10		15		25	
脂　質	脂質（%エネルギー）	目安量	50		40			
	飽和脂肪酸（%エネルギー）	―	―		―			
	$n-6$系脂肪酸（g/日）	目安量	4		4			
	$n-3$系脂肪酸（g/日）	目安量	0.9		0.8			
炭水化物	炭水化物（%エネルギー）	―	―		―			
	食物繊維（g/日）	―	―		―			
ビタミン	脂溶性 ビタミンA（μgRAE/日）[1]	目安量	300		400			
		耐容上限量	600		600			
	ビタミンD（μg/日）	目安量	5.0		5.0			
		耐容上限量	25		25			
	ビタミンE（mg/日）	目安量	3.0		4.0			
	ビタミンK（μg/日）	目安量	4		7			
	水溶性 ビタミンB_1（mg/日）	目安量	0.1		0.2			
	ビタミンB_2（mg/日）	目安量	0.3		0.4			
	ナイアシン（mgNE/日）[2]	目安量	2		3			
	ビタミンB_6（mg/日）	目安量	0.2		0.3			
	ビタミンB_{12}（μg/日）	目安量	0.4		0.9			
	葉酸（μg/日）	目安量	40		70			
	パントテン酸（mg/日）	目安量	4		3			
	ビオチン（μg/日）	目安量	4		10			
	ビタミンC（mg/日）	目安量	40		40			
ミネラル	多量 ナトリウム（mg/日）	目安量	100		600			
	（食塩相当量）（g/日）	目安量	0.3		1.5			
	カリウム（mg/日）	目安量	400		700			
	カルシウム（mg/日）	目安量	200		250			
	マグネシウム（mg/日）	目安量	20		60			
	リン（mg/日）	目安量	120		260			
	微量 鉄（mg/日）[3]	目安量	0.5		―			
		推定平均必要量	―		3.5	3.0	3.5	3.0
		推奨量	―		4.5	4.5	4.5	4.5
	亜鉛（mg/日）	目安量	1.5		2.0			
	銅（mg/日）	目安量	0.3		0.4			
	マンガン（mg/日）	目安量	0.01		0.5			
	ヨウ素（μg/日）	目安量	100		130			
		耐容上限量	250		350			
	セレン（μg/日）	目安量	15		15			
	クロム（μg/日）	目安量	0.8		1.0			
	モリブデン（μg/日）	目安量	2.5		3.0			

[1]　プロビタミンAカロテノイドを含まない。
[2]　0～5か月児の目安量の単位はmg/日。
[3]　6～11か月は1つの月齢区分として男女別に算定した。

第4章　新生児期・乳児期の栄養

2.1　エネルギー

　乳児は，身体活動に必要なエネルギーに加えて，組織合成に要するエネルギーとエネルギー蓄積相当量分を摂取する必要がある。組織合成に要するエネルギーはエネルギー消費量に含まれるため，推定必要エネルギー量は，次の式で算出される。

　　推定エネルギー必要量（kcal/日）＝エネルギー消費量（kcal/日）＋エネルギー蓄積量（kcal/日）

　エネルギー消費量は，母乳栄養児と人工栄養児で異なり，人工栄養児のほうが多い。それぞれのエネルギー消費量は，下記の式で算出される。

　　母乳栄養児：エネルギー消費量（kcal/日）＝ 92.8 ×体重（kg）－ 152.0
　　人工栄養児：エネルギー消費量（kcal/日）＝ 82.6 ×体重（kg）－ 29.0

　エネルギー蓄積量は，参照体重から1日当たりの体重増加量を計算し，これと組織増加分のエネルギー密度との積で算出される。

2.2　たんぱく質

　たんぱく質必要量は，健康な乳児が健康な授乳婦から摂取する母乳は，乳児が健全に発育するのに必要なたんぱく質を質・量ともに十分含んでいると考え，目安量が算定されている。

　0～5か月の乳児では，栄養を100%乳汁に依存しているが，離乳期に入ると，哺乳量が減るとともに，食事（離乳食）からのたんぱく質摂取量が増える。そこで，年齢区分を3区分（0～5か月，6～8か月，9～11か月）として，以下の式で目安量が算定されている（表4-4）。

　　目安量（g/日）＝（母乳中のたんぱく質濃度（g/L）×哺乳量（L/日））
　　　　＋食事（離乳食）からのたんぱく質摂取量（g/日）

　人工栄養児については，母乳のたんぱく質利用効率と（乳児用調製乳で使われる）牛乳たんぱく質の利用効率がともに70%程度であるとされているため，目安量に母乳栄養児との間に区別は設けられていない。

表4-4　乳児のたんぱく質の目安量の算出方法

年齢区分 （か月）	母乳中のたんぱく質 濃度（g/L）	哺乳量 （L/日）	離乳食からのたんぱ く質摂取量（g/日）	目安量 （g/日）
0～5	12.6	0.78	0	9.8
6～8	10.6	0.60	6.1	12.5
9～11	9.2	0.45	17.9	22.0

出典）厚生労働省：「日本人の食事摂取基準（2025年版）」策定検討会報告書，p.93（2024）

2.3 脂　　質

　脂質については，母乳が乳児にとって理想的な栄養源と考え，母乳脂質成分と基準哺乳量から，脂質（脂肪エネルギー比率），n-6系脂肪酸，n-3系脂肪酸の目安量が算定されている。

　0〜5か月の乳児は，乳汁（母乳または乳児用調製乳）から栄養を得ている。母乳中の脂肪濃度を3.5 g/100 gとすると（日本食品標準成分表2020年版（八訂）），100 g中の脂質由来のエネルギーは3.5 g × 9 kcal = 31.5 kcal/100 gとなる。母乳100 g中の総エネルギーは65 kcalであるので，以下の式から脂肪エネルギー比率の目安量を算出している。

　　　脂肪エネルギー比率（%エネルギー）= 31.5 ÷ 65 = 48.46 ≒ 50%エネルギー

　n-6系脂肪酸，n-3系脂肪酸の目安量については，母乳中濃度（n-6系：5.16 g/L，n-3系：1.16 g/L）と基準哺乳量（0.78 L/日）を乗じて算出されている。

　一方，生後6か月以降の乳児は，乳汁と離乳食の両方から栄養を得ている。6〜11か月の目安量は幼児への移行期と考え，0〜5か月の乳児と1〜2歳児の目安量の平均値が用いられている。

2.4　ビタミン

（1）　脂溶性ビタミン

- ・ビタミンAの目安量は，0〜5か月児では母乳中のビタミンA濃度（初乳を含めた分娩後6か月間の母乳の平均値411 µgRAE/L）に基準哺乳量（0.78 L/日）を乗じて算出されている。6〜11か月児については，0〜5か月児の目安量を体重比の0.75乗で外挿して算出されている。母乳中のプロビタミンAカロテノイド濃度は，乳児にどのように利用されるか解析されていないので，レチノール活性当量の計算には加えられていない。

- ・ビタミンDの目安量については，母乳栄養児におけるビタミンD不足が国際的に課題となっていることから，母乳中の濃度に基準哺乳量を乗じて算出することはできない。日照を受ける機会が少なく，専ら母乳で哺育された乳児ではくる病のリスクが高いが，このような状態の乳児にビタミンDを6か月間にわたって与えたところ，くる病の兆候を示した乳児はみられなかったとの報告がある。このときの総ビタミンD摂取量（母乳由来と補給の合計）の最低量が4.88 µg/日であったこと，さらに実際の達成率も考慮して，0〜5か月児の目安量は5 µg/日と算定されている。「授乳・離乳の支援ガイド」（厚生労働省，2019年改定）では，母乳育児を行っている場合，離乳食においてビタミンDの供給源となる食品を積極的に取り入れることを推奨している。また，適度な日照を受ける環境にある6〜11か月児の目安量は，0〜5か月児と同じく5 µg/日とされている。

- ・ビタミンEの目安量は，0〜5か月児では母乳中のα-トコフェロール量の平均

値（約3.5〜4.0 mg/L）に基準哺乳量（0.78 L/日）を乗じて算出されている。6〜11か月児については，0〜5か月児の目安量を体重比の0.75乗で外挿して算出されている。

・ビタミンKの目安量については，臨床領域におけるビタミンK経口投与が行われていることを前提として，0〜5か月児では母乳中のビタミンK濃度（5.17 µg/L）に基準哺乳量（0.78 L/日）を乗じて算出されている。6〜11か月児では，母乳以外の食事からの摂取量も考慮して算出されている。

（2）水溶性ビタミン

水溶性ビタミンの目安量について，0〜5か月児では母乳中の水溶性ビタミン濃度に基準哺乳量（0.78 L/日）を乗じて算出されている。6〜11か月児では，0〜5か月児の目安量および18〜29歳の推定平均必要量それぞれから6〜11か月児の目安量算定の基準となる値を算出し，男女ごとに求めた値を平均して，男女同一の値とした後，丸め処理をしたものである。外挿はそれぞれ以下の方法で行われた。

・0〜5か月児の目安量から外挿：（0〜5か月児の目安量）×（6〜11か月児の参照体重÷0〜5か月児の参照体重）$^{0.75}$
・18〜29歳の推定平均必要量から外挿：（18〜29歳の推定平均必要量）×（6〜11か月児の参照体重÷18〜29歳の参照体重）$^{0.75}$×（1＋成長因子）

2.5 ミネラル

0〜5か月児のナトリウム，カリウム，カルシウム，マグネシウム，リン，鉄，亜鉛，銅，マンガン，セレン，クロム，モリブデンの目安量は，母乳中の濃度に基準哺乳量（0.78 L/日）を乗じて算出されている。ただし，鉄については，日本人女性の母乳中鉄濃度の代表値を推定できる信頼性の高い論文が見当たらなかったため，アメリカ・カナダの食事摂取基準の採用値（0.35 mg/L）を母乳中の濃度として採用した。また，ヨウ素については，日本人の母乳中ヨウ素濃度の代表値（189 µg/L）に基準哺乳量を乗じた値（147 µg/日）が，アメリカ・カナダの食事摂取基準における0〜6か月児の目安量（110 µg/日）を上回るため，高すぎると判断した。そこで，日本の0〜5か月児の目安量は，アメリカ・カナダの食事摂取基準における0〜6か月児の目安量をもとに，日本とアメリカの乳児の体格差を考慮して100 µg/日と設定されている。

6〜11か月児のナトリウム，カリウム，カルシウム，マグネシウム，リンの目安量は，母乳中の平均濃度に哺乳量を乗じた値と離乳食からの摂取量を合計して算出されている。6〜11か月児のマンガンの目安量は，0〜5か月児の目安量から外挿した値と，成人の推定平均必要量から外挿した値を平均して算定されている。6〜11か月児の銅，ヨウ素，セレン，クロム，モリブデンの目安量は，0〜5か月児の目安量から外挿して算定されている。

6〜11か月児の鉄については，乳児期の後期（離乳期）に鉄欠乏性貧血が好発する

ことから，0〜5か月児の目安量から外挿によって算出すると，貧血の予防に不十分な値になる危険性が高い。そこで，6〜11か月児については，以下の式により推定平均必要量が算定されている。また，推奨量は個人の変動係数を20％と見積もり，推定平均必要量に推奨量換算係数1.4を乗じた値としている。

推定平均必要量＝（基本的鉄損失＋ヘモグロビン中の鉄蓄積量＋非貯蔵性組織鉄の増加量＋貯蔵鉄の増加量）÷吸収率（0.16）

6〜11か月児の亜鉛については，0〜5か月児の目安量から外挿すると，0〜5か月児の目安量と同じ量になる。しかし，乳児期後半から幼児期は亜鉛不足を生じやすいという指摘があるため，この量では摂取量が十分とはいえない。そこで，0〜5か月児の目安量から外挿した値と，1〜9歳児の推定平均必要量を外挿して得られる推奨量の中間値を用いて算出された。

乳児では，ミネラルについてはヨウ素にのみ耐容上限量が算定されている。日本と同様に海藻類の消費が多い韓国において，潜在性甲状腺機能低下症と考えられる乳児の母乳からのヨウ素摂取量に関する報告に基づき，これに不確実性因子を考慮して耐容上限量の参照値が算定されている。この参照値に参照体重を乗じ，0〜5か月児で250 µg/日，6〜11か月児で350 µg/日を男女共通の耐容上限量としている。

3. 新生児期・乳児期の栄養アセスメントと栄養ケア

3.1 新生児期・乳児期の栄養と病態・疾患

（1）低出生体重児

出生時の体重は，一般的に約3,000 gであるが，個人差が大きい。出生時の体重が2,500 g以上4,000 g未満を正出生体重児，2,500 g未満を低出生体重児と呼び，特に1,500 g未満を極低出生体重児，1,000 g未満を超低出生体重児と呼ぶ（表4-5）。出生時の体重が軽いほど全身の状態が悪く，特別な管理が必要である。低出生体重児保育の四大原則は，保温，呼吸管理，栄養補給，感染予防である。

低出生体重児は，吸啜や嚥下が未発達であるため誤嚥を起こしやすく，また胃の容量が小さく，噴門の閉鎖が不十分であるため，胃内容の逆流により嘔吐や乳汁の気道内吸引が起こる危険性がある。したがって，低出生体重児の栄養補給について，以前は生後長時間の絶食の後，授乳を開始する方法がとられていた。しかし現在では，児の状態がよければできるだけ早期に授乳が開始されるようになった。その理由は，①低血糖の予防，②胆汁の腸肝循環促進による

表4-5 出生体重による新生児の分類

1,000 g 未満	超低出生体重児
1,500 g 未満	極低出生体重児
2,500 g 未満	低出生体重児
2,500 g 以上 4,000 g 未満	正出生体重児
4,000 g 以上	高出生体重児

出典）小さく産まれた赤ちゃんへの保健指導のあり方に関する調査 研究会：低出生体重児保健指導マニュアル〜小さく生まれた赤ちゃんの地域支援〜（2019）

第 4 章　新生児期・乳児期の栄養

表 4 - 6　低出生体重児に対する授乳基準

出生体重 （g）	出産後の授乳 開始時期（時）	初期量 (mL)	1回増加量 (mL)	100 mL/kg/日 に達する時期	150 mL/kg/日 に達する時期
～ 750	12 ～ 24	1	1	5 ～ 7 日（ 6 mL × 12）	7 ～ 14 日（ 9 mL × 12）
～ 1,000	12 ～ 24	1 ～ 2	1 ～ 2	5 ～ 7 日（ 8 mL × 12）	7 ～ 14 日（12 mL × 12）
～ 1,250	12 ～ 24	2 ～ 3	2	5 ～ 7 日（10 mL × 12）	7 ～ 14 日（15 mL × 12）
～ 1,500	12 ～ 24	3 ～ 5	3	4 ～ 6 日（12 mL × 12）	7 ～ 10 日（18 mL × 12）
～ 1,750	6 ～ 12	5 ～ 10	5	4 ～ 6 日（20 mL × 8）	7 ～ 10 日（30 mL × 8）
～ 2,000	6 ～ 12	10～15	10	4 ～ 6 日（25 mL × 8）	7 ～ 10 日（35 mL × 8）
～ 2,500	6 ～ 12	15～20	10	3 ～ 4 日（30 mL × 8）	5 ～ 6 日（45 mL × 8）

注 1）　出生体重 2,000 g 以下，在胎 34 週以前に出生した児はチューブ栄養による。
　　2）　最初の 2 回は 5 ％ブドウ糖を投与し，全身状態に異常がなければミルクを与える。
　　3）　出生体重 1,500 g 以下の児には 2 時間ごとの哺乳を，それより大きい児は 3 時間ごととする。
　　4）　生後 3 週までは原則として人乳で哺育する（特に 1,500 g 以下の児）。

出典）　松尾保：小児医学，**15**（4），p.589 - 606（1982），一部改変

黄疸の予防，③脱水や体たんぱく質の消耗による代謝異常の予防，④脳に対する栄養の補給，などである。

　栄養投与方法は，誤嚥の可能性があるため経管栄養（チューブ）が原則である。乳汁には母乳が優先されるが，母乳の入手が困難な場合は人工乳が用いられる（表4-6）。極低出生体重児では，長期間にわたり母乳栄養のみでは，エネルギー，たんぱく質，電解質などの不足をきたす可能性が知られており，ある時点より母乳強化パウダーが添加される。また，極低出生体重児では，経管栄養に加え，グルコースと電解質の輸液（静脈栄養）を併用すると，低血糖，低カルシウム血症，黄疸などの発症頻度が低下する。経管栄養量が80 ～ 100 mg/kg/日になった時点で経管栄養のみとする。

（2）　低体重と過体重

　生後 3 か月以降の乳児では，カウプ指数を算出することで，「やせすぎ」「太りすぎ」など発育状況の判断ができる。

　乳児が低体重となる原因としては，消化器系の障害，代謝障害，母乳不足，調製粉乳の希釈法の誤り，不適切な離乳食などがあげられるため，原因を特定して適切に対応する必要がある。

　一方，乳児の過体重については，大半は基礎疾患のない原発性（単純性）肥満であり，1歳を過ぎると自然に解消することが多い。よって，極端な場合を除いては，乳児期の過体重に対して授乳や離乳食の制限を行わず，運動を奨励して経過を観察する。極端な過体重の児に対しては，二次性（症候性）肥満の可能性を考慮する。

（3）　哺乳と母乳性黄疸

　出生時の新生児は，成人に比べ赤血球が多いが，出生後に肺呼吸を開始すると，過

剰な赤血球は崩壊する。崩壊した赤血球から流出した過剰のヘモグロビンに対し，肝機能が未熟であるため，生後数日間に高ビリルビン血症が生じる。これを生理的黄疸（新生児黄疸）という。生理的黄疸は，出生時に肺呼吸へと移行する際の適応反応であり，これは一過性で，1週間～10日間で消失する。

　母乳性黄疸とは，生理的黄疸が生後1～2か月間続くことをいい，母乳栄養児の10～15％にみられる。これは母乳中の成分がビリルビンのグルクロン酸抱合を抑制するためである。母乳性黄疸の場合は，特に治療の必要はなく，母乳を中断する必要はない。母乳を止めることで黄疸は減少するが，母乳には多くの長所があることから，安易に止めてはいけない。しかし，血清ビリルビン値が一定濃度以上の場合や長期化する場合は，胆道閉鎖症などとの鑑別が必要である。

（4）　ビタミンK摂取と乳児ビタミンK欠乏性出血

　新生児や乳児はビタミンK欠乏に陥りやすく，生後数日で発症する新生児メレナ（消化管出血）と生後1～2か月で発症する特発性乳児ビタミンK欠乏症（頭蓋内出血）がある。原因としては，①ビタミンKは胎盤を通過しにくいため，出生時の備蓄が少ないこと，②母乳中のビタミンK含有量が少ないこと，③成人では腸内細菌がビタミンKを産生するが，乳児では腸内細菌叢が確立していないこと，などがあげられる。現在，ビタミンK欠乏性の出血を予防する目的で，出生時，生後1週間または産科退院時，1か月健診時の合計3回，乳児にビタミンK_2シロップを内服させており，発症頻度は減少している。

（5）　鉄摂取と貧血

　乳児期に起こる貧血の大部分は鉄欠乏性貧血である。原因としては，①母乳中の鉄含有量が少ないことや，②急速な成長により鉄需要が増加すること，③生後6か月ごろになると胎児期（特に胎生後期）に蓄積した鉄を使い果たすことなどがあげられる。よって，正出生体重児では生後6か月ごろから鉄欠乏性貧血を発症しやすい。低出生体重児では，胎生期の鉄貯蔵量が少ないうえに，エリスロポエチンの産生が低いため，発症頻度が高く，より早期から発症する。

　鉄欠乏性貧血を予防するため，離乳食として鉄やたんぱく質を多く含む食品や，鉄の吸収を促進するビタミンCを含む食品を与える。特に低出生体重児や早産児など，明らかな鉄欠乏がある場合は，経口的に鉄剤を投与する。

（6）　乳児下痢症と脱水

　乳児下痢症の原因は，食事，感染，薬物，体質，環境など多岐にわたる。急性の下痢では，ウイルスなどの病原体が胃腸に感染するウイルス性胃腸炎が多く，ロタウイルスによる場合が多い。ロタウイルス感染症は，白色の下痢便が特徴であり，嘔吐や発熱を伴うことが多い。下痢や嘔吐が頻回に起こると，脱水症になりやすいため，予

第4章　新生児期・乳児期の栄養

表4-7　脱水症の程度と臨床症状

臨床症状・所見	軽　度	中等度	重　度
体重減少 　乳児 　年長児	 ＜5% ＜3%	 5〜10% 3〜9%	 ＞10% ＞9%
皮膚 　緊張度 　色調 　四肢体温	 良好 青白い 少しひんやり	 低下 浅黒い ひんやり	 かなり低下 斑点状 冷たい
粘膜	乾燥	かなり乾燥	カラカラに乾燥
循環状態 　脈 　血圧	 正常 正常	 速脈を弱く触れる 正常か低下	 速脈をかすかに触れる 低下
尿量	軽度低下	低下	無尿
口渇感	軽度	中等度	強度
啼泣時の涙	出る	出るが少ない	出ない
大泉門	平坦	少し陥没	明らかに陥没

出典）五十嵐隆：代謝疾患（内山聖監修：標準小児科学　第8版），p. 203，医学書院（2013）

防や治療が必要である。

　治療の中心は脱水の予防と改善であり，水分・電解質の補給に注意する。脱水の程度を評価し（表4-7），中等度以下の脱水がある症例や，脱水の予防に対しては，経口的に水分を補給する。乳汁栄養を継続し，母乳や育児用ミルクを少量ずつ頻回に与え，水分を補給する。離乳期以降で下痢がひどい場合は，一時的に離乳食を中止して，母乳や育児用ミルクのみとする。症状が改善されれば，離乳食を早期に開始してよい。長期間の食事制限は腸管粘膜の萎縮や機能低下をきたすため推奨されない。離乳食を開始する際は，食物繊維や脂肪の少ない食品を選ぶ。高度の脱水がみられる場合は，経静脈輸液療法を行う。

（7）　二次性乳糖不耐症

　乳糖不耐症とは，乳汁や乳製品に含まれる乳糖を分解することができないため，未分解の乳糖によって高浸透圧性下痢症をきたす状態をいう。乳糖不耐症には，先天性のものと，二次性のものがある。先天性乳糖不耐症は，小腸微絨毛膜に局在する乳糖分解酵素（ラクターゼ）の先天的欠損による。二次性乳糖不耐症は，ウイルスや細菌の感染による胃腸炎に感染すると，小腸粘膜がはがれ落ちてしまい，一時的にラクターゼが欠損することで生じる。そのため，小腸粘膜が回復すれば元の状態に戻る。食事療法としては，乳糖を含まないミルクの使用や，乳糖分解酵素の内服により，乳児の栄養を確保する。

（8）　食物アレルギー

　食物の摂取により生体に生じる有害反応のうち，原因食品により免疫学的な機序を介して起こる反応を食物アレルギーといい，皮膚，粘膜，呼吸器，消化器，あるいは全身性に症状が生じる。有病者は乳児期が最も多く，有症率は5～10％と報告されているが，成長とともに漸減する。乳児期から幼児早期の主要原因食品は，鶏卵，牛乳，小麦（三大アレルゲン）の割合が高いが，一般的に3歳までに約50％，6歳までに60～70％が食べられるようになる。

　子どもの食物アレルギーの予防のために，妊娠および授乳中の母親が特定の食品やサプリメントを避けたり過剰に摂取したりする必要はない。また，食物アレルギーの発症を心配して，離乳の開始や特定の食物の摂取開始を遅らせても，食物アレルギーの予防につながるという科学的根拠はないことから，生後5～6か月ごろから離乳を始める。離乳を進める途中で，食物アレルギーが疑われる症状が現れた場合，自己判断で対応せず，必ず医師の診断を受ける。

　食物アレルギーの治療・管理の原則は，正しい診断に基づいた必要最小限の除去であり，不必要な除去は，児の成長・発達を損なう可能性がある。原因食品だけを除去し，また，原因食品であっても症状が誘発されない「食べられる範囲」までは除去せずに摂取させる。ただし，食べられる範囲は医師が判断する。原因食品の除去により，必要な栄養素が不足することのないよう，具体的な離乳食の提案が必要である。

（9）　便　　　秘

　便秘は，排便回数が少なくなり，便が硬くなって排便が困難になる状態をいう。便秘には，便がつくられる過程や排便の仕組みに障害があって起こる機能性便秘と，腸そのものの病変によって起こる器質性便秘がある。何日も便が出ない，腹部膨満，腹痛，食欲不振，排便時の疼痛，下血など症状がみられた場合，便秘の原因となる器質性の問題がないか調べる。しかし，乳児期の便秘の大半は機能性便秘であり，排便時にうまく腹圧をかけられないことや，離乳前では母乳・育児用ミルクの不足，離乳期では食事摂取量や食物繊維の不足などが原因としてあげられる。

　離乳前では哺乳量を確認し，不足していれば追加する。哺乳量が十分であっても症状が改善しない場合は，マルツエキス（80％前後の麦芽糖を含む水あめ状の製品）やヨーグルトなど発酵性の食品を与える。離乳期では，ヨーグルトや乳酸飲料などの発酵性のある食品や，いも類，野菜類，海藻類など食物繊維の多い食品を取り入れる。

3.2　新生児期・乳児期の栄養アセスメント

　新生児期・乳児期の栄養状態は，その後の成長や発育に大きな影響を与える。よって，この時期の栄養アセスメントは非常に重要である。また，この時期の栄養は，摂食機能の獲得や，食を通じての情緒の育成，母子間の愛着形成などに重要な役割を果たす。

第4章　新生児期・乳児期の栄養

（1）臨床診査

　問診では，月齢，先天異常・合併疾患，家族歴，新生児期の異常（仮死，新生児集中治療室（NICU）への入院），栄養方法（母乳，混合栄養，人工栄養，離乳食），排泄（尿・便の色，性状，回数），発達のマイルストン（運動発達指標）による発達レベルを確認する（表4-8）。また，栄養状態の良否は身体症状として現れるため，専門医の視診・触診などで判断する。

（2）身体計測

　新生児期・乳児期の栄養状態を評価する際，最も基本的で客観的な方法が身体計測であり，特に身長と体重が用いられる。身長と体重の成長・発育の目安として，成熟児では乳幼児身体発育値（⇨ p.79，表4-2）が用いられており，身長・体重が10～90パーセンタイルの間であれば，発育上問題ないと判断される。3パーセンタイル未満あるいは97パーセンタイル以上の場合は，病的な意味合いをもつ可能性があるため，総合的な評価や継続的な経過観察が必要とされる。また，栄養状態の評価には，身長と体重を組み合わせて算出される体格指標が用いられるが，乳児ではカウプ（Kaup）指数が用いられる。3か月以上1歳未満の児では，16～18を普通と判定する（図4-10）。

　　　カウプ指数＝体重（g）÷ ｛身長（cm)｝^{2} × 10

　頭囲の発育は，脳の発育を表しているとされており，頭囲の増加が思わしくない場合は慎重に経過を追う必要がある。逆に，体重や身長の増加以上に頭囲が大きい場合は，水頭症などが疑われる。胸囲は，栄養との関連が大きいので，栄養状態の判断に用いられる。

（3）臨床検査

　臨床検査では，主に血液と尿が用いられる。新生児は身体が小さいため，微量の検体で検査を行わなければならない。また，状態が急激に変化しやすいため，迅速に対応するためには結果を早く知る必要がある。また，新生児は在胎週数や日齢などによって，正常値が大幅に変わるため，検査値の正常・異常の判断は，そのことを考慮する必要がある。

　血液生化学指標は，臨床症状が出現する前に，潜在的な栄養障害を判断でき，最近では少量の血液でも測定可能であることから，乳児への負担が少なく，汎用されている。鉄欠乏性貧血を判断する指標として血清ヘモグロビン濃度やヘマトクリット，黄疸を判断する指標として血清ビリルビン濃度が用いられる。

（4）栄養素摂取状況調査

　新生児・乳児の栄養素摂取状況については，表4-9にあげた項目を中心に評価す

3. 新生児期・乳児期の栄養アセスメントと栄養ケア

表4-8 乳児期の発達のマイルストン

	個人－社会	微細運動－適応	言　語	粗大運動
0か月	顔を見つめる		ベルに反応, 声を出す	左右対称の運動
1か月		正中線まで追視		頭を上げる
2か月		正中線を越えて追視	「アー」「ウー」などの発声	
3か月	笑いかける, あやし笑い		声を出して笑う	45度頭を上げる, 首がすわる
4か月	手をみつめる	ガラガラを握る, 180度追視, 両手を合わす	キャアキャア喜ぶ	90度頭を上げる, 両足で体を支える
5か月		レーズンを見つめる, 物に手を伸ばす	音のほうに振り向く	胸を上げる, 頭とともに引き起こされる
6か月	玩具をとる		声の方向に振り向く	寝返り
7か月		熊手形でつかむ, 毛糸を探す		
8か月	自分で食べる	両手に積み木をもつ	パ,ダ,マなどをいう	座れる,5秒以上
9か月		積み木を持ちかえる		
10か月		親指を使ってつかむ	喃語を話す	つかまり立ち,5秒以上, 一人で座る
11か月		積み木を打ち合わせる	ダ,ガ,バ等の音を3つ以上つなげる	つかまって立ち上がる
12か月	拍手をまねる, 欲しいものを示す, バイバイをする		意味なく「パパ」「ママ」という	

出典) 国立成育医療研究センター：乳幼児健康診査身体診察マニュアル (2018)

図4-10 カウプ指数による発育状況の判定

第4章　新生児期・乳児期の栄養

表4-9　摂取量評価のためのチェック項目

- 母乳か人工乳か？
- 1回の授乳量
- 1日の総授乳量・総授乳回数
- 1回の授乳時間
- 人工乳の種類と調乳濃度
- ビタミン剤や鉄剤の有無
- 離乳食の性状や種類
- 離乳食の回数
- 離乳食の摂取量
- 除去している食品の有無
- その他
  ・授乳や離乳食を与えている環境
  ・離乳食摂取時の口の動かし方
  ・与える時間帯

出典）渡邊令子・伊藤節子・瀧本秀美編：応用栄養学 改訂第5版, p. 119, 南江堂（2015）

る。乳児期前半は，1日あるいは数日間の乳汁摂取量を調べ，栄養素摂取量を算定して，食事摂取基準と比較する。母乳栄養の場合，授乳量の評価は授乳前後の体重を測定し，その差で判断する。乳児期後半は，離乳食の内容や摂取量の評価も併せて行う。

3.3　新生児期・乳児期の栄養ケア

（1）　授乳期の栄養補給法

乳児期の栄養補給として，乳汁栄養と離乳食があり，乳汁栄養には母乳栄養，人工栄養，混合栄養の3種類が存在する。

1）　母 乳 栄 養

乳汁が母乳である場合を母乳栄養といい，乳児にも母親にも乳児期の栄養法として最も優れている。

①　母乳の成分

分娩後，母乳の成分は日とともに変化し，分娩後10日目ごろからほぼ一定の成分となる。最初の数日間に分泌される乳汁を初乳，10日目以降の一定した成分の乳汁を成乳（成熟乳）といい，初乳から成乳に移行するまでの乳汁を移行乳という。初乳は成乳と比較して帯黄色，粘稠，濃厚であり，たんぱく質（特にラクトアルブミン，グロブリン），ミネラルが多く，乳糖と脂質が少ない。初乳には，各種免疫抗体が含まれており，感染防御能を有する。一方，成乳は白色〜淡黄白色であり，特有の芳香があり，淡い甘味がある。初乳より乳糖と脂質を多く含んでいる（表4-10）。

母乳（人乳）の成分を牛乳と比較すると（表4-11），たんぱく質は約3分の1であり，その組成はカゼインが少ない。カゼインは，胃液に含まれるレンニン（凝乳酵素）によって，胃内で粗大な凝塊を形成する。母乳はカゼインが少ないため，胃内で形成される凝塊は，微細で軟らかく消化されやすい（ソフトカード）。一方牛乳は，大きく硬い凝塊（ハードカード）が形成されるため，消化に時間がかかり，胃内滞留時間が長くなる。また，母乳はアミノ酸のシスチンやタウリンを含んでいる。母乳にはアレルギーの原因となるラクトグロブリンが含まれていないので，乳児がアレルギーを起こしにくい。

脂質については，母乳と牛乳で脂質含量に大差はないが，脂質を構成する脂肪酸組成が異なっている。母乳は牛乳に比べ，必須脂肪酸であるリノール酸やα-リノレン酸などの多価不飽和脂肪酸を多く含んでいる。一方，牛乳は飽和脂肪酸の含有量が多い。

糖質については，母乳，牛乳ともにほとんどが乳糖であるが，母乳には牛乳の1.5倍含まれている。また，母乳にはオリゴ糖も少量含まれている。オリゴ糖は，腸内で

96

表4-10 初乳, 移行乳, 成熟乳の成分比較（dL 当たり）

	初　乳 （3〜7 日）	移行乳 （8〜12 日）	成熟乳
エネルギー（kcal）	58	63	63
固形分（g）	12.41	12.87	12.22
たんぱく質	2.05	1.60	1.07
カゼイン	0.76	0.86	0.50
ラクトアルブミン＋ラクトグロブリン	0.87	0.40	0.31
脂　質	2.96	3.56	3.49
乳　糖	5.80	6.22	6.87
灰　分	0.30	0.26	0.20

出典）清野佳紀・神﨑晋・守分正：小児の栄養代謝とその障害．NEW 小児科学（清野佳紀ほか編），改訂第 2 版，p.143，南江堂（2003）

表4-11 人乳と牛乳の主な成分（100 g 中）

成　分	人　乳	牛　乳	成　分	人　乳	牛　乳
エネルギー（kcal）	61	61	リン（mg）	14	93
固形分（g）	12.0	12.6	ナトリウム（mg）	15	41
たんぱく質（g）	1.1	3.3	カリウム（mg）	48	150
脂質（g）	3.5	3.8	ビタミン A（µg）	45	38
飽和脂肪酸（g）	1.32	2.33	ビタミン E（mg）	0.4	0.1
一価不飽和脂肪酸（g）	1.52	0.87	ビタミン K（µg）	1	2
多価不飽和脂肪酸（g）	0.61	0.12	ビタミン B_1（mg）	0.01	0.04
炭水化物（g）	7.2	4.8	ビタミン B_2（mg）	0.03	0.15
灰分（g）	0.2	0.7	ナイアシン（mg）	0.2	0.1
カルシウム（mg）	27	110	ビタミン C（mg）	5	1

出典）文部科学省：日本食品標準成分表 2020 年版（八訂），（2020）

ビフィズス菌を増殖させることで，感染防御に役立つ。

　ミネラルの含有量は，母乳が牛乳の約 3 分の 1 であり，乳児の腎臓にかける負担が小さい。

　また，母乳は牛乳に比べ，ビタミン A，ナイアシン，ビタミン E が多く含まれており，牛乳にはほとんど含まれていないビタミン C も含まれている。一方，ビタミン B_1，ビタミン B_2，ビタミン K は母乳が牛乳より少ない。

② 母乳栄養の利点

　母乳栄養は乳児，母親の両者にとって最も理想的な栄養法であり，以下のような利点があげられる。

・乳児に最適な成分組成で代謝的負担が少ない。乳児が少なくとも 5 か月まで成長するのに必要な栄養素を，ほとんどすべて最も適当な割合で含んでいる。したがって，体内での栄養素の代謝がすみやかで負担も少ない。しかし，その優秀性は月齢が大きくなるにつれて薄れていく。

・乳児の感染症の発症および重症度が低い。母乳中に免疫物質が含まれているの

第4章　新生児期・乳児期の栄養

で，母乳栄養児は人工栄養児に比べ，死亡率，感染症の発症率・重症度が低い。

・**抗原性がない**。母乳は乳児にとって同種たんぱく質なのでアレルギーを起こさない。

・**良好な母子関係を形成する**。乳児は母乳を与えられることによりスキンシップが得られ，情緒的・精神的な安定感が得られる。また，母親にも満足感と子どもに対する愛情が生まれる。

・**無菌的**に摂取できるので，衛生的に安全である。

・**経済的**で手間もかからない。

・**出産後の母体の回復が早い**。また，乳がん，卵巣がんの罹患率が低い。

③　母乳栄養の確立・進行

　新生児への授乳は，一般に母体の疲労が回復し，新生児の呼吸が平穏になった後に開始され，分娩後30分以内の開始が推奨されている。**吸啜刺激**により母乳の分泌が促進されるので，出産直後から繰り返し吸啜させることが重要である。母乳の分泌を促進するためには，母親のバランスの取れた十分な栄養，心の安静，十分な休養と睡眠などが重要である。また，乳房のマッサージや温湿布，授乳時に飲み残した乳汁を絞って乳房を空にすることも有効である。

　授乳法は，乳児が欲しがるときに欲しいだけ与える**自律授乳**でよい。しかし，泣けばすぐ与えるような授乳方法と自律授乳は異なる。乳児が何を欲して泣いているのか，正しく判断することが大切である。

　授乳間隔・回数は，生後1か月間は授乳間隔が定まらず不規則で，7〜8回/日程度であるが，1か月ごろから授乳間隔，授乳回数ともに，ほぼ一定になってくる。生後2〜3か月では3〜4時間おきの5〜6回/日，3か月以降では4時間おきの5回/日となり，夜間授乳は次第になくなる。1回の授乳時間は15分程度が適当であり，はじめの5分間で全量の約60%，次の5分で約30%を哺乳する。はじめの10分間で約90%が哺乳されるので，授乳時間を延長しても哺乳量はほとんど変わらない。授乳時間が長すぎる場合は，母乳不足が疑われる。

④　母乳の問題点

・**乳汁の分泌量がわからないので，母乳不足を生じることがある**。母乳不足の徴候は，体重の増加不良，授乳間隔の短縮，哺乳時間の延長，乳児の便秘，乳児の不機嫌，夜泣きなどがある。体重が順調に増加していれば，分泌量は十分と判断してよい。母親の低栄養，ストレス，疲労など，母乳不足の原因がある場合には，その解決を心がける。原因を除去しても母乳不足が続く場合は，育児用ミルクで補う。

・**母親の乳頭**の奇形，裂傷，乳腺炎によって，授乳が困難になる場合がある。

・**母乳栄養児でビタミンD不足による，くる病の発症リスクが高い**。乳児へのビタミンD補給や，適度な日照を受けることでリスクを軽減することができる。また，妊婦が妊娠中にビタミンD不足に陥らないことや，日照を受ける機会が少な

くならないことへの注意も重要である。

・乳児ビタミンK欠乏症を生じることがある。母乳中にビタミンKが少ないことや，腸内細菌によるビタミンKの産生が少ないことが原因である。乳児へのビタミンK投与が予防に有効である。

・黄疸（母乳性黄疸）がみられることがある。しかし，母乳を中断する必要はない。通常は生後2か月過ぎに自然消失するが，ビリルビン値が一定濃度以上の場合や長期化する場合は，検査が必要である。

・母親が摂取した薬物やアルコールが母乳を通じて乳児に移行する。また，母親がたばこを吸う場合，母乳からはニコチンが検出され，乳児の呼吸器障害，発育障害，突然死症候群の発症割合が高くなる。

・母親がある種のウイルス感染症にかかると，母乳を介して乳児に感染する可能性が指摘されている。特に注目されているのは，ヒト免疫不全ウイルス（HIV），ヒトT細胞白血病ウイルス（HTLV-1），サイトメガロウイルス（CMV）であり，母親がこれらのウイルスに感染している場合，授乳を避けたほうがよい。

2）人工栄養

母親，子どもの健康状態や社会的な理由などから，母乳栄養が行えず，乳児の栄養が母乳以外の乳汁で行われる場合を人工栄養という。乳汁は，ほとんど育児用ミルクによって行われている。

① 育児用ミルクの種類

現在市販されている育児用ミルクは，牛乳を原料とするものが一般的であり，母乳に栄養成分を近づけるよう，開発努力がなされている。育児用ミルクの種類として，一般的な調製粉乳，アレルギーや先天性代謝異常症などの疾患に対応した特殊ミルクなどがある（表4-12）。また，2018（平成30）年に乳児用調製液状乳（乳児用液体ミルク）を国内で製造・販売することが可能となった。乳児用液体ミルクとは，液状の人工乳を容器に密封したものであり，常温での保存が可能である。調乳の手間がなく，消毒した哺乳瓶に移し替えて，すぐに飲むことができるため，外出時など調乳が大変なときや，ライフラインが断絶した災害時での利用に適している。

② 調乳方法

調乳濃度が濃すぎると，たんぱく質や電解質が代謝機能に過剰の負担をかけることになり，反対に薄すぎると栄養上の安全度が低下する。現在市販されている育児用ミルクは，各栄養素のバランスや濃度が適切に調整されているため，それぞれの標準濃度で調乳すればよい。

調乳の方法には，無菌操作法と終末殺菌法がある。

a. 無菌操作法

毎回の授乳ごとに，あらかじめ消毒した哺乳瓶に調製粉乳を入れ，一度沸騰させた70℃以上のお湯で溶解する方法であり，家庭や保育所などにおいて，少量のミルクを作成する際に用いられている。調乳後2時間以内に消費されなかったミルクは，すべ

第4章　新生児期・乳児期の栄養

表4-12　育児用ミルクの種類と特徴

育児用ミルクの種類			特　徴
調製粉乳	乳児用調製粉乳		・母乳の代替品として，牛乳の成分を母乳に近づけるよう改善した育児用ミルク
	低出生体重児用粉乳		・低出生体重児の栄養も母乳を理想としている。早産時の母乳を参考に，たんぱく質，糖質，ミネラルは多く，脂肪を減らしている。添加ビタミンも多い ・出生体重が1,500g以下の場合に用いられる
液状乳	調製 乳児用調製液状乳		・母乳の代替品として，牛乳の成分を母乳に近づけるよう改善した育児用ミルク ・栄養組成は，調乳後の調製粉乳と同じ
市販特殊ミルク	牛乳アレルゲン除去粉乳	たんぱく質分解乳	・人工的に，たんぱく質を分子量の小さいペプチドやアミノ酸に分解し，抗原性を低下させたもの
		アミノ酸混合乳	・20種類のアミノ酸をバランスよく配合した粉末に，ビタミン・ミネラルを添加したもの ・牛乳のたんぱく質を全く含まないアレルギー治療用ミルク
	大豆たんぱく調整乳		・牛乳のたんぱく質に対するアレルギー児用のミルク ・大豆を主原料とし，大豆に不足するメチオニン，ヨウ素を添加し，ビタミン，ミネラルを強化
	無乳糖粉乳		・乳糖分解酵素欠損や乳糖の消化吸収力の減弱時に使用し，下痢や腹痛を防ぐ ・糖質をブドウ糖まで分解してあり，乳糖を含まない
	低ナトリウム粉乳		・心臓，腎臓，肝臓疾患患児用のミルク ・浮腫が強度の時に使用する ・ナトリウムを1/5以下に減量してある
	MCT乳		・脂肪吸収障害児用のミルク ・炭素数6〜10の中鎖脂肪酸（MCT）のみを脂肪分として用いている。水に可溶であるため，一般的な脂肪の消化・吸収に必要とされるリパーゼによる加水分解や小腸内のミセルやカイロミクロンの形成を必要とせず，容易に吸収される
市販外特殊ミルク	登録特殊ミルク		・「特殊ミルク共同安全開発委員会」が開発・供給・登録を行った先天代謝異常症用のミルク。糖質代謝異常，たんぱく質アミノ酸代謝異常，有機酸代謝異常，電解質代謝異常，吸収障害などを対象とし，厚生労働省と乳業メーカーの協力で公費負担で提供している
	登録外特殊ミルク		・各種代謝異常の治療に必要な特殊ミルクを乳業メーカーの負担で無料提供している
	薬価収載の特殊ミルク		・アミノ酸代謝異常用と糖質代謝異常用に医薬品として薬価収載している特殊ミルク

出典）日本小児栄養消化器肝臓学会編：小児臨床栄養学 改訂第2版，p.78，診断と治療社（2018）改変

3．新生児期・乳児期の栄養アセスメントと栄養ケア

図4-11　無菌操作法による育児用ミルクの調製方法
出典）「授乳離乳の支援ガイド」改定に関する研究会：授乳・離乳の支援ガイド（2019）

て廃棄する（図4-11）。

　b．終末殺菌法

　1日分または数回分をまとめて調乳し，洗浄済みの哺乳瓶に分注した後に煮沸消毒する。その後，冷却して5℃未満の冷蔵庫に保管し，授乳のたびに適温に温めて使用する。この方法は，病院や乳児院，大人数の保育所などで，大量のミルクが必要な場合によく用いられる方法である。調乳したミルクは，冷蔵庫で24時間まで保存できるが，再加温後2時間以内に消費されなかったミルクは，すべて廃棄する。

③　人工栄養の確立・進行

　基本的には自律授乳でよい。一般的な授乳回数は，生後1か月間は3時間おきに7～8回/日，2～3か月では3～4時間おきに6回，3か月以降では4時間おきに5回であり，1日1,000 mL程度である。月齢が進むにつれて，夜間の授乳間隔はあいてくる。生後1～2か月ごろは，満腹となっても哺乳を続けることがあるので，1回量を150 mL，1日量を1,000 mL以下にとどめたほうがよい。1回の授乳時間が10～15分で終わるように，乳首の穴の大きさを調節する。乳汁の出がよすぎると，吸啜不足となって顎の発育不良の原因となる。また，摂取量が多くなりすぎ，肥満につな

101

がる可能性がある。

授乳を通して，母子・親子のスキンシップが図られるよう，授乳は必ず乳児を抱いて行い，優しく声かけを行うなど，ふれあいを大切にする。

飲み残しの乳汁は，哺乳瓶の中で細菌が繁殖することがあるため，直ちに廃棄し，哺乳瓶を洗浄する。

3）混合栄養

母乳不足や母親の就労など，何らかの理由で母乳だけで哺乳をできない場合に，母乳と育児用ミルクの両方を使用することを混合栄養という。

母乳不足の場合における混合栄養の方法として以下の①，②が，母親の就労などで混合栄養にする場合の方法として③がある。

① **毎回の授乳で母乳を与えた後に不足分を育児用ミルクで補う方法**：授乳ごとに乳首の吸啜刺激があるため，母乳の分泌が長期間継続することが多い。

② **授乳ごとに母乳と育児用ミルクを交互に与える方法**：母乳の授乳間隔が長いため，1回の母乳量が多くなる。しかし，乳首の吸啜刺激が少ないため，母乳の分泌量が次第に少なくなることが多い。母乳の授乳が1日3回以下にならないように努める。

③ **母親が仕事などで母乳を与えられない場合に育児用ミルクを与え，それ以外は母乳を与える方法**：勤務している間に可能であれば搾乳し，冷凍して保育所などで与えてもらうとよい。母乳を乳房にためたままにしておくと，母乳分泌量の低下や乳腺炎の原因となることもあるので，搾乳を行うことが望ましい。

4）離乳食

① 離乳の定義

離乳とは，成長に伴い，母乳または育児用ミルクなどの乳汁だけでは不足してくるエネルギーや栄養素を補完するために，乳汁から幼児食に移行する過程をいい，そのときに与えられる食事を離乳食という。この間に子どもの摂食機能は，乳汁を吸うことから，食べ物をかみつぶして飲み込むことへと発達する。摂取する食品の量や種類が徐々に増え，献立や調理の形態も変化していく。また，摂食行動は次第に自立へと向かっていく。

② 離乳の必要性

・エネルギー・栄養素の補給：生後5～6か月ごろになると，乳児の成長・発達がめざましくなり，水分の多い乳汁だけでは，乳児の発育に必要なエネルギーや栄養素をまかないきれなくなる。また，母乳の分泌も減少してくるため，エネルギーや栄養素が不足してくる。

・消化機能の発達：乳児期の後半になると，唾液をはじめとする消化液の分泌量が増え，乳歯が萌出してくる。この時期に離乳食を与えることで，消化酵素の分泌や活性が高まる。

・咀嚼・嚥下機能の発達：乳児の摂食機能は，各時期に適した調理形態の離乳食を

与えることで，咀嚼・嚥下の機能が備わっていく。

・**精神機能の発達**：離乳食を与えることで，乳汁以外の味，におい，触感，形など
を経験することにより，味覚，嗅覚，触覚，視覚などが刺激され，これらの発達
が促される。また，家族とともに食卓を囲むことも，精神機能の発達につながる。

・**正しい食習慣の確立**：離乳食において，食品を適切に選択，調理し，適切な与え
方（食事時間，回数など）をすることで，望ましい食習慣の基礎が形成される。

③　離乳の基本

離乳については，子どもの食欲，摂食行動，成長・発達パターン等，子どもにはそ
れぞれ個性があるので，画一的な進め方にならないよう留意しなければならない。

a.　離乳の開始

離乳の開始とは，なめらかにすりつぶした状態の食物を初めて与えたときをいう。
開始時期の子どもの発達状況の目安としては，首のすわりがしっかりして寝返りがで
き，5秒以上座れる，スプーンなどを口に入れても舌で押し出すことが少なくなる
（哺乳反射の減弱），食べ物に興味を示すなどがあげられる。その時期は5〜6か月ご
ろが適当である。ただし，子どもの発育および発達には個人差があるため，月齢はあ
くまで目安であり，子どもの「食べたがっているサイン」に親が気がつくようにす
る。なお，離乳開始前の子どもにとって，最適な栄養源は乳汁であり，離乳開始前に
果汁やイオン飲料を与えることの栄養学的な意義は認められていない。また，はちみ
つは乳児ボツリヌス症を引き起こすリスクがあるため，1歳を過ぎるまでは与えない。

b.　離乳の進行

離乳の進行は，子どもの発育および発達の状況に応じて食品の量・種類・形態を調
整しながら，食べる経験を通じて摂食機能を獲得し，成長していく過程である。食事
を規則的に取ることで生活リズムを整え，食べる意欲を育み，食べる楽しさを体験し
ていくことを目標とする。食べる楽しみの経験としては，いろいろな食品の味や舌ざ
わりを楽しむ，手づかみにより自分で食べることを楽しむといったことだけでなく，
家族等が食卓を囲み，共食を通じて食の楽しさやコミュニケーションを図る，思いや
りの心を育むといった食育の観点も含めて進めていくことが重要である。離乳の進め
方の目安を表4-13に示す。

・**離乳初期**（生後5〜6か月ごろ）：離乳食を飲み込むこと，その舌ざわりや味に慣
れることが主な目的である。離乳食は1日1回与える。母乳または育児用ミルク
は，授乳のリズムに沿って子どもの欲するままに与える。

・**離乳中期**（生後7〜8か月ごろ）：舌でつぶせる固さのものを与える。離乳食は1
日2回にして生活リズムを確立していく。母乳または育児用ミルクは離乳食の後
に与え，このほかに授乳のリズムに沿って子どもの欲するままに，1日3回程度
与える。

・**離乳後期**（生後9〜11か月ごろ）：歯ぐきでつぶせる固さのものを与える。離乳食
は1日3回にし，食欲に応じて離乳食の量を増やす。離乳食の後に母乳または育

第4章　新生児期・乳児期の栄養

表4-13　離乳の進め方の目安

離乳の開始　　　　　　　　　　　　　　　　　　　　　　→　　　　　　　　　　　　離乳の完了

以下に示す事項は，あくまでも目安であり，子どもの食欲や成長・発達の状況に応じて調整する。

	離乳初期 生後5〜6か月ごろ	離乳中期 生後7〜8か月ごろ	離乳後期 生後9〜11か月ごろ	離乳完了期 生後12〜18か月ごろ
食べ方の目安	○子どもの様子をみながら，1日1回1さじずつ始める。 ○母乳や育児用ミルクは飲みたいだけ与える。	○1日2回食で食事のリズムをつけていく。 ○いろいろな味や舌ざわりを楽しめるように食品の種類を増やしていく。	○食事リズムを大切に，1日3回食に進めていく。 ○共食を通じて食の楽しい体験を積み重ねる。	○1日3回の食事リズムを大切に，生活リズムを整える。 ○手づかみ食べにより，自分で食べる楽しみを増やす。
調理形態	なめらかにすりつぶした状態	舌でつぶせる固さ	歯ぐきでつぶせる固さ	歯ぐきで噛める固さ
1回当たりの目安量				
Ⅰ　穀類（g）	つぶしがゆから始める。 すりつぶした野菜等も試してみる。 慣れてきたら，つぶした豆腐・白身魚・卵黄等を試してみる。	全がゆ50〜80	全がゆ90〜軟飯80	軟飯90〜ご飯80
Ⅱ　野菜・果物（g）		20〜30	30〜40	40〜50
Ⅲ　魚（g）		10〜15	15	15〜20
または肉（g）		10〜15	15	15〜20
または豆腐（g）		30〜40	45	50〜55
または卵（個）		卵黄1〜全卵1/3	全卵1/2	全卵1/2〜2/3
または乳製品（g）		50〜70	80	100
歯の萌出の目安		乳歯が生え始める。	1歳前後で前歯が8本生えそろう。 離乳完了期の後半頃に奥歯（第一乳臼歯）が生え始める。	
摂食機能の目安	口を閉じて取り込みや飲み込みができるようになる。	舌と上あごでつぶしていくことができるようになる。	歯ぐきでつぶすことができるようになる。	歯を使うようになる。

＊衛生面に十分に配慮して食べやすく調理したものを与える
出典）「授乳・離乳の支援ガイド」改定に関する研究会：授乳・離乳の支援ガイド（2019）

児用ミルクを与え，このほかに授乳のリズムに沿って子どもの欲するままに，1日2回程度与える。

c. 離乳の完了

　離乳の完了とは，形のある食物を噛みつぶすことができるようになり，エネルギーの大部分が母乳または育児用ミルク以外の食物から摂取できるようになった状態をいう。その時期は生後12〜18か月ごろである。食事は1日3回となり，そのほかに1日1〜2回の補食を必要に応じて与える。母乳または育児用ミルクは，子どもの離乳の進行および完了の状況に応じて与える。なお，離乳の完了は，母乳または育児用ミルクを飲んでいない状態を意味するものではない。

104

④　離乳食の進め方の目安

a.　食べ方，摂食機能の目安

・離乳初期（生後5～6か月ごろ）：口唇を閉じて，捕食や嚥下ができるようになり，口に入ったものを舌で前から後ろへ送り込むことができるようになる。

・離乳中期（生後7～8か月ごろ）：舌・顎の動きは前後から上下運動へ移行し，それに伴って口唇は左右対称に引かれるようになる。食べさせ方は，平らなスプーンを下唇にのせ，上唇が閉じるのを待つ。

・離乳後期（生後9～11か月ごろ）：食べ方は舌で食べ物を歯ぐきの上にのせられるようになるため，歯や歯ぐきでつぶすことができるようになる。口唇は左右非対称の動きとなり，噛んでいる方向に寄っていく動きがみられる。食べさせ方は，丸み（くぼみ）のある離乳食用のスプーンを下唇にのせ，上唇が閉じるのを待つ。手づかみ食べは，生後9か月ごろから始まり，1歳過ぎの子どもの発育および発達にとって，積極的にさせたい行動である。食べ物を触ったり，握ったりすることで，その固さや触感を体験し，食べ物への関心につながり，自らの意思で食べようとする行動につながる。

・離乳完了期（生後12～18か月ごろ）：手づかみ食べで前歯で噛み取る練習をして，一口量を覚え，やがて食具を使うようになって，自分で食べる準備をしていく。

b.　食品の種類と組み合わせ

離乳食の進行に応じて，食品の種類や量を増やしていく。

離乳の開始は，おかゆ（米）から始める。新しい食品を始めるときには離乳食スプーンで1さじずつ与え，子どもの様子を見ながら量を増やしていく。慣れてきたらじゃがいもやにんじんなどの野菜，果物，さらに慣れたら豆腐や白身魚，固ゆでした卵黄など，種類を増やしていく。

離乳が進むにつれ，魚は白身魚から赤身魚，青皮魚へ，卵は卵黄から全卵へと進めていく。食べやすく調理した脂肪の少ない肉類，豆類，各種野菜，海藻と種類を増やしていく。野菜類には緑黄色野菜も用いる。ヨーグルト，塩分や脂肪分の少ないチーズも与えてよい。牛乳を飲用として与える場合は，鉄欠乏性貧血の予防の観点から，1歳を過ぎてからが望ましい。

離乳食に慣れ，1日2回食に進むころには，穀類（主食），野菜（副菜）・果物，たんぱく質性食品（主菜）を組み合わせた食事とする。また，家族の食事から調味する前のものを取り分けたり，薄味のものを適宜取り入れたりして，食品の種類や調理方法が多様となるような食事内容とする。

母乳育児の場合，生後6か月の時点で，ヘモグロビン濃度が低く，鉄欠乏を生じやすいとの報告がある。また，ビタミンD欠乏の指摘もあることから，母乳育児を行っている場合は，適切な時期に離乳を開始し，鉄やビタミンDの供給源となる食品を積極的に摂取するなどが重要である。

フォローアップミルクは母乳代替品ではなく，離乳が順調に進んでいる場合は，摂

第4章　新生児期・乳児期の栄養

取させる必要はない。離乳が順調に進まず，鉄欠乏のリスクが高い場合や，適当な体重増加がみられない場合には，医師に相談したうえで，必要に応じてフォローアップミルクを活用することを検討する。

c. 調理形態・調理方法

離乳食の進行に応じて，食べやすく調理したものを与える。子どもは細菌への抵抗力が弱いので，調理を行う際には衛生面に十分に配慮する。

食品は，子どもが口の中で押しつぶせるように十分な固さになるよう加熱調理をする。はじめは「つぶしがゆ」とし，慣れてきたら粗つぶし，つぶさないままへと進め，軟飯へと移行する。野菜類やたんぱく質性食品などは，はじめはなめらかに調理し，次第に粗くしていく。離乳中期ごろになると，つぶした食べ物をひとまとめにする動きを覚え始めるので，飲み込みやすいようにとろみをつける工夫も必要になる。

調味について，離乳の開始時期は，調味料は必要ない。離乳の進行に応じて，食塩，砂糖など調味料を使用する場合は，それぞれの食品のもつ味を生かしながら，薄味で調理する。油脂類も少量の使用とする。

d. ベビーフード

2015（平成27）年度乳幼児栄養調査（厚生労働省，2018）において，離乳食についての困りごとで最も多い回答が「作るのが負担，大変」であった。現在，各月齢の子どもに適する多様なベビーフードが市販されており，これらを上手に使用することで，離乳食を作ることに対する保護者の負担が少しでも軽減するのであれば，それも一つの方法である。

現在市販されているベビーフードの種類は，ドライタイプとウェットタイプに大別される。ドライタイプには，熱風乾燥させた粉末製品と急速冷凍後に乾燥させたフリーズドライ製品がある。ドライタイプの製品には，離乳初期に用いるかゆや野菜のマッシュが多く，適量の水や湯を加えて使用する。乾燥状態なので，必要量を使用し，残りを保存することができる。ウェットタイプには，瓶詰製品とレトルト製品があり，開封してそのまま与えられるので，外出時などに便利である。

ベビーフードの利点として，単品で用いるほかに，手作りの離乳食と併用することで，食品数や調理形態が豊かになることや，月齢に合わせて粘度，固さ，粒の大きさなどが調整されているので，離乳食を手作りする場合の見本となること，また，製品の外箱等に離乳食メニューが提案されているものがあり，離乳食の取り合わせの参考になることなどがあげられる。一方で，多種類の食材を使用した製品は，食材それぞれの味や固さを体験しにくいことや，ベビーフードだけで1食をそろえた場合，栄養素などのバランスがとりにくい場合があること，製品によっては子どもの咀嚼機能に対して固すぎたり軟らかすぎたりする場合があることなどがあげられる。ベビーフードを利用する際は表4-14の留意点を踏まえ，適切に利用することが重要である。

e. フォローアップミルク

離乳期以降の栄養補給を目的としたもので，この時期に不足しがちなカルシウム，

3．新生児期・乳児期の栄養アセスメントと栄養ケア

表4-14　ベビーフードを利用するときの留意点

留　意　点
●子どもの月齢や固さのあったものを選び，与える前には一口食べて確認を 　子どもに与える前に一口食べてみて，味や固さを確認するとともに，温めて与える場合には熱すぎないように温度を確かめる。子どもの食べ方をみて，固さ等が適切かを確認。 ●離乳食を手づくりする際の参考に 　ベビーフードの食材の大きさ，固さ，とろみ，味つけ等が，離乳食を手づくりする際の参考に。 ●用途に合わせて上手に選択を 　そのまま主食やおかずとして与えられるもの，調理しにくい素材を下ごしらえしたもの，家庭で準備した食材を味つけするための調味ソースなど，用途に合わせて種類も多様。外出や旅行のとき，時間のないとき，メニューを一品増やす，メニューに変化をつけるときなど，用途に応じて選択する。不足しがちな鉄分の補給源として，レバーなどを取り入れた製品の利用も可能。 ●料理や原材料が偏らないように 　離乳が進み，2回食になったら，ごはんやめん類などの「主食」，野菜を使った「副菜」と果物，たんぱく質性食品の入った「主菜」がそろう食事内容にする。ベビーフードを利用するにあたっては，品名や原材料を確認して，主食を主とした製品を使う場合には，野菜やたんぱく質性食品の入ったおかずや，果物を添えるなどの工夫を。 ●開封後の保存には注意して。食べ残しや作りおきは与えない 　乾燥品は，開封後の吸湿性が高いため使い切りタイプの小袋になっているものが多い。瓶詰やレトルト製品は，開封後はすぐに与える。与える前に別の器に移して冷凍または冷蔵で保存することもできる。食品表示をよく読んで適切な使用を。衛生面の観点から，食べ残しや作りおきは与えない。

出典）「授乳・離乳の支援ガイド」改定に関する研究会：授乳・離乳の支援ガイド（2019）

表4-15　母乳，乳児用調製粉乳，牛乳，フォローアップミルクの成分比較

	母乳（人乳）[1]	乳児用調製粉乳[1]	牛　乳[1]	フォローアップミルク[2]
エネルギー（kcal）	61	510	61	65.7
たんぱく質（g）	1.1	12.4	3.3	2.1
脂　　　質（g）	3.5	26.8	3.8	2.7
炭 水 化 物（g）	7.2	55.9	4.8	8.3
灰　　　分（g）	0.2	2.3	0.7	0.5

[1]　100g当たり。日本食品標準成分表2020年版（八訂）より。乳児用調製粉乳は調乳していない値。

[2]　調乳100mL当たり。「雪印つよいこ」「明治ステップ」「森永乳チルミル」「和光堂ぐんぐん」の平均値

鉄，ビタミン類が強化されている。母乳や育児用ミルクの代替品ではない。成分特性は，①消化・吸収のよい乳清たんぱく質を増強し，アミノ酸バランスを整えている，②脳や網膜の発達に大切なDHAを強化し，リノール酸やα-リノレン酸などの必須脂肪酸のバランスを調整している，③牛乳や離乳食に不足しがちな鉄，乳幼児の代謝機能に重要なビタミンやミネラルをバランスよく配合している，④ビフィズス菌を増やすオリゴ糖を添加している，などがあげられる。表4-15に母乳，乳児用調製粉乳，牛乳，フォローアップミルクの成分組成を示す。

（2）授乳・離乳の支援ガイド

「授乳・離乳の支援ガイド」は妊産婦や子どもにかかわる保健医療従事者が基本的事項を共有し，支援を進めていくことができるよう，保健医療従事者向けに2007（平成19）年に作成された。作成から約10年が経ち，科学的知見の集積，育児環境や就業状況の変化，母子保健施策の充実など，授乳および離乳を取り巻く社会環境などに変化がみられたことから，本ガイドの内容が検証され，2019（平成31）年3月に改定された。そのねらいは，授乳・離乳への支援が，①授乳・離乳を通して，母子の健康の維持とともに，親子のかかわりが健やかに形成されることが重要視される支援，②乳汁や離乳食といった「もの」にのみ目が向けられるのではなく，一人ひとりの子どもの成長・発達が尊重される支援を基本とするとともに，③妊産婦や子どもにかかわる保健医療従事者において，望ましい支援のあり方に関する基本的事項の共有化が図られ，④授乳・離乳への支援が，健やかな親子関係の形成や子どもの健やかな成長・発達への支援としてより多くの場で展開されることである。

1）授乳の支援

① 授乳に関する現状

前述の平成27年度乳幼児栄養調査によると，授乳期の栄養方法は，2005（平成17）年度に比べ，2015（平成27）年度は母乳栄養の割合が増加し，混合栄養も含めると，母乳を与えている割合は，生後1か月で96.5%，生後3か月で89.8%であった（図4-12）。母乳育児に関する妊娠中の考えでは，妊娠中に「ぜひ母乳で育てたいと思った」，または「母乳が出れば母乳で育てたいと思った」と回答した者は9割を超えており，2005年度から変わらず，多くの母親が母乳で育てたいと思っていた。授乳について困ったことは，「母乳が足りているかどうかわからない」が最も多く，次いで「母乳が不足ぎみ」「授乳が大変，負担」の順であった。

図4-12　授乳期の栄養方法（1か月，3か月）の推移
（回答者：1985年度・1995年度・2005年度0～4歳児の保護者，2015年度0～2歳児の保護者）
出典）厚生労働省：平成27年度乳幼児栄養調査（2018）

② 授乳支援に関する基本的考え方

　母乳で育てたいと思っている母親が無理せず自然に母乳育児に取り組めるよう支援することは重要である。ただし，授乳の支援にあたっては母乳だけにこだわらず，必要に応じて育児用ミルクを使うなど，適切な支援を行うことが必要である。

　授乳は，子どもが「飲みたいと要求」し，その「要求に応じて与える」という両者のかかわりが促進されることによって，安心して進行していく。その過程で生じる不安等に対して適切に対応し，母親等が安心して授乳ができるように支援を行う。

　授乳の支援にあたっては，乳汁の種類にかかわらず，母子の健康の維持とともに，健やかな母子・親子関係の形成を促し，育児に自信をもたせることを基本とする。

③ 授乳支援のポイント

　表4-16には，妊娠期，授乳の開始から授乳のリズムの確立まで，授乳の進行，離乳食へ移行するまでの各期間における，授乳等の支援のポイントが示されている。混合栄養の場合は，母乳の場合と育児用ミルクの場合の両方を参考にする。

2）離乳の支援

① 離乳に関する現状

　平成27年度乳幼児栄養調査によると，離乳の開始時期は，「6か月」の割合が最も高く，2005年度よりピークが1か月遅くなっていた。また，離乳開始の目安は，「月齢」の割合が最も高く，次いで「食べものを欲しがるようになった」「体重など発育状態」の順であった。一方，離乳の完了時期は，「13～15か月」の割合が最も高く，2005年度よりピークが遅くなっていた。離乳食について何かしらの困りごとを抱えていると回答した者は74.1％であり，困ったことは，「作るのが負担，大変」「もぐもぐ，かみかみが少ない（丸のみしている）」「食べる量が少ない」「食べ物の種類が偏っている」の順に多かった。

② 離乳の支援に関する基本的考え方

　離乳については，子どもの食欲，摂食行動，成長・発達パターン等にはそれぞれ個性があるので，画一的な進め方にならないよう留意しなければならない。また，地域の食文化，家庭の食習慣等を考慮した無理のない離乳の進め方，離乳食の内容や量を，それぞれの子どもの状況に合わせて進めていくことが重要である。

　離乳の支援にあたっては，子どもの健康を維持し，成長・発達を促すよう支援するとともに，授乳の支援と同様，健やかな母子，親子関係の形成を促し，育児に自信がもてるような支援を基本とする。特に，子どもの成長や発達状況，日々の子どもの様子を見ながら進めること，無理をさせないことに配慮する。また，離乳期は食事や生活リズムが形づくられる時期でもあることから，生涯を通じた望ましい生活習慣の形成や生活習慣病予防の観点も踏まえて支援することが大切である。この時期から生活リズムを意識し，健康的な食習慣の基礎を培い，家族等と食卓を囲み，共に食事を取りながら食べる楽しさの体験を増やしていくことで，一人ひとりの子どもの「食べる力」を育むための支援が推進されることを基本とする。

第4章　新生児期・乳児期の栄養

表4-16　授乳等の支援のポイント

	母乳の場合	育児用ミルクを用いる場合
妊娠期	・母子にとって母乳は基本であり，母乳で育てたいと思っている人が無理せず自然に実現できるよう，妊娠中から支援を行う。 ・妊婦やその家族に対して，具体的な授乳方法や母乳（育児）の利点等について，両親学級や妊婦健康診査等の機会を通じて情報提供を行う。 ・母親の疾患や感染症，薬の使用，子どもの状態，母乳の分泌状況等のさまざまな理由から育児用ミルクを選択する母親に対しては，十分な情報提供のうえ，その決定を尊重するとともに，母親の心の状態に十分に配慮した支援を行う。 ・妊婦および授乳中の母親の食生活は，母子の健康状態や乳汁分泌に関連があるため，食事のバランスや禁煙等の生活全般に関する配慮事項を示した「妊産婦のための食生活指針」を踏まえた支援を行う。	
授乳の開始から授乳のリズムの確立まで	・特に出産後から退院までの間は母親と子どもが終日，一緒にいられるように支援する。 ・子どもが欲しがるとき，母親が飲ませたいときには，いつでも授乳できるように支援する。 ・母親と子どもの状態を把握するとともに，母親の気持ちや感情を受け止め，あせらず授乳のリズムを確立できるよう支援する。 ・子どもの発育は出生体重や出生週数，栄養方法，子どもの状態によって変わってくるため，乳幼児身体発育曲線を用い，これまでの発育経過を踏まえるとともに，授乳回数や授乳量，排尿排便の回数や機嫌等の子どもの状態に応じた支援を行う。 ・できるだけ静かな環境で，適切な子どもの抱き方で，目と目を合わせて，優しく声をかける等授乳時のかかわりについて支援を行う。 ・父親や家族等による授乳への支援が，母親に過度の負担を与えることのないよう，父親や家族等への情報提供を行う。 ・体重増加不良等への専門的支援，子育て世代包括支援センター等をはじめとする困ったときに相談できる場所の紹介や仲間づくり，産後ケア事業等の母子保健事業等を活用し，きめ細かな支援を行うことも考えられる。	
	・出産後はできるだけ早く，母子がふれあって母乳を飲めるように支援する。 ・子どもが欲しがるサインや，授乳時の抱き方，乳房の含ませ方等について伝え，適切に授乳できるよう支援する。 ・母乳が足りているか等の不安がある場合は，子どもの体重や授乳状況等を把握するとともに，母親の不安を受け止めながら，自信をもって母乳を与えることができるよう支援する。	・授乳を通して，母子・親子のスキンシップが図れるよう，しっかり抱いて，優しく声かけを行う等温かいふれあいを重視した支援を行う。 ・子どもの欲しがるサインや，授乳時の抱き方，哺乳瓶の乳首の含ませ方等について伝え，適切に授乳できるよう支援する。 ・育児用ミルクの使用方法や飲み残しの取り扱い等について，安全に使用できるよう支援する。
授乳の進行	・母親等と子どもの状態を把握しながらあせらず授乳のリズムを確立できるよう支援する。 ・授乳のリズムの確立以降も，母親等がこれまで実践してきた授乳・育児が継続できるように支援する。	
	・母乳育児を継続するために，母乳不足感や体重増加不良などへの専門的支援，困ったときに相談できる母子保健事業の紹介や仲間づくり等，社会全体で支援できるようにする。	・授乳量は，子どもによって授乳量は異なるので，回数よりも1日に飲む量を中心に考えるようにする。そのため，育児用ミルクの授乳では，1日の目安量に達しなくても子どもが元気で，体重が増えているならば心配はない。 ・授乳量や体重増加不良などへの専門的支援，困ったときに相談できる母子保健事業の紹介や仲間づくり等，社会全体で支援できるようにする。
離乳への移行	・いつまで乳汁を継続することが適切かに関しては，母親等の考えを尊重して支援を進める。 ・母親等が子どもの状態や自らの状態から，授乳を継続するのか，終了するのかを判断できるように情報提供を心がける。	

※混合栄養の場合は母乳の場合と育児用ミルクの場合の両方を参考にする。
出典）「授乳・離乳の支援ガイド」改定に関する研究会：授乳・離乳の支援ガイド（2019）

3．新生児期・乳児期の栄養アセスメントと栄養ケア

3） 災害時における妊産婦および乳幼児等に対する支援

　わが国は，諸外国に比べて台風，大雨，大雪，洪水，土砂災害，地震，津波，火山噴火などの自然災害が発生しやすい国である。厚生労働省においては，災害が発生した場合，保健師，助産師，管理栄養士等の専門職が，避難所等で生活している妊産婦および乳幼児を支援する際のポイントを整理して自治体に周知を行っている。

　災害時の授乳および離乳に関する支援については，発災時のみでなく，災害が起こる前の取り組みとして母子保健事業等の機会を活用し，妊産婦および乳幼児のいる家庭に対し，災害に備え，備蓄の用意に関する周知が重要である（⇨第 9 章 4 節）。

文　献

●参考文献
- 小さく産まれた赤ちゃんへの保健指導のあり方に関する調査 研究会：低出生体重児保健指導マニュアル～小さく生まれた赤ちゃんの地域支援～（2019）
- 厚生労働省：平成 22 年乳幼児身体発育調査報告書（2011）
- こども家庭庁：令和 5 年乳幼児身体発育調査結果の概要（2024）
- 「授乳・離乳の支援ガイド」改定に関する研究会：授乳・離乳の支援ガイド（2019）
- 乳児用調製粉乳の安全な調乳，保存及び取り扱いに関するガイドライン：世界保健機関/国連食糧農業機関共同作成（2007）
- 国立成育医療研究センター：乳幼児健康診査身体診察マニュアル（2018）
- 厚生労働科学研究班：食物アレルギーの栄養食事指導の手引き 2017（2017）
- 厚生労働省雇用均等・児童家庭局母子保健課：平成 27 年度「乳幼児栄養調査」（2018）
- 渡邊令子・伊藤節子・瀧本秀美編：応用栄養学 改訂第 5 版，南江堂（2015）
- 栢下淳・上西一弘編集：応用栄養学 第 1 版，羊土社（2014）
- 清野佳紀・小林邦彦・原田研介・桃井眞理子編：NEW 小児科学 改訂第 2 版，南江堂（2003）
- 内山聖監修：標準小児科学 第 8 版，医学書院（2013）
- 堤ちはる・土井正子編著：子育て・子育ちを支援する小児栄養，萌文書林（2009）
- 日本小児栄養消化器肝臓学会編：小児臨床栄養学 改訂第 2 版，診断と治療社（2018）
- 仁志田博司著：新生児学入門 第 4 版，医学書院（2012）

第5章

成長期の栄養

1. 成長期の生理的特徴

　幼児期は満1歳〜小学校入学前までの期間である。学童期は小学校入学後の6年間の期間で，思春期は学童期から成人期への移行期で，個人差が大きく，いつからいつまでかは明確ではないが，日本産科婦人科学会によると，思春期は女子においては第二次性徴出現から初経を経て月経周期がほぼ順調になるまでの期間である。年齢としては，8，9歳〜17，18歳ころまでとされている。幼児期から思春期における成長期は，身体発育，生理機能，運動機能，精神機能，社会性の発達，第二次性徴など，発育・発達の著しい時期であり，小児から成人への移行期でもある。

　身体諸器官の発育速度を表すものとして，スキャモンの発育パターンが知られており（⇨ p.80，図4-4），幼児期は神経型器官，一般型器官，リンパ型器官，学童期はリンパ型器官，思春期は一般型器官と生殖型器官の発育が著しい。

　成長期では，成長・発達に応じた適切なエネルギー・栄養素を摂取する必要があり，偏食，小食，過食，欠食など不適切な食事により，栄養上の問題も起こりやすい時期である。健康の維持・増進，疾病予防，正しい食習慣の確立のために，成長期の生理的特徴をよく理解して，栄養状態や心身機能に応じた栄養管理を行うことが大切である。

1.1　身長，体重，体組成の変化

　幼児期は乳児期に続いて成長・発達が著しい時期である。身長や体重などの身体発育は，乳児期に比べて成長速度がゆるやかになるが，身長の伸びは1〜2歳にかけては約10〜12 cm，2〜3歳は約6〜7 cm，4〜5歳は約5〜7 cmと減少していく。出生時の2倍の100 cmになるのは4歳ころである。体重の増加は1〜5歳にかけては年間約2.1 kgとほぼ一定で推移し，4歳で出生時の5倍の約15 kgになる。頭囲の増加は1〜2歳にかけては約2 cm，2〜3歳は約1 cmであり，3歳では頭囲が約49 cmとなる。その後も少しずつ増加し，6歳で約51 cmとなる。体組成では，骨格や筋肉の成長に伴い，皮下脂肪が減少し，筋肉質の体型に移行していく。四肢の伸びが大きく，幼児期後半には下肢の成長が著しく，新生児では4等身であったものが，6等身に近づく（⇨ p.80，図4-3）。身体発育曲線（図5-1）に示されるように，幼児期は発

112

1．成長期の生理的特徴

・身長と体重のグラフの帯の中には，各月・年齢の94パーセントの子どもの値が入る。乳幼児の発育は個人差が大きいが，このグラフを一応の目安とする。なお，2歳未満の身長は寝かせて測り，2歳以上の身長は立たせて測ったものである。
資料）厚生労働省：平成22年乳幼児身体発育調査

図5-1　身体発育曲線
資料）平成24年度改正母子健康手帳より作成

表5-1　学童期・思春期の身長・体重（全国平均）

区分	年齢(歳)	身長 (cm) 男	身長 (cm) 女	体重 (kg) 男	体重 (kg) 女
小学校	6	116.9	116.0	21.6	21.2
	7	123.0	122.1	24.5	24.0
	8	128.6	127.8	27.8	27.0
	9	134.1	134.4	31.4	31.0
	10	139.6	141.4	35.3	35.3
	11	146.2	147.9	39.9	40.2
中学校	12	154.2	152.3	45.8	44.5
	13	161.1	155.0	50.6	47.6
	14	166.0	156.4	54.9	49.8
高等学校	15	168.6	157.2	59.0	51.2
	16	169.9	157.8	60.4	52.2
	17	170.7	158.0	62.0	52.6

注）年齢は各年4月1日現在の満年齢
令和2〜5年度学校保健統計調査は新型コロナウイルス感染症の影響により，例年4〜6月に実施される健診結果によるものを年度末まで延長した集計結果のため，成長著しい時期のデータとして，過去の数値との単純比較はできない。
出典）文部科学省：令和5年度学校保健統計調査報告書

育の途中であるが，乳児期と比べると成長速度は遅い。

　思春期前までの学童期は，幼児期に引き続いてゆるやかな成長を示す。女子では小学校高学年のころから思春期に入り，身体発育が著しくなる。男子の思春期は女子より2〜3年遅れる。学童期・思春期の身長，体重の増加を男女別に示す（表5-1）。身長の発育速度曲線に示されるように，胎児期の終わりから乳児期を経て幼児期前半にかけての第一発育急進期と，思春期での急速な成長の増加がみられる第二発育急進期がある（図5-2）。女子では9〜11歳ころが成長のピークとなり，1年間で身長約6.5〜7.0cm，体重5kgくらいの増加を示し，身体発育の全国平均値では一時的に男子の体位を上回る（表5-1）。男子では，女子より2歳くらい遅れて，11〜13歳こ

113

第5章 成長期の栄養

図5-2　身長の発育速度曲線
出典）高石昌弘・樋口溝・小島武次：からだの発達，大修館書店（1981）

ろが成長のピークとなり，1年間で身長約 7.0～7.5 cm，体重 5.5 kg くらいの増加を示す。

身長や体重の値から，発育を評価する方法は下記の通りであるが，一人ひとりの成長の個人差を配慮することが大切である。

1）肥満度による判定

肥満度（標準体重比）＝〔（実測体重－標準体重）÷標準体重〕×100（％）

判定　軽度肥満：20％以上30％未満
　　　中等度肥満：30％以上50％未満
　　　高度肥満：50％以上
　　　ふつう：±20％未満
　　　軽度やせ：－30～20％以下
　　　高度やせ：－30％以下

なお，学校保健行政上の基礎資料を得ることを目的に，文部科学省では1948（昭和23）年度から，児童・生徒の成長と疾病についての調査（学校保健統計調査）を行っている。2006（平成18）年度以降では，性別・年齢別・身長別標準体重から肥満度を求め，肥満度が20％以上を肥満傾向児，肥満度が－20％以下を痩身傾向児としている。

2）カウプ指数（Kaup index）

体重（g）÷｛身長（cm）｝^{2}×10 で算出され，生後3か月以降の乳幼児期の体格や栄養状態の評価に用いられる（⇨p.94）。

3）ローレル指数（Rohrer index）

体重（kg）÷｛身長（cm）｝^{3}×10^7 で算出され，一般的には 120～140 を正常，100未満をやせ，160以上を肥満とする。ローレル指数は，学童期から用いられる。

4）身体発育曲線による判定

性別の身長・体重曲線を用いる。1～6歳の身体発育曲線については図5-1に示す。

5）BMI（body mass index）

体重（kg）÷｛身長（m）｝^{2} で算出され，高校生以降，成人期に用いられる。18.5以上25.0未満を普通体重，18.5未満を低体重（やせ），25.0以上を肥満とする（日本肥満学会による肥満度の判定基準）。

1.2　生理機能の発達

（1）口腔機能の発達

口腔では，1～3歳にかけて咀嚼に重要な第一，第二小臼歯が生えてくることで，噛む能力が格段に高まる（⇨p.82，図4-6）。生歯の時期や咀嚼能力の発達にあわせて適度な固さの食事を与え，噛むことを習慣づける。幼児は軟らかいものを好む傾向にあるが，よく噛むことは，食べ物を飲み込みやすくするだけでなく，

① 唾液などの消化酵素の分泌を促し，消化機能を高める

② ゆっくりよく噛んでたべることで食べ過ぎを防ぐ

③ 唾液の分泌を促すことにより，う歯（むし歯）を防ぐ

④ 筋肉を使うことにより，表情を豊かにする

⑤ 脳への血流を増やし，脳の発達につながる

など，身体のさまざまな機能の発達にも効果がある。咀嚼機能の発達に応じて食品の種類，固さ，調理方法などを段階的に進め，乳歯が生えそろう3歳ころから，5歳にかけて徐々に大人の調理形態に近づける。6歳ころには，第一大臼歯が生え，同じころから乳歯が徐々に永久歯に生え変わって，12～14歳ころには28本が生えそろう（⇨p.82，図4-6）。永久歯のう歯（むし歯）発生頻度は6～8歳で高いことから，この時期のう歯の予防が特に重要である（表5-2）。近年は，幼児期からのう歯予防が広く周知，徹底され，被患率は減少を示している。

表5-2　幼児期・学童期・思春期のう歯（むし歯）の推移（全国平均）　　　（％）

区分＼年度	1967	1977	1987	1993	1998	2003	2008	2013	2018	2023
幼稚園	92.6	88.4	80.9	75.7	67.7	58.8	50.3	39.5	35.1	22.6
小学校	92.0	93.7	91.1	88.4	82.1	71.3	63.8	54.1	45.3	34.8
中学校	87.4	93.5	91.4	87.8	81.9	67.7	56.0	44.6	35.4	28.0
高等学校	89.0	94.6	94.3	91.3	88.2	77.9	65.5	55.1	45.4	36.4

出典）文部科学省：学校保健統計調査報告書

（2）消化機能の発達

　胃は，乳児期では湾曲の少ない「とっくり」の形であるが，3歳ころには成人の形に近くなる（⇨p.82，図4-7）。また，胃の容量も個人差があるが，1歳ころで約370～460 mL，幼児期では約400～800 mLと大きくなり，徐々に成人の大きさに近づく。幼児では，小腸の身長に対する長さは，成人の約4.5倍に比べて約6倍と長い。

　乳児期に比べ，消化酵素の働きは強まり，消化機能も増強される。炭水化物の分解にかかわる酵素活性は，酵素の種類によって異なるが，多糖類分解酵素であるアミラーゼ活性は，乳児期では低く，成人レベルになるのは，2～3歳である。中性脂肪（トリグリセリド）のうち，長鎖脂肪は十二指腸および空腸において脂肪分解酵素の膵リパーゼによって分解されるが，乳児期では膵リパーゼ活性は低く，成人のレベルになるのは，2～3歳ころである。脂肪の吸収は，出生後早期では80％であるが，その後，4～5か月で90％，1歳で95％と成人レベルに達する。たんぱく質の消化酵素による分解は，胃ではペプシン，小腸ではトリプシンやキモトリプシン，ペプチダーゼなどにより行われる。ペプシンの活性は乳児期で低く，2歳で成人レベルになり，胃酸分泌においても成人レベルになるのは4歳ころである。

（3）代　　謝

　呼吸は，乳児期では主に腹式呼吸であるが，3歳ころから胸式呼吸へ移行する。呼

吸数は，幼児期では 20 ～ 30 回 / 分と成人（およそ 16 ～ 18 回 / 分）より多く，体温も成人より高い。汗腺の発達が十分ではなく，体温調節機能が成人レベルになるのは 10 歳ころである。体重 1 kg 当たりの基礎代謝量（kcal/kg 体重 /日）では，1 ～ 2 歳が男女とも最も高く，年齢が上がるにつれ低くなる（⇨ p. 250，巻末付表）。

（4） 脳，免疫機能の発達

神経型器官（脳，脊髄，視覚器，末梢神経など）の発育は 10 ～ 12 歳ころには完成する（⇨ p. 80，図 4-4）。リンパ型器官（胸腺，リンパ節など）は幼児期，学童期に急速に発育し，小学校高学年ころにピークを迎える。例えば，T 細胞の分化・成熟に重要な役割を果たす胸腺は思春期に最も大きくなり，その後退化し多くが脂肪組織に変化する。B 細胞系の機能としては，IgM 産生は 1 歳ころに，IgG 産生は 4 ～ 6 歳に，IgA 産生は思春期には成人と同程度になり，感染症への抵抗力が増す（⇨ p. 84，図 4-9）。

1.3 運動機能の発達

筋肉，骨格や平衡器官の発達・発育と，神経線維の髄鞘化による中枢神経系の発達が，運動機能の発達を促す。1 歳～ 1 歳半で歩けるようになり，2 歳では走ることや階段の昇降，3 歳では三輪車乗りや片足立ち，4 歳では片足跳びが可能になる。手指の巧緻性が増し，1 歳を過ぎると，コップから飲んだり，スプーンを使えるようになる。2 歳を過ぎると両手で茶碗とスプーンを使って食べられ，3 歳になるとはしを握って使うようになる。洋服のボタンかけや丸が描けるようになるのもこのころである。はしやはさみが上手に使えるようになるのは 5 歳ころである。

幼児期の適切な運動は諸器官を刺激し，望ましい発達を導く。また，体を使って遊ぶことは心の健全な発育・発達にとっても重要である。

学童期・思春期になると，骨格筋量が増大し，呼吸・循環機能も上昇して，筋力，持久力が向上する。運動の巧緻性も増し，運動能力が高まる。文部科学省の体力・運動能力調査の年次推移をみると，走・跳・投の基礎的運動能力が低下傾向にある。男女ともに小学生のころから，運動・スポーツの実施頻度が高いほど，新体力テストの合計点が高いことが示されている（図 5-3）。

1.4 精神機能の発達，社会性の発達

スキャモンの発育パターンにみられるように，神経型器官は他の器官よりも発育が速く，脳の重量は 4 ～ 5 歳で約 1,200 g となり，大人の 80%ほどになる。それに伴って，言語，知能，情緒，社会性などが目覚ましく発達し，2 ～ 3 歳ころには自我が芽生え，自己主張や反抗期が現れる。

言語は 1 歳では繰り返し単語であるが，2 歳になると語彙が急激に増加し，2 語文が話せるようになり，3 ～ 4 歳ころには会話によるコミュニケーションが可能になる。豊かな情感や言語能力，社会性の育成には，親や友だちなど周囲の人々とのかかわり

図5-3 運動・スポーツの実施頻度別新体力テストの合計点
出典）文部科学省：平成29年度体力・運動能力調査報告書

が大きく影響する。知能の発達により食物への関心が高まり，色，味，香りなど食物の認知能力が増して，嗜好が生まれる。偏食や食欲のムラが起こりやすいが，3歳ころから食教育が受け入れられるようになり，4歳ころには社会性が発達し，我慢したり，仲間との集団遊びを楽しめるようになる。

学童期・思春期では，学校での生活を通して自己抑制や協調性が増し，社会性が急速に発達する。客観的，抽象的思考を受け入れられるようになり，倫理性が育つ。

1.5 第二次性徴

男女の違いは，性染色体により遺伝的に受精直後に決まるが，胎生6週ころまでは，男女の性の分化はなく，胎生7～8週ころから性の分化が進むと考えられている。

女子では，7～8歳ころより，間脳の視床下部から性腺刺激ホルモン放出ホルモン（GnRH）が分泌され，下垂体前葉から卵胞刺激ホルモン（FSH），黄体形成ホルモン（LH）などの性腺刺激ホルモン（ゴナドトロピン）が分泌される（⇨ p.47, 図3-1）。性腺刺激ホルモンにより卵巣が発達し，卵巣より女性ホルモンである卵胞ホルモン（エストロゲン，estrogen）や黄体ホルモン（プロゲステロン，progesterone）が分泌される。10歳前後より，乳房が発育し，陰毛，腋毛が生えて，初経（初潮：初めての月経）が起こり（⇨ p.48, 図3-2），骨盤の発育，皮下脂肪の増加などにより女性特有の体型になる。初経発来の時期は，遺伝的要因，栄養状態などにより，個人差があるが，12～14歳（平均12.3±1.0歳）である。

男子では，9～10歳ころより，間脳の視床下部より，性腺刺激ホルモン放出ホルモンが分泌され，下垂体前葉から性腺刺激ホルモンが分泌される。性腺刺激ホルモンにより，精巣の発育，精子の産生が促進され，精巣から男性ホルモン（アンドロゲン，androgen）が分泌される。声変わりや射精がみられ，陰毛，腋毛などが生え，筋肉が発達して男性らしい体型になる。

第 5 章　成長期の栄養

1.6　精神的・心理的変化

　成長期は，身体発育や体力の著しい発達がある一方，精神発達が不十分であることも多く，感情の起伏や情緒の不安定を引き起こし，家庭内暴力，不登校，非行や自殺などの行動に至ることがある。特に，思春期では，自我や社交性が発達する時期であるが，身体的にも急激に性成熟する時期であるため，心理的変化が著しく，性的関心が強くなり異性を意識するようになる。また，体の急激な成長・発達のために精神的にも不安定になりがちで，大人になることへの漠然とした不安，異性関係，友人関係，家族，受験，学校生活など，さまざまな問題を引き起こしやすい時期である。

2.　小児の食事摂取基準

2.1　推定エネルギー必要量

　成長期である小児（1〜17歳）は，基礎代謝量，身体活動に必要なエネルギーに加えて，成長に伴って組織合成に要するエネルギーと組織増加分のエネルギー（エネルギー蓄積量）を余分に摂取しなければならない。組織の合成に要するエネルギーは，身体活動に必要な総エネルギー消費量に含まれるので，小児の推定エネルギー必要量は次式で算出される。

> 推定エネルギー必要量（kcal/日）＝［体重1kg当たりの基礎代謝量基準値（kcal/kg体重/日）×参照体重（kg）×身体活動レベル基準値］＋エネルギー蓄積量（kcal/日）

　1日の基礎代謝量とは，食物摂取による消化・吸収や環境温度の影響がなく，安静な覚醒状態で必要な最小限のエネルギー消費量である。早朝空腹時に快適な室温（20〜25℃）において，安静仰臥位・覚醒状態の消費エネルギーとして測定される。一方，直接測定ではなく，日本人集団を対象として基礎代謝量を測定した研究成果から提唱された性・年齢階級別基礎代謝量基準値（⇨ p. 250，巻末付表）は参照体重から算出されている。体重1kg当たりの基礎代謝量（kcal/kg体重/日）は，男女共に1〜2歳が最も高く，以後，年齢とともに減少する。

　身体活動レベル（カテゴリー，PAL：physical activity level）は，総消費エネルギーが基礎代謝量の何倍に相当するかを示した身体活動量の指標で，成長期の小児では年齢とともに増加する。そして，5歳までの身体活動レベル（カテゴリー）は「ふつう」のみの1区分であるが，6歳以降の身体活動レベル（カテゴリー）は，成人と同じ「低い」，「ふつう」，「高い」の3区分となっている（⇨ p. 250，巻末付表）。

　エネルギー蓄積量（kcal/日）（表5−3）は，性・年齢階級別の参照体重から1日当たりの体重増加量を算出して，それに組織のエネルギー密度（kcal/g）を乗じることによって求められる。

　成長期である小児は，組織の増加に必要なたんぱく質がエネルギー源として利用さ

表5-3 成長を伴う組織増加分のエネルギー（エネルギー蓄積量）

年齢（歳）	男児				女児			
	参照体重(kg)	体重増加量(kg/年)	組織増加分		参照体重(kg)	体重増加量(kg/年)	組織増加分	
			エネルギー密度(kcal/g)	エネルギー蓄積量(kcal/日)			エネルギー密度(kcal/g)	エネルギー蓄積量(kcal/日)
1～2	11.5	2.1	3.5	20	11.0	2.2	2.4	15
3～5	16.5	2.1	1.5	10	16.1	2.2	2.0	10
6～7	22.2	2.6	2.1	15	21.9	2.5	2.8	20
8～9	28.0	3.4	2.5	25	27.4	3.6	3.2	30
10～11	35.6	4.6	3.0	40	36.3	4.5	2.6	30
12～14	49.0	4.5	1.5	20	47.5	3.0	3.0	25
15～17	59.7	2.0	1.9	10	51.9	0.7	4.7	10

出典）厚生労働省：「日本人の食事摂取基準（2025年版）」策定検討会報告書，p.71（2024）

れてしまわないように，エネルギー源として十分量の糖質および脂質をとらなければならない。そして，エネルギー摂取量過不足は，体重と身長を測定し，成長曲線（身体発育曲線）のカーブから大きく外れた体重変化がないかなど，成長の経過を縦断的に観察して評価することが重要である。

2.2 たんぱく質

　小児（1～17歳）の推定平均必要量は，窒素出納法によって求められた体たんぱく質維持のための必要量と，成長に伴うたんぱく質蓄積量から要因加算法によって算出される。推定平均必要量は，次式によって算出される。

　　推定平均必要量（g/日）＝（たんぱく質維持必要量÷利用効率）
　　　　　　　　　　　　　　　　＋（たんぱく質蓄積量÷蓄積効率）×参照体重

　たんぱく質維持必要量は，小児も含めた全年齢区分で男女ともに同一の値（0.66 g/kg体重/日）を用いて算定されている。利用効率は体重維持の場合の日常食混合たんぱく質利用効率で，1歳児は70％であり，成長に従って成人の90％に近づいていく。成長に伴うたんぱく質の蓄積量は，各年齢における参照体重の増加量と体たんぱく質の割合から算出される。そして，推奨量は，個人間の変動係数を成人と同様に12.5％と見積もり，推定平均必要量に推奨量算定係数1.25を乗じた値である。

　また，発育の盛んな小児には，たんぱく質の摂取量を充足させるだけではなく，成人の9種類の必須アミノ酸にアルギニンを加えた10種類のアミノ酸がバランスよく摂取できるような，質の良いたんぱく質を摂取するようにする。

2.3 脂　　質

　脂質はエネルギー産生栄養素の一つであり，1歳以上全年齢で男女ともに総エネルギー摂取量に占める割合（％エネルギー）として，20～30％エネルギーが目標量として設定されている。その他，図5-4に図示した各脂質項目のうち，飽和脂肪酸，

n-6系脂肪酸，*n*-3系脂肪酸について食事摂取基準が設定されている。

　小児期の飽和脂肪酸の過剰摂取は，中年での冠動脈疾患や肥満の原因となる可能性があることは知られていたが，循環器疾患の危険因子との関連を検討した研究が少なかったため，2020年版の日本人の食事摂取基準以前には，小児の飽和脂肪酸摂取量については設定されてこなかった。しかし，循環器疾患の発症および死亡に直結する影響は十分でないもののその重要な危険因子である血中総コレステロールおよびLDL-コレステロールへの影響は明らかであるため，2025年版では，3歳以上の小児について男女ともに，3～14歳では飽和脂肪酸のエネルギー比率が10％以下，15～17歳で9％以下と目標量が設定された。*n*-6系および*n*-3系脂肪酸については，それぞれ必須脂肪酸として生理的に重要な役割を担っているが，現在，日本人に欠乏症の報告がないことから，乳児，小児を含め全年齢区分で日本人の摂取量の中央値が目安量として設定された。

図5-4　脂質とその構成
出典）厚生労働省：「日本人の食事摂取基準（2025年版）」策定検討会報告書，p. 104（2024）

2.4　炭水化物，食物繊維

　炭水化物，特に多糖類は，エネルギー産生栄養素として重要な栄養素であるが，主食の主栄養となっているので，特別な状況を除いて十分に摂取されていると考えられる。そこで，他のエネルギー産生栄養素であるたんぱく質と脂質のエネルギー比率の残余分を炭水化物として補うべく，1歳以上の全年齢区分で50～65％エネルギーが目標量として設定された。また，砂糖などの遊離糖類の過剰摂取が，肥満やう歯（むし歯）の原因となるリスクが高いことから，WHOなどでは過剰摂取にならないように摂取量を制限しているが，わが国では，これらの糖類（単糖・二糖）の摂取量が十分に把握されていないことから，指標は設定されていない。

　食物繊維については，その摂取量が小児に多い便秘や肥満に直接影響するという報告もあり，また，小児期の食習慣が成人後の循環器疾患の発症やその危険因子に影響を与えている可能性が示唆されていることを考慮して，3歳以上について目標量が設

定された。

　食品成分表（八訂）では，測定法の変更により，食品成分表（七訂）よりも多くの食品において食物繊維の成分値が高くなっている。しかし，2025年版の日本人の食事摂取基準では，食品成分表（七訂）の成分値を基準に設定されているため，食品成分表（八訂）を用いて栄養計算を行う場合には留意する必要がある。

2.5　ビタミン，ミネラル
（1）　ビタミン

　脂溶性ビタミンのビタミンAと水溶性ビタミンのB$_1$，B$_2$，ナイアシン，B$_6$，葉酸，Cについては，推定平均必要量と推奨量が設定されている。それ以外のビタミンは，過不足のないように目安量が設定された。そして，過剰摂取の影響が知られているビタミンA，D，E，ナイアシン，B$_6$，葉酸については，耐容上限量が設定された。

1）　脂溶性ビタミン

　ビタミンAの典型的な欠乏症として，小児では角膜乾燥症からの失明，夜盲症や免疫機能の低下，また，成長阻害，骨および神経系の発達抑制もみられる。ビタミンAの摂取量が不足していても肝臓のビタミンA貯蔵量が20 μg/g以上に維持されていれば，血漿レチノール濃度の低下がみられない。そこで，ビタミンAの推定平均必要量は，肝臓内のビタミンA最小貯蔵量を維持するために必要な摂取量から算定された。小児のビタミンA推定平均必要量は，男女別に18～29歳の推定平均必要量をもとにして，成長因子（成長に利用される量，成長に伴って体内に蓄積される量）を加味して，体重比の0.75乗を用いて体表面積を推定する方法により外挿し，算出された。推奨量は，小児においても成人と同様に，個人間の変動係数を20%と見積もり，推定平均必要量に推奨量算定係数1.4を乗じた値とされた。耐容上限量についても，18～29歳の値をもとに体重比を外挿して算出されている。

　ビタミンDとビタミンKは，成人の目安量をもとに体重比の0.75乗と成長因子を用いて外挿し，ビタミンEは，日本人の摂取量の中央値が目安量として設定された。

　小児の場合，ビタミンDの血中濃度が20 ng/mL未満では，くる病，カルシウム吸収率低下，および骨量低下がみられ，カルシウムの代謝に影響がある。ビタミンDは，日光の紫外線により体内でコレステロールから生合成されるが，日照量と生合成量との関係は明確になっていない。しかし，日照の機会が少ない小児では，くる病の発症リスクが高い。紫外線による皮膚での産生は調節されているため，必要量以上のビタミンDが産生されることはないが，ビタミンDの過剰摂取では，高カルシウム血症，腎障害などが起こることが知られているため，耐容上限量が設定された。小児の耐容上限量は，18～29歳の値と乳児の値の間を，参照体重を用いて体重比から外挿した。ビタミンEについては，健康な成人のα-トコフェロールの健康障害非発現量（NOAEL）の800 mg/日を小児でも用いて，参照体重と体重比から性別および年齢階級別に耐容上限量が設定された。一方，ビタミンKについては，過剰障害の報告がな

いことから，耐容上限量は設定されていない。

2）水溶性ビタミン

ビタミンB_1が正常な機能を発揮しているとき，赤血球トランスケトラーゼ活性係数は15%以下であると報告されている。ビタミンB_1の欠乏・回復試験において，赤血球トランスケトラーゼ活性係数が15%以下に維持できるビタミンB_1の最小摂取量（0.30 mg/1,000 kcal）をビタミンB_1の推定平均必要量の参照値とした。

ビタミンB_2の推定平均必要量は，成人と同様に，欠乏症を予防できる最低必要量からではなく，尿中の排泄量が増大し始める摂取量（体内飽和量）を推定平均必要量を求めるための参照値としている。一方，ナイアシンとビタミンB_6は欠乏とならない最小摂取量が参照値となっている。そして，ビタミンB_{12}，葉酸とビタミンCについては，18～29歳の推定平均必要量をもとに，体重比の0.75乗と成長因子を用いて外挿して算定された。

ビタミンB_1，ビタミンB_2，ナイアシンはエネルギー代謝にかかわるビタミンであることから，エネルギー摂取量当たりで示された参照値に，対象年齢区分の推定エネルギー必要量を乗じて推定平均必要量が算定された。ビタミンB_6は，アミノ酸の代謝や生理活性アミンの代謝にかかわっているので，たんぱく質摂取量当たりのピリドキシン摂取量として示された。一方，パントテン酸は日本人の摂取量の中央値を，ビオチンは18～29歳の値をもとに体重比と成長因子からの外挿値を目安量としている。

ナイアシン，ビタミンB_6および葉酸について，耐容上限量が設定されているが，ビタミン強化食品やサプリメントとして摂取するときには注意が必要な数値である。

（2）ミネラル

小児では，多量ミネラルの5種（ナトリウム，カリウム，カルシウム，マグネシウム，リン），微量ミネラルの7種（鉄，亜鉛，銅，マンガン，ヨウ素，セレン，モリブデン）が設定されている。小児のクロムの摂取基準は設定されていない。

カルシウム，マグネシウム，鉄，亜鉛，銅，ヨウ素，セレン，モリブデンについては推定平均必要量と推奨量が，ナトリウム（食塩相当量）は目標量のみ，カリウムは3歳以上で目安量と目標量が，リンとマンガンは目安量のみが設定されている。ヨウ素とセレンに耐容上限量が設定された。

1）カルシウム

血液中のカルシウム濃度は，副甲状腺ホルモンやカルシトニンによって骨吸収（骨からのカルシウムなどの溶出）と骨形成（骨へのカルシウムなどの沈着）という骨代謝を常に繰り返して比較的狭い範囲（8.5～10.4 mg/dL）に保たれている。成長期は，骨形成が骨吸収を上回り，骨量が増加する。カルシウムの推定平均必要量は，成人と同様に，体内カルシウム蓄積量，尿中排泄量，経皮的損失量とみかけのカルシウム吸収率を用いて，要因加算法で算定された。推奨量は個人間の変動係数を10%と見積もり，推定平均必要量に推奨量算定係数1.2を乗じて算定された。17歳以下では過剰摂取

による健康障害について十分な報告がないため耐容上限量は設定されていない。しかし，多量摂取を推奨するものでも，安全性を保証するものでもない。

2）鉄

鉄の推定平均必要量は，要因加算法を用いて，基本的鉄損失，ヘモグロビン中の鉄蓄積量，非貯蔵性組織鉄の増加量，貯蔵鉄の増加量とさらに月経のある女児の場合には月経血による鉄損失量を加えたものに吸収率を考慮して算定された。小児において，鉄剤や鉄サプリメントの誤飲による急性の胃腸症状等が認められているが，急性の胃腸症状以外に，鉄の過剰摂取に伴う健康障害が明確でないことから，2025年版では，成人と同様に耐容上限量の設定が見合わされた。そして，小児では，急速な成長による鉄需要の増加に対して，食事性の鉄摂取量が不足しがちなために，鉄欠乏性貧血になりやすい。今後，小児の貧血有病率と鉄摂取量との関連について詳細な検討が必要である。

3. 幼児期の栄養アセスメントと栄養ケア

3.1 幼児期の食生活

幼児期は，奥歯（臼歯）が生え始め，乳歯が生えそろう3歳ごろまでの間に，離乳完了期の食事から次第に食品の種類，量，固さを増して，成人の食事形態に移行する過程にある。精神面の発達においても，食習慣の確立や社会性を身につけていく時期である。そして，この時期に獲得した咀嚼や嗜好，食習慣などは，その後の成長過程における食行動に大きな影響を及ぼすことから，幼児期の食生活はとても重要である。

（1）幼児期の食事

幼児期は，咀嚼に必要な第一小臼歯と第二小臼歯が生える1～2歳と，乳歯がほぼ生えそろう3歳以降では，咀嚼機能と能力に違いがあるため食事形態は大きく異なる。

例えば，1歳児は，異なる形態や食感をもつものを一緒に咀嚼することが容易ではないが，2歳児になると多少の異なる食感をもつ食品を同時に咀嚼できるようになるなど，1歳と2歳でも咀嚼する能力が大きく異なる。また，幼児期は介助食べから手づかみ食べ，次第にスプーンやフォーク，はしなどの食具を使って食べるようになるなど，食技能も大きく変化するときである。そして，同時に発達の個人差も大きく，それぞれの発達，発育段階に応じて，かつ，歯や顎の発育を促すような食形態や食感の食材を取り入れながら，一方では，食事は楽しい，自分で食べたいという意欲を培っていけるような食事内容や食具などに配慮していかなければならない。

3歳以上になると，いろいろな食味と食感を経験しながら，食べることの楽しさを味わえるように，さまざまな食品や料理を食事に取り入れていくことが，幅広い味覚をつくり上げ，偏らない嗜好の形成を築いていくために大切である。

(2) 幼児期の食事と間食

　幼児期は，乳児期に次いで発育が盛んで，かつ運動量も活発になる時期であるため，体重1kg当たりに必要なエネルギー量と各種栄養素量は，成人に比べて多い。年齢区分別に体重当たりのエネルギー，たんぱく質，カルシウムおよび鉄の食事摂取基準量を比較すると，1〜5歳の幼児期で，エネルギーとたんぱく質は成人の約2倍，カルシウムと鉄は約3倍量が必要となっている（図5-5）。このように幼児は，身体の大きさに対する相対的なエネルギーや栄養素の必要量が多いが，胃の容量が小さいため，1日3回の食事で十分量を摂取することが難しい。間食によって，1日3回の食事の不足分を補う必要がある。したがって，幼児期の間食は，栄養的な面から食事の一部として重要な意義をもつ。

　間食からとるエネルギーは，1〜2歳児で総エネルギーの10〜15％（100〜160 kcal/日），3〜5歳児で15〜20％（200〜250 kcal/日）が適量である。間食の回数は，1〜2歳児で2回（午前10時，午後3時），3〜5歳児で1回（午後3時）が適当であり，食事との間隔は2〜3時間あることが望ましい。幼児期では間食も食事の一部と考えると，間食の内容は，単にお菓子だけではなく，糖質の過剰摂取に注意して，

※ エネルギー摂取量は推定エネルギー必要量，たんぱく質，カルシウムおよび鉄は推奨量を各年齢区分の参照体重で除して，体重当たりで示した。

図5-5　年齢区分別体重当たりのエネルギー，たんぱく質，カルシウムおよび鉄の摂取基準量
資料）厚生労働省：「日本人の食事摂取基準（2025年版）」策定検討会報告書（2024）より算出

表 5 - 4　幼児期の間食の役割

```
１．身体発育の観点
　①　エネルギーおよび各種栄養素の補給
　②　水分補給
２．心の発達の観点
　①　休息や気分転換
　②　楽しみや安らぎを与える
　③　友達や家族とのコミュニケーション
３．しつけ，栄養教育の観点
　①　あいさつや食事のマナー
　②　衛生教育
　③　おやつづくりなどの調理体験を通じて，食べ物に対する関心の喚起
```

出典）市丸雄平・岡純編著：マスター改訂 応用栄養学，建帛社，p. 93（2010）

牛乳・乳製品，いも類，ご飯類，果物など，３回の食事だけでは不足するエネルギー，たんぱく質，ビタミン，ミネラルや食物繊維が補給できるようなものにする。歯や顎の発育を促し，よく噛む習慣をつけるために，よく噛んで食べなければならないような小魚などの食品もよい。幼児期は，嗜好が形成される大事な時期なので，食べ物がもつ素材の味の情報を蓄積するために薄味を心がけ，塩味，甘味，香辛料などの強いものはさける。さらに，次の食事に影響しないように，脂質含量が高く胃内滞留時間の長いものなどの多量摂取は控えるようにする。

　また，幼児期の間食は，エネルギーや栄養素を補う役割だけではない。１日３回の食事と１～２回の間食は，時間を決めることで，空腹と満腹の感覚を覚え，生活のリズムを整え，健全な食習慣を基礎づけることができる。そして，心の発達を助長する精神的な面，しつけや食習慣を形成する栄養教育の面などの役割も担う（表5-4）。

（3）　食習慣の形成

　幼児期には，食事，睡眠，遊びなど１日の生活のリズムが形成されるなど，生活習慣の基礎がつくられ，食習慣の基礎づくりの時期と位置づけられる。

　適正な食習慣を形成するためには，生体リズムに合った早寝早起きの生活を基本にしながら，①１日３回食の規則正しい食習慣を図る，②ゆっくりとよく噛んで味わって食べる，③いろいろな味を経験させて味覚を発達させ，好き嫌いなくなんでも食べられる（偏食をしない），④薄味嗜好の形成を図る，⑤食事や間食時の手洗い，行儀など正しい食事のあり方などを幼児の発達，理解力に合わせて適切な指導をすることが大切である。すなわち，「おなかがすいた」感覚をもって，食べたいもの，好きなものが増え，食べ物に興味や関心をもち，家族や仲間と一緒に食べる楽しさを味わい，そして，この感覚を繰り返し体験することで，食べる意欲を培っていける環境づくりが必要である。

　「楽しく食べる子どもに～食からはじまる健やかガイド～」（食を通じた子どもの健全

第5章　成長期の栄養

表5-5　発育・発達過程に応じて育てたい“食べる力”

幼児期―食べる意欲を大切に，食の体験を広げよう―
・おなかがすくリズムがもてる
・食べたいもの，好きなものが増える
・家族や仲間と一緒に食べる楽しさを味わう
・栽培，収穫，調理を通して，食べ物に触れはじめる
・食べ物や身体のことを話題にする

出典）厚生労働省雇用均等・児童家族局：楽しく食べる子どもに～食からはじま
　　　る健やかガイド～：「食を通じた子どもの健全育成（―いわゆる「食育」の
　　　視点から―）のあり方に関する検討会」報告書（2004）

育成（―いわゆる「食育」の視点から―）のあり方に関する検討会，2004）では，「食事の
リズムがもてる」「食事を味わって食べる」「一緒に食べたい人がいる」「食事づくり
や準備に関わる」「食生活や健康に主体的に関わる」ことができる子どもの姿を目標
として掲げている。幼児期の発育・発達過程に応じて育てたい“食べる力”として，
表5-5に示した5項目を示している。このように，幼児期の適正な食習慣の確立は，
将来の健康維持のためにも大きな影響を与えると考えられる。

3.2　幼児期の栄養アセスメント

　幼児期の成長・発達状態が，その後の成長や健康にも大きく影響することから，幼
児期の栄養ケア・マネジメントは重要である。適切な栄養ケア・マネジメントを実施
するためには，詳細な客観的情報に基づいた栄養状態の評価が必要である。これを栄
養アセスメントという。栄養アセスメントでは，一般に，①臨床診査，②身体計測，
③臨床検査，④食事調査，⑤食環境などの評価項目が用いられる。

（1）　臨 床 診 査

　臨床診査では，栄養状態にかかわる自他覚症状を観察することによって，栄養状態
の評価に重要な情報を得ることができる。例えば，幼児の機嫌の良否は全身の健康状
態を表し，皮膚の色や緊張度，乾潤の程度は，貧血や脱水の有無などの参考になる。
下痢は，感染症，不適切な食事摂取，アレルギーなどにより発症する。便秘は，不適
切な食事摂取や運動不足，精神的な要因などが原因となっていることがある。

（2）　身 体 計 測
1）　身長と体重

　厚生労働省（2023年度よりこども家庭庁所管）が10年ごと（2020年調査は中止，2023年に
実施）に実施している乳幼児身体発育調査（p.79，表4-2参照）で身長は，2歳未満児では
仰臥位で，2歳以上の児では立位で測定している。身長は，長期にわたる栄養状態の影
響を受けることはあるが，短期間の栄養状態の影響は受けにくい。遺伝的影響も大きい。

126

一方，体重は成長の指標となり，身長とのバランスから栄養状態の評価に用いられる。

2） 頭囲と胸囲

出生時には頭囲が胸囲よりも大きいが，正常な発育では，1歳でほぼ同等（45 cm）となり，その後は胸囲のほうが大きくなる。頭囲は栄養状態の影響を受けることはほとんどない。頭囲が異常に小さい場合は小頭症，大きい場合は水頭症やくる病が疑われる。一方，胸囲の発育は，体重と同様に栄養状態の影響を受けやすく，栄養状態を反映する指標として用いられる。

3） 身体発育の評価

乳幼児期の身体発育の評価には，乳幼児身体発育調査による月齢・年齢別の身長，体重，頭囲および胸囲（胸囲については，直近の2023年調査では，項目から除外されている）のパーセンタイル値発育曲線（⇨ p.79, 図4-2）と性別に身長に対する体重の値を2次曲線で近似させた身長体重曲線（図5-6）が用いられる。

パーセンタイル値発育曲線は，7つのパーセンタイル値（3, 10, 25, 50, 75, 90, 97）の曲線が示されていて，通常は3〜97パーセンタイルの間に入っていればよいとされている。各パーセンタイル曲線の間をチャネルといい，このチャネルを横切らないような発育がその児なりの望ましい成長をとげていると判断できる。チャネルを横切った増加あるいは減少，または3パーセンタイル未満あるいは97パーセンタイルを超える場合には，適正な成長の逸脱や，何らかの疾患的原因があることを疑い，

図5-6 幼児の身長体重曲線
出典）こども家庭庁：令和5年乳幼児身体発育調査結果の概要（2024）

第5章　成長期の栄養

早めの医療機関の受診が必要である。

　身長体重曲線は母子健康手帳に掲載されており，そのグラフ上に肥満とやせを簡便にスクリーニングできる肥満度曲線が記載されている。肥満度とは，身長別の体重中央値を標準体重として，標準体重に対して実測体重が何％上回っているかを示すものである（⇨ p. 114）。

　幼児の身体発育や栄養状態の評価には，乳児と同様に身長と体重を組み合わせた指数としてカウプ指数が用いられる（⇨ p. 94）。

　カウプ指数は，BMI と同じ値となるが，体型の基準判定が異なり，男女の区別はなく，年齢によって異なる（⇨ p. 95，図 4-10）。

（3）臨床検査

　臨床検査では，血液学・生化学的検査や画像検査の手法を用いて，栄養状態を反映する血液成分，尿成分，骨や筋肉の状態や生理機能などを評価する。

1）血清たんぱく質

　血清総たんぱく質，特に血清たんぱく質の約 60％の濃度を占めるアルブミンの血清濃度は，たんぱく質の摂取量が不足していると低くなる傾向があり，たんぱく質の栄養状態を反映する指標として用いられる。アルブミンは，半減期が 2〜3 週間と比較的長いので，長期間の慢性的なたんぱく質栄養状態を評価するのに適しているが，短期間，あるいは軽度から中等度の栄養障害を的確にとらえることができない。比較的短期間のたんぱく質栄養状態を評価するためには，半減期の短い急速代謝回転たんぱく質（RTP：rapid turnover protein）を指標にする。RTP には，半減期が 8 日間のトランスフェリン，3〜4 日のトランスサイレチン（プレアルブミン），および半減期が非常に短いレチノール結合たんぱく質などがある。

　たんぱく質の摂取不足によって発症するクワシオルコルでは，血清たんぱく質濃度とアルブミン濃度が著しく低下する。逆に，脱水症状のときには高くなる。

2）赤血球数，ヘモグロビン，ヘマトクリット

　幼児の赤血球数，ヘモグロビン（Hb，血色素量）濃度，ヘマトクリット（Ht）値は年齢とともに徐々に上昇していく。WHO の貧血判定基準（2001）では，6 か月〜4 歳児の場合，Hb 11.0 g/dL，Ht 33％，5〜11 歳児の場合，Hb 11.5 g/dL，Ht 34％以下を貧血と判定する。そして，赤血球数，Hb，Ht から算出される平均赤血球容積（MCV：mean corpuscular volume），平均赤血球ヘモグロビン濃度（MCHC：mean corpuscular hemoglobin concentration）によって，小球性低色素性貧血，小球性正色素性貧血，正球性貧血，大球性貧血などの貧血の種類と成因を判定することができる。

3）栄養状態にかかわるその他の血液検査値

　血清尿素窒素（BUN）とクレアチニン（Cre）の測定値から求められる BUN/Cre 比もまた簡便な栄養指標として用いられる。BUN/Cre 比が高値（10 以上）のときは脱水，低値（10 以下）のときには，たんぱく質の不足が推定される。また，たんぱく質

同化ホルモンで成長ホルモンにより合成が促進される IGF-I（ソマトメジンC）は，骨成熟を反映していて，身長増加促進の指標となる。小児では，低栄養の状態で低値を示し，栄養状態が回復すると2～3日で正常値にもどる。

4） 尿たんぱく，尿糖

　幼児は，腎臓機能が未熟なため，ときどき尿中にたんぱく質や糖が現れることがあるが，基本的には，尿たんぱくも尿糖も陰性が正常値である。

3.3　幼児期の栄養上の問題と栄養ケア

（1）　やせと発育障害，低栄養

　成長期にある幼児は，健常な状態では体重の減少はない。体重が減少した場合は，摂取量の不足，下痢や嘔吐，何らかの疾患が考えられる。また，身体発育曲線のパーセンタイルが低いほうにチャネルを横切って体重が変化した場合は，成長に問題があると判定する。特に，身長と体重の発育曲線のパーセンタイルが3％以下の場合を発育障害という。

　幼児期の発育障害の原因として，不適切なケア，成長ホルモン分泌不全などの先天性疾患，脳性麻痺，代謝性障害，腎，肝，肺などの慢性疾患，炎症性疾患，悪性腫瘍や慢性感染症，尿路感染症に伴う慢性腎不全による腎性くる病などがあげられる。これらの原因の中で頻度の高いものは，誤った食事制限や摂取量の不足など，養育者の不適切なケアによる低栄養があげられる。

　栄養素の量的・質的な供給不足や利用の障害が生じた状態を低栄養（malnutrition）という。幼児期の低栄養の代表的な疾患には，クワシオルコルとマラスムスがある。

　クワシオルコルは，主としてたんぱく質の極度の不足により発症する。クワシオルコルでは，エネルギーの供給は充足しているので，皮下脂肪は比較的よく保たれ，極端なやせにはならないが，手足が冷たくなり，高度の貧血がみられる。そして，無気力やイライラなどの精神症状が早期から認められ，進行すると，発育障害，腹部膨満，浮腫，不活発，嘔吐，下痢，易感染性，脂肪肝などが特徴的な症状である。クワシオルコルは，慢性的な低栄養状態が持続したときに出現しやすく，離乳期以降の1～3歳で発症しやすい。

　一方，マラスムスは，食べる量が少ないなど，たんぱく質とエネルギーの両方の不足によるもので，全身の組織，筋肉の消耗，発育障害などがみられ，極度にやせて皮膚の弾力性が失われるが，浮腫はみられない。6～24か月齢に多い。

　低栄養による発育障害が疑われる場合には，食事調査を行って，食事内容や食習慣などの問題点を明らかにし，適切な栄養ケアを施す必要がある。

(2) 肥　　満

　肥満には，内分泌異常，中枢神経異常，遺伝子異常などの原因疾患がある二次性（症候性）肥満と，長期間にわたり摂取エネルギーが消費エネルギーを上回ったために，余剰エネルギーが体脂肪として過剰に蓄積した原発性（単純性）肥満とがある。幼児期の肥満の大部分は，生活習慣や食生活の問題に起因する原発性肥満である。

　原発性肥満の原因の一つに，家族に幼児の過食や体格に関する認識が乏しいことがあげられ，家族も同様に肥満である場合が多い。2015（平成27）年度乳幼児栄養調査（厚生労働省，2018）において，子ども（1～6歳児）の肥満度とその保護者の子どもの体格に関する認識を調査した結果では，体格が「ふつう」より肥満度の高い子どもの保護者は，保護者の認識が子どもの体格と一致している割合が63.4％であり，約4割の保護者は子どもの体格の認識に相違があった。そして，スナック菓子の多食，清涼飲料水や炭酸飲料などからの糖質の過剰摂取などの食事環境因子，活発な遊びや運動の不足，ストレスによる過食などもあげられる。

　図5-7に示したように，乳児期は脂肪細胞の肥大が主体であり，生後12か月以降の幼児期から脂肪細胞数の増加が盛んになる。乳児期の肥満は，脂肪細胞の肥大による生理的な肥満であり，幼児期に自然に解消することが多いのに対し，幼児期の肥満は脂肪細胞数の増大を伴うので，多くは，学童・思春期肥満，成人期肥満へと移行するリスクが高いと報告されている。肥満が長期間にわたり持続すると，レプチン抵抗性やインスリン抵抗性が引き起こされて，高血圧症，脂肪肝や高コレステロール血症などの脂質代謝異常，肝機能異常症，耐糖能の低下などを発症し，小児生活習慣病の罹患へとつながり，若年から動脈硬化症の発症リスクを高めることが危惧される。

　通常，BMI（カウプ指数と同じ数値）は生後から9か月齢ごろまで増加した後低下して，6歳前後で最低値となるが，再び増加に転じて成人になるまで増加する。このよ

図5-7　成長と脂肪細胞数と脂肪細胞の大きさとの関係

出典）有阪治：ライフステージにおける小児肥満．肥満研究，**22**（1），10（2016）
文献：Ravussion E, Smith SR. In: Jameson JR, De Groot LJ *eds*. Endocrinology Adult and Pediatric, 7th ed.: Role of the adipocyte in metabolism and endcrine function. Philadepha: Elsevier Saunders 2015：627-647 より

うに BMI が減少から増加に転ずる現象はアディポシティリバウンド（AR：adiposity rebound）と呼ばれ，幼児期から成人期に向けて体脂肪が蓄積していくという体組成の変化を反映するものと考えられている。近年，AR の開始時期が早いほど，学童期や思春期に肥満になるリスクが高くなることが明らかとなり，注目されている。例えば，3歳以前に AR が起こる場合は，たとえ3歳時の BMI が高くなくても，その後に高度肥満になるリスクが高い。したがって，幼児肥満の予防は，その後の肥満の発症を抑制するために重要である。

　幼児肥満の栄養管理は，成長・発達期であるため，体重の減少を目的とした極端な食事制限は避け，運動療法を取り入れて消費エネルギーを増加させて体重の増加を微増にし，身長の伸びによって肥満度を下げることを目的とする。また，早寝早起きの生活リズムをつくり，朝食，昼食，間食，夕食を規則的にとり，量と種類を考慮することが重要である。

（3）脱　　水

　脱水とは，水と電解質のバランスが崩れて体内水分量が減少した状態をいう。幼児の体内水分量は約65％で，成人の約60％に比べて高い（表5-6）。そして，幼児の体内水分は，細胞外液量，特に組織間液の割合が成人に比べて高いため，体内から水を失いやすい。さらに，幼児は腎濃縮力が低いため尿量が多く，また，体重当たりの不感蒸泄量も大きいため，1日に消費される体重当たりの水分量，水分代謝量が大きい。そのため，幼児の水分必要量は体重1 kg 当たり60 ～ 90 mL で，成人の約2倍量である（表5-6）。また，幼児期は，発熱，下痢，嘔吐などにより細胞外液が失われやすく，電解質の異常損失をみることが多く，脱水症に陥りやすい。下痢，嘔吐，発熱，暑熱環境下のときには，脱水症予防のために水分補給に留意するとともに，体液の水と電解質のバランスを保つためにミネラル補給にも留意しなければならない。水のみの補給は，塩分欠乏（低張）型脱水を引き起こす。

（4）う歯（むし歯）

　2～3歳は乳歯列が完成する時期で，う歯（むし歯）が発生しやすくなる。砂糖を

表5-6　体内水分分布と水分必要量

	総体内水分	細胞内液	細胞外液	水分必要量	不感蒸泄量
	（体重に対する割合%）			（mL/kg 体重 / 日）	
新生児	80	35	45	60 ～ 160	30
乳児	70	40	30	100 ～ 150	50
幼児	65	40	25	60 ～ 90	40
学童	60	40	20	40 ～ 60	30
成人	60	40	20	30 ～ 40	20

生後2日間は0とする。
出典）前川喜平：子どもの特性（http://www.glico.co.jp/boshi/futaba/no 72）より

多く含む甘味食品や清涼飲料水の頻回摂取が，う歯発症の原因となる。乳歯のう歯は，後の永久歯の歯並びや噛み合わせなどにも影響を与えるので，幼児期の乳歯のケア，う歯予防は重要である。「健康日本21（第2次）」では，う歯のない幼児（3歳児）の割合を全国の都道府県で約80％以上とすることを目標に掲げた。「健康日本21（第2次）」の最終評価では目標に達していないが，策定時のベースライン値が6都道府県（2009年）であったのが，中間評価で26都道府県（2015年），最終評価で44都道府県（2018年）と良好な改善がみられた。

う歯の予防には，食べた後の口すすぎや歯磨きを習慣づけることが大切であるが，幼児期は保護者のケアが欠かせない。う歯予防策として歯質強化のためのフッ化物歯面塗布も有効である。フッ化物歯面塗布を受けたことがある幼児の割合は「健康日本21」の目標値に達したが，間食として甘味食品，飲料を頻回飲食する習慣のある幼児の割合には，大きな変化がみられなかったと報告された（「健康日本21（第2次）」）。

一方，平成27年度乳幼児栄養調査において，2～6歳の保護者を対象に，う歯の状況についてアンケート調査をした結果，間食の与え方がう歯の有無に大きく影響していることがわかった。う歯の有無別に間食の与え方をみると，「時間を決めてあげることが多い」「甘いものは少なくしている」「間食でも栄養に注意している」と回答した者の割合は，う歯がない子どもの保護者のほうが多く，「欲しがるときにあげることが多い」「甘い飲み物やお菓子に偏ってしまう」「特に気をつけていない」と回答した者の割合は，う歯のある子どものほうが高かった。このように，う歯予防には，口腔衛生の確保だけではなく，間食の内容や与え方なども重要な要因であり，幼児期以後の生活習慣，食習慣の形成にも大きく影響をもたらす。

（5）　鉄摂取と貧血

幼児期には急速な成長による鉄需要の増加に対して，食事性の鉄摂取量が不足しがちなために鉄欠乏性貧血が発症しやすい。鉄欠乏性貧血を予防，または寛解させるためには，鉄の吸収率が高いヘム鉄を多く含む食品や非ヘム鉄の吸収率を高める栄養素（ビタミンB_6，ビタミンC，葉酸など）の摂取，十分量のたんぱく質が摂取できるように食事内容を見直す。また，鉄含量の低い牛乳にかえて，フォローアップミルクを補助食品として利用することも有効である。鉄の補給にサプリメントを利用する場合には，鉄には耐容上限量が設定されているので，用量管理にも留意しなければならない。

（6）　不適切な身体活動，生活習慣，食生活
1）　身体活動，生活習慣，朝食欠食

幼児が成長・発達をしていくためには，適正な栄養素の摂取だけではなく，体内代謝を活性化し，適度に運動することが必要である。2010（平成22）年度幼児健康度調査（日本小児保健協会）によると，1990（平成2）年度の同調査値と比べて，2歳以上の幼児の遊びの内容が自転車・三輪車などのように外で身体を動かす遊びが減少

（69％→43％）する一方，テレビ・ビデオ（26％→51％），テレビゲーム（12％→17％）のように屋内での遊びが増加している。2〜6歳の保護者を対象とした平成27年度乳幼児栄養調査においても，平日で約2割，休日で約4割の子どもが，1日平均で3時間以上テレビやビデオを見たり，ゲーム機やタブレット等を使用していたりすると回答している。このように，屋内で過ごす時間が長くなると，身体活動度が低下し，消費エネルギーの減少につながり，食欲の減退や肥満発症のリスクを高めることにつながる。また，屋外で遊ぶ時間が短くなると日光曝露不足にもつながり，体内でのビタミンDの合成量の減少を引き起こし，ビタミンD欠乏の危険因子となり，骨代謝にも影響を及ぼす。

　同じく平成27年度乳幼児栄養調査において，朝食を欠食する子どもの割合は6.4％と報告されている。朝食を必ず食べる子どもの割合は，保護者が朝食を「必ず食べる」，子どもの起床時刻が「午前6時前」，就寝時刻が「午後8時前」と回答した場合で最も高かった。そして，朝食を必ず食べる子どもの割合は，朝食の共食状況別にみると，朝食を「家族そろって食べる」で96.8％と最も高く，「ひとりで食べる」では76.2％であった。このように子どもの食生活は，保護者の生活習慣や食生活，環境に大きく左右される。生活リズムを向上させ，生き生きと生活する子どもを育成するために早寝早起き朝ごはん運動が展開されている（農林水産省「平成30年度食育推進施策（食育白書）」）。

2）個食，孤食

　家族で違った種類のおかず（個食）を子どもが1人で，あるいは子どもだけで食べる（孤食）割合の増加が問題として指摘されている（内閣府「平成23年版食育白書」）。その他さまざまな「こ食」が問題になっている（詳細は⇨p. 138）。

3）偏　　食

　自我の発達に伴い，2歳ごろから食物に対する好き嫌いなど，偏食が始まる。偏食によって不足すると考えられる栄養素は，他の食品で補うことで栄養上の問題点は解決可能であるが，心身の発達や社会的適応性の上からも，また，食生活を豊かにするということからも偏食の原因となる生活を見直すことは重要である。

　偏食の原因として，①離乳期の食事に問題があった場合（離乳の遅延，固さ，味付けなどの調理上の問題など），②不適切な養育態度，③家庭での偏った食事，④不適切な間食の与え方（量や時間），⑤過去の不快な記憶（摂取後の腹痛，嘔吐，下痢など），⑥特定の食品の味，におい，感触，咀嚼しにくい形状，などが考えられる。

　一方，偏食の対応として，①強制すると食事が苦痛となり，ストレスの要因となるので，無理強いはしない，②家族，特に両親が偏食をしないように努める，③調理方法や味付け，食べやすさ，盛り付けなど見た目を変える工夫で，少しずつ慣れさせていく，④間食の与えすぎに注意し，運動をさせるなど，空腹で食卓につかせるようにする，⑤食事は家族そろって楽しい雰囲気の中でおいしく食べる（共食），などがあげられる。

第5章　成長期の栄養

（7）　食物アレルギー

　食物アレルギーとは，特定の食物を摂取した後にアレルギー反応を介して皮膚・呼吸器・消化器，あるいは全身性に生じる症状のことをいう。近年，罹患率が年々上昇している。食物アレルギーのほとんどは，食物に含まれるたんぱく質が原因物質（抗原）であることが多い。アレルギー発症の免疫学的機序は，即時型アレルギー反応と非即時型（遅発型または遅延型）アレルギー反応の2つに大きく分類されるが，食物アレルギーは即時型アレルギー反応が多い。即時型アレルギー反応は，マスト（肥満）細胞に結合した免疫グロブリンE（IgE抗体）にアレルゲン（アレルギーの原因物質，抗原）が結合することによって，マスト細胞から分泌されるヒスタミンやロイコトリエンなどの化学伝達物質によって，アレルギー症状が引き起こされる。即時型の場合は，食物を摂取した直後からおおよそ2時間以内にアレルギー反応が現れるのが特徴である。一方，IgE抗体に依存しない非即時型アレルギー反応の詳細なメカニズムはまだ完全には解明されていない。即時型と異なり，食物を摂取してから数時間後に湿疹，掻痒（かゆみ）などの皮膚症状が現れるのが特徴である。

　アレルギーの原因となる食品は，年齢によって頻度が異なる（表5-7）。1歳前後の発症が最も多く，原因食物は卵，牛乳が多い。乳幼児期早期に発症したアレルギーは年齢とともに耐性を獲得し，小学校入学時までに大部分が自然寛解することが知られている。それに対して，成人型アレルギーでは，原因食物として，魚類，えび，かに，果実などが多く，耐性獲得も少ない。えび，かに，くるみ，小麦，そば，卵，乳，落花生（ピーナッツ）の8品目（「特定原材料」，このうちくるみは2023年に指定された）については，食品表示基準（平成27年内閣府令第10号）で表示が義務づけられている。原材料表示が推奨されているものとして，アーモンド，あわび，いか，いくら，オレンジ，カシューナッツ，キウイフルーツ，牛肉，ごま，さけ，さば，大豆，鶏肉，バナナ，豚肉，マカダミアナッツ（2024年指定），もも，やまいも，りんご，ゼラチンの20品目（「特定原材料に準ずるもの」）があげられている。

　食物アレルギーの対応として，原因食物を摂取しないように食事から除去する食事療法が第一である。しかし，広範囲にわたる不要な食物の除去は，成長期である小児に必要なエネルギーや栄養素の摂取を制限することになるので，医療機関の診断を受け，原因食物を特定することが重要である。

3.4　保育所等給食と食育

　保育所をはじめとした児童福祉施設における食事は，入所する子どもの健やかな成長・発達および健康の維持・増進の基盤であるとともに，望ましい食習慣および生活習慣の形成を図るなど，大きな役割をもっている。そして，一人ひとりの子どもの成長・発達状況，健康状態・栄養状態，養育環境なども含めて実態を把握し，施設の中で他職種との連携をとり，食事の提供と食育を一体的な取り組みとして栄養管理を行っていくことが重要である。すなわち，「心と体の健康の確保」「安全・安心な食事

表 5-7 食物アレルギーの原因食品の内訳

年齢(n) 順位	0歳 (884)	1歳 (317)	2, 3歳 (173)	4～6歳 (109)	7～19歳 (123)	≧20歳 (100)
1	鶏卵 57.6%	鶏卵 39.1%	魚卵 20.2%	果実 16.5%	甲殻類 17.1%	小麦 30.0%
2	牛乳 24.3%	魚卵 12.9%	鶏卵 13.9%	鶏卵 15.6%	果実 13.0%	魚類 13.0%
3	小麦 12.7%	牛乳 10.1%	ピーナッツ 11.6%	ピーナッツ 11.0%	鶏卵 小麦 9.8%	甲殻類 10.0%
4		ピーナッツ 7.9%	ナッツ 11.0%	そば 魚卵 9.2%		果実 7.0%
5		果実 6.0%	果実 8.7%		そば 9.9%	

※年齢群ごとに5%以上を占めるものを上位第5位まで記載
出典) 厚生労働省：保育所におけるアレルギー対応ガイドライン（2019年改訂版）／今
井孝成ほか：即時型食物アレルギー全国モニタリング調査結果報告. アレルギー,
65（7）：942-946（2016）より作成

の確保」「豊かな食体験の確保」「食生活の自立支援」を目指した子どもの食事・食生活の支援を行うことが必要とされる（厚生労働省雇用均等・児童家庭局母子保健課「児童福祉施設における食事の提供ガイド」, 2010）。

（1） 保育所等給食の意義

保育所等に入所する子どもは，0～6歳児と年齢幅が大きいこと，また，同年齢児であっても個人差が大きいことが特徴である。そして，保育所等の給食には，以下の役割が求められている（厚生労働省「保育所における食事の提供ガイドライン」, 2012）。

① 身体発育，摂食・嚥下機能と味覚の発達，食行動の発達，食欲を育む生活リズムの獲得，精神発達など，成長・発達のための役割。

② 食事を通じた教育的役割。

③ 入所している児童の保護者および地域の保護者への支援。

（2） 児童福祉施設の食事計画策定にあたっての留意点

児童福祉施設における食事の提供の基本となる食事計画は次の点に留意する（「児童福祉施設における『食事摂取基準』を活用した食事計画について」（令和2年3月31日子母発0331第1号）より抜粋, 要約）。

① 子どもの性，年齢，発育・発達状況，栄養状態，生活状況等を把握・評価し，提供することが適当なエネルギーおよび栄養素量の目標を設定するよう努力すること。そして，これらの目標は定期的に見直すよう努めること。

② エネルギー摂取量の計画にあたっては，食事摂取基準に示されている推定エネ

ルギー必要量を用いてもよいが，定期的に身長および体重を計測し，成長曲線に照らし合わせて，個々人の成長の程度を観察し，評価すること。

③ エネルギー産生栄養素バランスについては，たんぱく質13 〜 20％，脂質20 〜 30％，炭水化物50 〜 65％の範囲を目安とすること。

④ 1日のうち特定の食事（例えば昼食）を提供する場合は，対象となる子どもの生活状況や栄養摂取状況を把握，評価した上で，1日全体の食事に占める特定の食事から摂取することが適当とされる給与栄養素量の割合を勘案し，その目標を設定するように努力すること。

⑤ 給与栄養素量が確保できるように，献立作成を行うこと。

⑥ 献立作成にあたって以下について配慮するように努めること。

・季節感や地域性等を考慮し，品質がよく，幅広い種類の食品を取り入れる。

・子どもの咀嚼や嚥下機能，食具使用の発達状況等を観察し，その発達を促すことができるよう，食品の種類や調理方法に配慮すること。

・子どもの食に関する嗜好や体験が広がり，かつ深まるよう，多様な食品や料理の組み合わせに配慮すること。

（3） 保育所等における食育の推進

　食は，子どもが豊かな人間性を育み，生きる力を身に付けていくために，また，子どもの健康増進のために重要であり，保育所保育指針「第3章 健康及び安全」の項では，「食育の推進」として以下の項目をあげている。

① 保育所における食育は，健康な生活の基本としての「食を営む力」の育成に向け，その基礎を培うことを目標とすること。

② 子どもが生活と遊びの中で，意欲をもって食に関わる体験を積み重ね，食べることを楽しみ，食事を楽しみ合う子どもに成長していくことを期待するものであること。

③ 乳幼児期にふさわしい食生活が展開され，適切な援助が行われるよう，食事の提供を含む食育計画を全体的な計画に基づいて作成し，その評価及び改善に努めること。栄養士が配置されている場合は，専門性を生かした対応を図ること。

④ 子どもが自らの感覚や体験を通して，自然の恵みとしての食材や食の循環・環境への意識，調理する人への感謝の気持ちが育つように，子どもと調理員等との関わりや，調理室など食に関わる保育環境に配慮すること。

⑤ 保護者や地域の多様な関係者との連携及び協働の下で，食に関する取組が進められること。また，市町村の支援の下に，地域の関係機関等との日常的な連携を図り，必要な協力が得られるよう努めること。

⑥ 体調不良，食物アレルギー，障害のある子どもなど，一人一人の子どもの心身の状態等に応じ，嘱託医，かかりつけ医等の指示や協力の下に適切に対応すること。栄養士が配置されている場合は，専門性を生かした対応を図ること。

４．学童期の栄養アセスメントと栄養ケア

4.1　学童期の食生活

（１）　食事の自己管理能力の育成

　学童期とは，小学校に通う６〜11歳までを指す。乳幼児期ほどではないものの身体的な成長が著しく，性的に成熟する時期である。前半は精神面で自立心が芽生え，食行動としては，初めての食材や味にも積極的に取り組むことができるようになる。さらに後半になると他者意識が芽生え，物事をある程度抽象的に考えられ，社会への興味・関心が高まり，一人で食品を購入することや外食の機会も増加し，食品の選択能力も育まれる。この時期の食生活は，生命の維持のみならず，発育・発達の基礎になるばかりでなく，生涯の食生活の基盤づくりとしても重要である。

　しかし，近年，生活様式の変化に伴い生活リズムの乱れから「朝食の欠食」「孤食」「個食」などの食行動をとる子どもが増加傾向にあり問題になっている。朝食欠食は，肥満だけではなく，体力や学力に悪影響を及ぼす。第４次食育推進基本計画（2021〜2025（令和３〜７）年度）の中でも，子どもの朝食欠食の目標値が０％と設定されており，第３次食育推進基本計画に引き続き改善が求められている。この時期の栄養摂取状況は成人の生活習慣病の罹患率に影響するため，適切な食習慣を身に付け自己管理能力を育成することが重要である。そのためには，学校給食を中核とした学校・家庭・地域と連携した食育の推進がさらに強く求められている。

（２）　朝食の欠食

　2023（令和５）年度文部科学省「全国学力・学習状況調査」による子どもの朝食欠食の割合は，小学生では，2010（平成22）年度以降わずかずつ増加し，2023年度では，6.1％となった。また，中学生は，2010年度以降ほぼ横ばいであったが，2023年度には8.7％と増加した（図5-8）。

　朝食欠食の理由としては，夜型生活に伴い起床時間が遅くなり，夜食を喫食するために朝食を食べる「時間がない」，「食欲がない」と答える児童が多い。子どもたちは，起床時には，体温は低下しており，エネルギー源になる血中のグルコースが減少し，脳も体もエネルギー不足の状態になる。朝食をとることで必要なエネルギーが補給され体温が上がり，脳が活性化することで学習にも集中することができ，身体活動も活発になる。また，朝食をとると体温の上昇が日中にピークになり，夕方から夜にかけて下がってくる。体温が下がると眠くなるため，夜は自然に眠りにつくことができる。しかし，朝食をとらないと体温の上昇時刻が遅くなり，夜になっても脳や体が活発に動き続けて夜型の生活リズムに移行し睡眠不足となる。また，空腹を感じ夜食を摂取することで起床時の食欲不振を引き起こす。

　学童期は，幼児期と同様に身体的成長がめざましい時期である。活動量も増加するため，多くの栄養素を必要とするようになる。丈夫な骨と体をつくる時期でもあり，

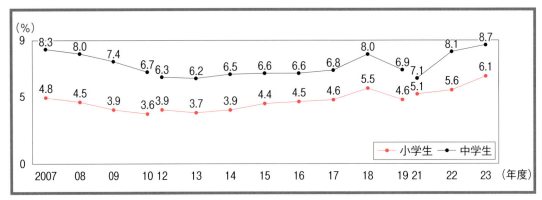

図5-8 子どもの朝食欠食率の推移
資料：文部科学省「全国学力・学習状況調査」
注：1）朝食を「全く食べていない」及び「あまり食べていない」の合計 2）小学6年生，中学3年生が対象 3）2011年度は東日本大震災，2020年度は新型コロナウイルス感染拡大の影響により調査を実施していない。

　10歳代の後半に骨量が最大になるため，骨量を増やすためには，学童期のうちから十分にカルシウムをとる必要がある。また，鉄は筋肉に酸素を取り込む働きをしている。鉄を摂取することに加えて運動をして筋肉量を増やすと筋肉への酸素の運搬がスムーズになり，持久力が向上する。一方たんぱく質やミネラル，ビタミンの不足は，疲れやすく頭痛，腹痛などの症状が出現し　貧血などの体調不良を引き起こす。また，1日2食で1食当たりの量が多くなると，インスリンの分泌が過剰になり，糖尿病や肥満などの生活習慣病の原因となる。このようなことより，子どもの朝食欠食率を減少させることは，きわめて重要である。朝食をとる食習慣を含めた学童期の基本的な生活習慣の形成について，個々の家庭や子どもの問題として見過ごすことなく，社会全体の問題として，引き続き取り組むことが重要である。

（3）「こ食」による問題点

　家族と一緒に暮らしているにもかかわらず一人で食事をとる「孤食」が増加している。さらに，複数で食卓を囲んでいても食べているものがそれぞれ違う「個食」。子どもだけで食べる「子食」。ダイエットのために必要以上に食事量を制限する「小食」。同じものばかり食べる「固食」。濃い味付けのものばかり食べる「濃食」。パン，めん類など粉から作られたものばかり食べる「粉食」などが問題になっている。さまざまな「こ食」の問題点としては，①栄養バランスがとりにくい，②嗜好が偏りがちになる，③食事のマナー・食文化が伝わりにくい，④コミュニケーション能力が身に付かない，などがあげられる。

（4）共　　　食

　第4次食育推進基本計画においても，地域の人々や友人との食事をする「共食」の重要性が提唱されている。家族で食卓を囲み団らんの場を持つことは心身の健康の保

持・増進に有効であり，食事の簡便化や栄養素の偏りを防ぎ栄養バランスの良い食事が摂取しやすいという利点がある。しかし，社会環境の変化により，家庭生活が夜型になり，両親ともの就労に伴い子どもが日常的にコンビニやスーパーで弁当などを購入して一人だけで食事を済ませる姿も多く見受けられる。特に小学校の高学年になるにつれて塾通いや食事を用意してもらえない子どもたちが増加して共食の機会が減少する傾向がある。

家族と共食をする頻度が高いほど主食，主菜，副菜のそろった食事をとり，果物や野菜，カルシウムの豊富な食品の摂取が多く，ソフトドリンクの飲用は少なく，栄養の摂取状況が良い。高学年になったら主食，主菜，副菜のそろった食事を作る知識や技能を身に付けて，休日には家族のために食事の準備をして家族団らんで食事をする機会を多く設けることが重要である。

（5） 間食・夜食

学童期の子どもたちは，小学校高学年になると塾通いなどが多くなり，間食において糖質の多い清涼飲料水，高カロリーなスナック菓子などを習慣的に摂取する機会が増加傾向にある。間食のとりすぎは，う歯や肥満を招き，さらには糖尿病などの生活習慣病を引き起こす問題がある。健康を考慮し，時間・量・質を決め1日の栄養素の不足が補えるような間食をとることが重要である。

小学校高学年では，家庭科や学級活動の授業の中で食品表示や栄養成分表示の確認を習慣化するように指導する。また，1日に200 kcal 程度の間食が適当とし，スナック菓子においては，脂質や食塩も多く含まれていることを確認したう上で，例えばスナック菓子であれば，小皿に取ることや小袋（1人分程度）のものを利用し，飲み物では，糖質が多く含まれる清涼飲料水について理想的な飲み方を考えさせる。特に成長期に必要なカルシウム源となる牛乳やヨーグルトを選択する必要性や，普段の食生活で摂取量の不足しがちな野菜や果物などのとり方などを学習する。子どもたちが自己に適した間食のとり方が実践できるように自己管理能力を育成する。

（6） 偏食・食欲不振

偏食には明確な定義はないが，一般には，「一定の食べ物が苦手で食べられなく，ある特定のものばかり食べる」ことと考えられている。長期にわたり，特定の食品や料理を食べ続けていると，栄養バランスがくずれ健康障害を招くおそれがある。子どもの食べ物の好き嫌いは，「自我」の発達が関係しているともいわれる。自我意識の発達により，食物についても好き嫌いの感情が出現する。それまでに経験したことのない食品や好みに合わない食品に対する自己防衛でもある。また，子どもの偏食で魚離れや噛み応えたえのある食品を苦手とし，ハンバーガーのようなファストフード等を好む傾向があることも問題になっている。食卓に好きなものばかり提供し，菓子のようなものばかり食べさせていると偏食や食欲不振を起こすことがある。

第5章　成長期の栄養

表5-8　発育・発達過程に応じて育てたい食べる力―学童期

・1日3回の食事や間食のリズムがもてる
・食事のバランスの適量がわかる
・家族や仲間と一緒に食事づくりや準備を楽しむ
・自然と食べ物との関わり，地域と食べ物との関わりに関心をもつ
・自分の食生活を振り返り，評価し，改善できる

出典）表5-5と同じ

　学童期の偏食や食欲不振の原因の主なものは，①間食や夜食の不適切な摂取，②夜更かしによる睡眠不足，③う歯，④家族の偏食などが考えられるが，幼児期と同様に「食べる力」を育成することが重要である（表5-8）。

（7）　歯の健康と咀嚼の重要性

　6歳ごろに第一大臼歯（6歳臼歯）が生える。学童期に入ると徐々に乳歯が脱落し，12歳ごろには第二大臼歯（12歳臼歯）が生え，永久歯がすべて生えそろうと28〜32本になる（⇨p.82，図4-6）。生え変わったばかりの永久歯は未完成で柔らかく，う歯になりやすい。予防のためフッ素含有の歯磨きやデンタルフロス（糸ようじ）による歯磨きの励行が有効である。また，乳歯にう歯があると，永久歯もう歯になりやすいため糖を多く含む菓子や清涼飲料，スポーツ飲料などを制限する必要がある。

　また，ハンバーグ，カレーライスなどを好む軟食傾向が問題となっている。成長期によく噛んで食べることは，味覚の形成や食べ物の消化・吸収を助けるほか，脳の活性化，食べ過ぎによる肥満の防止，さらに咀嚼回数が増えることで唾液の分泌が高まり，う歯の予防にも有効である。学童期には咀嚼の習慣化が重要である。

4.2　学校給食

（1）　食育の中核となる学校給食―「生きた教材」として活用する食育の推進

　学校給食は，1889（明治22）年に貧困な子どもたちへの昼食の提供から始まり，戦後の混乱の中で再開され時代の状況に応じながらその役割を果たしてきている。学校給食は，児童・生徒の成長・発達を支えるとともに，後の学校給食法の改正（2005（平成17）年）により，栄養教諭制度がスタートし，栄養教諭が中核となり学校で子どもたちが望ましい食習慣と自己管理能力を身に付けることを目的として学校，家庭，地域が連携し食育を推進するようになった。さらにその後の学校給食法改正（2008（平成20）年）に伴い，学校給食法「第3章　学校給食を活用した食に関する指導」第10条に栄養教諭の職務が明文化され，学校給食が食育の重要な教材としての役割も担うようになってきた。これらは，学習指導要領においても総則に明記されている。学校給食実施校のすべての小中学校で学校給食を「生きた教材」として食に関する指導が展開されている。

　学校給食は，食育教材として活用し，児童・生徒が生涯にわたり健康な生活を送る

のに不可欠な，栄養バランスのとれた食事のモデルとし，家庭における日常の食生活や，児童・生徒の日常または将来の食事作りの指標ともなる。このことから日々の学校給食については，日本における食事のモデルとしての教材となるよう，献立作成において配慮することが求められる。

「日本人の食事摂取基準（2020 年版）」を受けて，学校給食摂取基準が 2021（令和 3）年に改定された（表5-9）。

学童期の必要な栄養摂取量の目的は，生命維持と成長の確保である。エネルギーについては，文部科学省が毎年実施する学校保健統計調査の平均身長から求めた標準体重と身体活動レベルのレベルⅡ（ふつう）を用いて，推定エネルギー必要量の3分の1を算出したところ，昼食必要摂取量の中央値との差も少なく四分位範囲内であるため，学校保健統計調査により算出したエネルギーを基準値とした。なお，性別，年齢，体重，身長，身体活動レベルなど，必要なエネルギーには個人差があることから，成長曲線に照らして成長の程度を考慮するなど，個々に応じて弾力的に運用することが求められる。なお，本基準は，男女比1：1で算定したため，各学校においては，実態に合わせてその比率に配慮することも必要である。

表5-9　学校給食摂取基準（幼児，児童・生徒1人1回当たり）

区　分	学校給食摂取基準						1日の食事摂取基準に対する学校給食の割合
	幼児（5歳）	児童（6～7歳）	児童（8～9歳）	児童（10～11歳）	生徒（12～14歳）	生徒（15～17歳）	
エネルギー（kcal）	490	530	650	780	830	860	3分の1
たんぱく質（%）	学校給食による摂取エネルギー全体の13～20%						
脂肪（%）	学校給食による摂取エネルギー全体の20～30%						
ナトリウム（食塩相当量）（g）	1.5未満	1.5未満	2未満	2未満	2.5未満	2.5未満	3分の1未満
カルシウム（mg）	290	290	350	360	450	360	50%
マグネシウム（mg）	30	40	50	70	120	130	児童3分の1生徒40%
鉄（mg）	2	2	3	3.5	4.5	4	40%
ビタミンA（μgRAE）	190	160	200	240	300	310	40%
ビタミンB₁（mg）	0.3	0.3	0.4	0.5	0.5	0.5	40%
ビタミンB₂（mg）	0.3	0.4	0.4	0.5	0.6	0.6	40%
ビタミンC（mg）	15	20	25	30	35	35	3分の1
食物繊維（g）	3以上	4以上	4.5以上	5以上	7以上	7.5以上	40%以上

（注）1　表に掲げるもののほか，次に掲げるものについてもそれぞれ示した摂取量について配慮すること。
　　　　亜　鉛　児童（6～7歳）2mg　　児童（8～9歳）2mg　　児童（10～11歳）2mg
　　　　　　　　生徒（12～14歳）3mg　　生徒（15～17歳）3mg　　幼児（5歳）1mg
　　　2　この摂取基準は，全国的な平均値を示したものであるから，適用に当たっては，個々の健康及び生活活動等の実態並びに地域の実情等に十分配慮し，弾力的に運用すること。
　　　3　献立の作成に当たっては，多様な食品を適切に組み合わせるよう配慮すること。
資料）［文部科学省：学校給食実施基準　夜間学校給食実施基準　特別支援学校の幼稚部及び高等部における学校給食実施基準（最終改正：令和3年2月12日）］「学校給食摂取基準の策定について（報告）（令和2年12月）」

（2） 第4次食育推進基本計画

　第4次食育推進基本計画では，少子高齢化，食の外部化，肥満と低体重の状況，食品ロス，SDGs（持続可能な開発目標）への実効性のある取り組み等が配慮され，家庭，学校・保育所等，地域における食育の推進が重要視されている。「生涯を通じた心身の健康を支える食育」では，基本的生活習慣の形成，健康寿命の延伸，さらに貧困の状態にある子どもへの食育の推進が，また「持続可能な食を支える食育」では，食と環境の調和，農林水産業の持続性や生産者と消費者の交流，和食文化の継承と保護等が勧められている。学校給食においては，持続可能な食システムを構築していくために地産地消への取り組みがさらに求められているほか，給食での有機（オーガニック）食品の利用について，また，食品ロス問題や子どもの貧困問題に関連して「誰一人取り残さない」というSDGsの趣旨に沿い，食育についても「すべての児童・生徒が，栄養教諭の専門性を生かし食に関する指導を受けられるよう」にと栄養教諭の配置促進とともに食育の充実を図る。これらは，2021（令和3）年1月の中央教育審議会答申の中の「令和の日本型学校教育」にも提示されている。

4.3　学童期の栄養アセスメント

（1）　臨 床 診 査

　臨床診査では，栄養障害に関連した自覚症状，他覚的症状の観察を行う。

1）　問　　診

　問診では，病歴や体重変化，食事量の変化などの自覚症状を聞き取る。小学校低学年では，十分聞き取れない場合が多いので保護者から聞き取るようにする。

2）　身 体 観 察

　全身の外観や浮腫，皮脂の状態，頭髪，眼や顔貌，舌や口唇の状態など他覚的症状に注目する。学童期は，急速な成長期なので栄養要求量の増大に対してビタミン，ミネラルなどの微量栄養素やたんぱく質が不足し，潜在性あるいは顕在性の欠乏症を生ずる。成長に伴い鉄の需要は増大するが，特に初経を迎えた女児で著しく，鉄欠乏性貧血を起こしやすい。重症の貧血では，自覚症状として運動時の動悸，息切れや耳鳴り，めまいなどを訴える。不適切な栄養摂取に加えて，心理的ストレス，不規則な生活習慣に起因する疲労感や食欲不振もみられる。

（2）　臨 床 検 査

1）　血清総たんぱく質

　アルブミンは，総たんぱく質とともにたんぱく質栄養状態の指標として用いられている。いずれの血清値に大きな性差は認められず，学童では，アルブミン3.0 g/dL，総たんぱく質6.0 g/dL以下を低たんぱく血症としている。血清総たんぱく質，血清アルブミン濃度の低下はたんぱく質の摂取不足以外に，疾患による消化・吸収障害，たんぱく質の合成低下，体外喪失などによっても起こる。

2） 赤血球数，ヘモグロビン，ヘマトクリット

赤血球系の臨床検査値は年齢とともに上昇する。国立成育医療研究センターの報告による $6 \sim 12$ 歳の臨床検査基準値は，赤血球数は男児 $410 \sim 540 \times 10^4 / \mu L$，女児 $410 \sim 510 \times 10^4 / \mu L$，ヘモグロビンは男児 $11.5 \sim 15.7 \, g/dL$，女児 $11.5 \sim 14.9 \, g/dL$，ヘマトクリットは男児 $34.8 \sim 45.0 \%$，女児 $34.5 \sim 43.0 \%$ である。WHO の貧血の基準値も小学生は $11.5 \, g/dL$ 以下を貧血と診断する。赤血球の形成にはたんぱく質，鉄，葉酸，ビタミン B_6，ビタミン B_{12}，ビタミン C，銅などの栄養素が必要である。これらの栄養素が不足すると赤血球産生障害が起こり赤血球指数が変化する。鉄の欠乏では MCV，MCHC（⇨ p. 128）がともに低下して小球性低色素性貧血となり，葉酸やビタミン B_{12} の欠乏では MCV が高くなり，大球性貧血となる。

3） 血 清 脂 質

学童期の脂質異常症は，大部分が無症状であり，生活習慣病予防のためには血清脂質検査は重要である。原発性脂質異常症としては家族性高コレステロール血症が重要であり，LDL 受容体系の遺伝子異常に基づき LDL-コレステロールが非常に高値となるため，小児期から適切な対応が求められる。続発性脂質異常症は肥満に伴うものが大部分であり，高トリグリセライド血症や低 HDL-コレステロール血症が多い。小児肥満も成人と同様，動脈硬化促進に作用すると考えられ，適切な食事と運動習慣による適正体重維持のため継続的な教育が重要である。小児の脂質異常症の基準値を表 5-10 に示す。

表 5-10　小児（小中学生）の脂質異常の基準値（15 歳未満，空腹時）

総コレステロール（TC）	220 mg/dL 以上
LDL コレステロール（LDL-C）	140 mg/dL 以上
HDL コレステロール（HDL-C）	40 mg/dL 未満
トリグリセライド（TG）	140 mg/dL 以上
non-HDL コレステロール（non-HDL-C）	150 mg/dL 以上

TC，LDL-C，TG は 95 パーセンタイル値，HDL-C は 5 パーセンタイル値から設定されている。
出典）日本動脈硬化学会：動脈硬化性疾患予防ガイドライン 2022 年版，p. 190

4） 尿たんぱく

学校検尿は学校保健安全法によって定められ，児童・生徒の慢性腎臓病対策の根幹をなすものである。2022（令和 4）年度東京都予防医学協会の報告によると，小学生約 30 万人の 1 次スクリーニングの結果を表す 2 次検尿では，たんぱく陽性率は 0.21 ％，潜血陽性率は 0.97 ％，たんぱく・潜血両者陽性率は 0.05 ％であった。学校検尿は慢性糸球体腎炎などによる慢性腎臓病の早期発見に貢献することが示されている。病態によって食事療法が異なるため診断結果に基づいて食事指導を行う。

5） 尿　　糖

同じく 2022 年度東京都予防医学協会の報告によると，早朝尿を用いた尿糖検査で尿糖が（±）以上を陽性とした場合，小学生約 30 万人の 1 次検査における陽性率は 0.08 ％，2 次検査における陽性率は 0.02 ％であった。最終的には，3 次精密検査の受

診者は 27 人であり，小学生 4 人が糖尿病，1 人が耐糖能異常（impaired glucose tolerance：IGT）と診断された。学校尿検査において小児糖尿病患者を早期に発見し，適切な治療を行うことによりその予後と QOL を改善することは，きわめて重要である。

6）血　　糖

中等度以上の肥満（肥満度 30％以上）で，家族に 2 型糖尿病発症者がいる小児の場合は，空腹時血糖（FPG）検査の受診を奨励する。高血糖の判定区分ならびに糖尿病の診断基準は成人と同じである。高血糖の判定区分は，FPG ≧ 126 mg/dL，OGTT の 2 時間血糖値≧ 200 mg/dL，随時血糖値≧ 200 mg/dL，HbA 1 c ≧ 6.5％のいずれかである。

7）血　　圧

小児の血圧健診で発見される高血圧は，ほとんどが本態性高血圧であり，その多くが肥満に伴うものである。二次性高血圧は腎臓に関連したものが 60 〜 70％を占める。小学生の高血圧の判定基準では，男女とも収縮期血圧が低学年で 130 mmHg 以上，高学年で 135 mmHg 以上，拡張期血圧がいずれも 80 mmHg 以上を高血圧としている（日本高血圧学会：高血圧治療ガイドライン 2019）。小学校高学年から中学生の肥満者では 3 〜 5％が高血圧で，正常体格者（0.5％）より明らかに多い。高血圧と肥満は，それぞれ高率に成人の本態性高血圧や肥満に移行するので，迅速な対応が必要である。

（3）身 体 計 測

栄養状態を評価するために，体重，身長，体脂肪率，皮下脂肪厚，上腕周囲長などを計測する。体重，身長を用いて①体格指数，②成長曲線，③肥満度から，成長・発育の評価をする（肥満度については，p. 114 を参照）。

1）体格指数による評価

学童期は，身長発育の評価指数としては，一般的にローレル指数（Rohrer index）が用いられている（⇨ p. 114）。ただし，ローレル指数は，身長による変動が大きく，身長の低いものでは大きく，高いものでは小さく出るので身長別の肥満基準は身長 110 〜 129 cm で 180 以上，130 〜 149 cm で 170 以上，150 cm 以上で 160 以上としている。

小児メタボリックシンドロームの診断基準は，成人と同様にウエスト周囲長測定を推奨しており，内臓脂肪蓄積の指標として小学生 75 cm 以上，中学生 80 cm 以上を基準としている（⇨ p. 146，表 5 - 11）。

2）成長曲線による評価

2014（平成 26）年 4 月に学校保健安全法施行規則の一部が改正され，その際に文部科学省から出された通知には「児童生徒の発育を評価する上で身長曲線・体重曲線を積極的に活用することが重要である」と記載されている。さらに日本人の食事摂取基準（2025 年版）にも小児の体格の変化は，成長曲線を用いて評価する旨が記載されており，成長曲線を描くことはきわめて重要である。学童の男女別パーセンタイル身長・体重成長曲線を図 5 - 9 に示した。

4．学童期の栄養アセスメントと栄養ケア

図5-9　身長・体重成長曲線
出典）日本学校保健会：児童生徒の健康診断マニュアル改訂版，p.40（2010）

4.4　学童期の栄養ケア

（1）貧　　血

　筋肉や血液の増加，特に学童期後半の女子は発育急進期にあり，初経を迎えることで鉄の需要が増し月経時には鉄の推奨量が12.5 mg/日である。造血に必要な鉄の供給不足が生じると鉄欠乏性貧血になる。この時期は，偏食，欠食，ダイエット志向が重なると潜在性の鉄欠乏性貧血を引き起こすため栄養不足が生じないようにすることが重要である。

（2）肥満とやせ

1）肥満傾向児および痩身傾向児

　2023（令和5）年度学校保健統計によると，小学校における肥満傾向児および痩身傾向児の割合は年齢とともに増加しており，肥満傾向児は男児5.0～13.1％，女児4.7～9.8％，痩身傾向児は男児0.4～3.0％，女児0.5～2.9％である。全体としてはこの10年間でおおむね横ばいもしくは増加傾向にある。子どもの健康問題の1つに肥満があり，それに伴い2型糖尿病などの生活習慣病になるケースが懸念されている。学童期以降の肥満は，成人の肥満につながる可能性が高いため注意が必要になる。一方，やせ（るい痩）については，早期発見と早期治療が重要である（⇨p.114）。

2）メタボリックシンドローム

　肥満は，さまざまな健康障害の原因になる。このため小児メタボリックシンドローム診断基準が定められている（表5-11）。これは，6歳以上15歳以下までに適用さ

145

第5章　成長期の栄養

表5-11　小児のメタボリックシンドローム診断基準（6～15歳）

①腹　　囲	80 cm 以上*
②血清脂質	トリグリセライド　120 mg/dL 以上 かつ / または HDL コレステロール　40 mg/dL 未満
③血　　圧	収縮期血圧　125 mmHg 以上 かつ / または 拡張期血圧 70 mmHg 以上
④空腹時血糖	100 mg/dL 以上

注）①を必須項目として，②～④のうち2項目を有する場合にメタボリックシンドロームと診断する。
＊腹囲 / 身長比が0.5以上であれば項目①に該当するとする。
　小学生では腹囲75 cm以上で項目①に該当するとする。
出典）大関武彦地：小児のメタボリックシンドローム診断基準の各項目についての検討，厚生労働科学研
　　　究費補助金，循環器疾患等生活習慣病対策総合研究事業平成19年度報告書（2007）一部用語改変

れ，治療の基本は，食事療法，運動療法，行動療法である。一部に薬物療法が行われる場合がある。肥満小児に対する食事指導の際には成長期であることから極度のエネルギー制限は行わず，栄養素のバランスを考慮して行う。

（3）糖　尿　病

　小児1型糖尿病の発症頻度は欧米白人に比べ低いが，2型糖尿病の発症頻度は高く，80％以上の症例は肥満度20％以上の肥満傾向児である。小児1型糖尿病の治療ではインスリン注射が必須であるが，2型糖尿病と同様に成長，発育のために必要十分な同年齢の小児と同様の栄養をとることが食事療法の大原則である。

　近年学童期の2型糖尿病は増加傾向にある。遺伝的背景が強く，過食や運動不足，ストレスなどによる肥満といった環境要因も発症に関与している。小児2型糖尿病の治療は食事療法，運動療法が基本であるが，血糖コントロールが得られない場合は経口血糖降下薬による薬物療法を併用する場合もある。適切な教育を行い，継続して管理することの重要性について繰り返し指導していくことがきわめて重要である。

（4）高　血　圧

　学童期の高血圧は肥満に合併する例が多い。したがって肥満がある場合は，まず緩やかな減量を試みる。高血圧に対しては，低塩食と同時に野菜や果物などカリウムを多く含む食品の摂取し，カリウムは食塩の尿中排泄を促し血圧上昇を抑える。

5．思春期の栄養アセスメントと栄養ケア

5.1　思春期の食生活の特徴

　思春期（puberty and adolescence）は，第二次性徴の出現から性成熟までの期間であるが，いつからいつまでかは明確ではない。日本産科婦人科学会によると，思春期は8，9歳から17，18歳ころまでとされており，学童期から成人期への移行期である。

身体発育促進，体型の変化，第二次性徴が現れ，異性への関心が高まるころである。きわめて個人差が大きいが，女子では小学生高学年のころより思春期に入り，男子の思春期は女子より2～3年遅れる。ヒトの一生のうち，身長の増加率が高いのは，胎児期と思春期であり，思春期にみられる急速な成長の増加を第二発育急進期（スパート，spurt）と呼んでいる（⇨ p. 114，図5-2）。

この時期は，急速な成長・発達のために十分な栄養素などをとる必要がある。また，スポーツ，運動などにより身体の活動量も増加するため，消費量に見合った栄養素などの補給も必要となる。異性を意識して体型を気にした間違ったダイエット，偏った食品選択，不規則な食生活などにより，栄養素などの摂取バランスを崩しやすい時期であり，肥満，骨粗鬆症，2型糖尿病，脂質異常症，高血圧など生活習慣病予防のためにも栄養素などの摂取に気をつける。特に女子では急速な身体の成長・発育だけでなく，初経が始まり貧血になりやすいので鉄や良質のたんぱく質，ビタミンなどが不足しないように注意する。

5.2　思春期の栄養アセスメント
（1）臨床診査

運動機能や精神機能の発達，女子では月経の有無を把握する。スポーツ・運動などにより身体活動量も増加するため，消費量に見合ったエネルギー・栄養素の補給が必要となる。特に女子では鉄欠乏性貧血が多くみられ，症状として蒼白，易疲労感，めまい，息切れ，動悸，さじ状爪，舌炎などがある。また，睡眠不足や心理的ストレス，不規則な食習慣・生活習慣などの有無についても問診を行い，栄養状態を把握する。

（2）身体計測

身長，体重，体格指数，体重の変化，体組成（体脂肪，骨，除脂肪軟組織）などが指標となる。成長期では身長と体重の変化が著しく個人差が大きいので，性・年齢別だけでなく，個人別の健康管理が特に大切である。極端な低体重は，神経性やせ症（⇨ p. 148）の疑いがあるので注意する。

身長・体重の評価としては，小学生高学年～中学生の場合は，肥満度やローレル指数，高校生以上であればBMIが用いられる（⇨ p. 114）。

（3）臨床検査

血圧，血清たんぱく質，血清脂質，ヘモグロビン，ヘマトクリット，血清フェリチン，トランスフェリン，尿たんぱく・尿糖などが指標となる。

低たんぱく質摂取の指標として，血清総たんぱく質（基準値6.5～8.1 g/dL）または，血清アルブミン値（基準値4.1～5.1 g/dL）などが用いられる。

鉄摂取状態の指標として，一般に血液中のヘモグロビン濃度や赤血球数，赤血球指数のMCV，MCHC（⇨ p. 128）などの検査が貧血の診断に応用されている。フェリチンは鉄貯蔵たんぱく質の一つで，血清フェリチン値は貯蔵鉄量の目安となる。

第5章　成長期の栄養

5.3　思春期の栄養ケア

　成長・発達に対応したエネルギー・栄養素の補給，栄養素の貯蔵能の保持，適切な栄養状態の維持，疾病予防，健康の維持・増進，自己管理能力の習得を行い，個々に応じた栄養ケアを行う。食生活やライフスタイルの欧米化，運動不足，ストレスなどにより生活習慣病が急増し，その若年齢化が大きな問題となっている。成長・発達期から生活習慣病のリスクをできるだけ減らすため，適切なエネルギー・栄養素の摂取と健康教育の推進が大切である。

（1）　肥満とやせ

　肥満は，標準体重より重いだけではなく，体内の脂肪組織量が過剰に増加した状態である。肥満には，過食が原因の原発性（単純性）肥満と内分泌疾患（クッシング症候群，甲状腺機能低下症など）などが原因で起こる二次性（症候性）肥満がある。原発性肥満は肥満の90％以上を占めるが，その原因には遺伝的要因と環境的要因がある。肥満により，2型糖尿病，高血圧，脂質異常症，糖代謝異常，肝機能異常や脂肪肝などの合併症を引き起こすことがあるので，生活習慣病の予防のためにも成長期から適正体重を維持するように気をつける。原発性肥満の対策として，食事では過度な減食をするのではなく，適正なエネルギー摂取量を守り，必要なエネルギー・栄養素の摂取量が不足しないように注意することが大切である。朝食，昼食，夕食と3食をきちんと食べて野菜などの好き嫌いをなくし，よく噛んでゆっくり食事をする。また，間食を減らし，甘味を多く含む清涼飲料なども控える。

　やせ（るい痩）とは，体重が異常に減少した状態である。原因には体質的やせと症候性やせがある。思春期には過度な減食や偏食によるものや，うつ病や神経性やせ症による症候性やせも多く，早期発見と早期治療が大切である。近年，ダイエット志向の低年齢化の傾向がみられ，減食を開始した時期が早いほど，骨粗鬆症の発症リスクが高くなるとの報告もある。また，低栄養状態が長期に続くと，消化機能の低下などが認められることがある。

（2）　摂食障害（eating disorder）

　摂食障害は，食行動異常を中心に，多彩な心身症状や行動異常を呈する疾患である。摂食障害としては，神経性やせ症と神経性過食症が一般的であるが，アメリカ精神医学会による精神疾患の診断・統計マニュアル第5版（DSM-5）では，過食性障害が摂食障害の診断に加わっている。

1）　神経性やせ症

　神経性やせ症（AN：anorexia nervosa）では，必要なエネルギー摂取量を制限し，年齢，性別，成長曲線，身体的健康状態に対して著しく低い体重となる。自分の体重や体型に対するボディ・イメージの障害，体重増加に対する強い恐怖，病気の深刻さに対する認識の欠如および（もしくは）体重増加を妨げる行動がみられる。

5．思春期の栄養アセスメントと栄養ケア

　以前は，「神経性食欲不振症」あるいは「神経性無食欲症」と呼ばれていたが，必ずしも食欲がないわけではなく，また過食（多食，大食）が認められることもあることから，「神経性やせ症」という新しい病名が提唱された。若年女性の発症が多いとされるが，男女を問わず，また年齢に関係なく発症する可能性があり，早期発見と適切な治療が重要である。自己誘発性嘔吐（自分で吐いてしまうこと）や下剤・利尿剤の濫用などは「排出行動」と呼ばれ，過食しても体重が増えないようにするという意味の「代償行動」の1つである。神経性やせ症では，食物摂取量を制限する「摂食制限型」と，過食と排出・代償行動（自己誘発性嘔吐や下剤の濫用など）を伴う「過食・排出型」の2つのタイプに分類されている（表5-12）。

　身体症状としては，低体重（やせ），低血圧，徐脈（低心泊数），低体温，無月経や月経不順（女性の場合），便秘，下肢の浮腫，うぶ毛密生，毛髪脱落などが出現することがある。嘔吐や下痢を繰り返すことにより体内の電解質が消失し，低カリウム血症などの電解質異常，不整脈などをきたす。また，肝機能障害や低血糖，女性ホルモン分泌量の低下，骨密度の低下などがあげられる。低体重が長期間続くと脳の萎縮もみられるようになる。本症の死亡率は約6〜10％と他の精神疾患より高く，極度の低栄養に起因する衰弱死，不整脈，感染症，自殺などが主な要因となっており，生命の危険にかかわる心因性の疾患である。

2）神経性過食症

　神経性過食症（BM: bulimia nervosa）では，過食エピソード（比較的短時間に大量の食物を摂取し，その間は食べることを制御できないという感覚が伴う）と，排出・代償行動（自己誘発性嘔吐，下剤や利尿剤の濫用，インスリンの不適切な使用，過剰な運動，ダイエット薬の使用など）がともに平均して3か月間にわたって少なくとも週1回は認められる状態である。「神経性大食症」と呼ばれることもある。自分の体重や体型に対するボディ・イメージの障害，体重増加に対する強い恐怖，そして病気の深刻さに対する

表 5-12　摂食障害の主な特徴

	神経性やせ症		神経性過食症	過食性障害
	摂食制限型	過食・排出型		
ボディ・イメージなど	自分の体重や体型に対するボディ・イメージの障害を伴う			
	やせているのに太っていると感じる		過食に苦痛を感じ，罪悪感を伴う	
食行動	食物摂取量を制限	過食を伴うこともある	食物摂取量の調節ができず，過食を伴う	
その他の行動	過度に運動したりする（過活動）	自己誘発性嘔吐や下剤の濫用などの不適切な代償行動を伴う		自己誘発性嘔吐や下剤の濫用などの不適切な代償行動は伴わない
体　重	低体重（やせ）		普通体重または過体重（肥満）	

DMS-5を参考に筆者作成

認識の欠如がみられる場合がある。

身体症状としては，嘔吐や下剤の濫用などの排出・代償行動により，電解質異常を生じ，低カリウム血症を起こして不整脈を生じることがある。また，嘔吐により唾液腺炎や歯のエナメル質の消失などを生じることもある。

3）過食性障害

過食性障害（BED：binge eating disorder）では，代償行動を伴わない過食エピソード（比較的短時間に大量の食物を摂取し，その間は食べることを制御できないという感覚が伴う）が，平均して3か月間にわたって少なくとも週1回は認められる状態である。過食エピソードは，「通常よりずっと早く食べる」，「身体的に空腹を感じていないときに食べる」，「苦しいくらい満腹になるまで食べる」，「後になって抑うつ気分，自己嫌悪あるいは罪悪感を有する」などと関連している。

（3）貧　血

思春期特有の栄養障害の一つとして，特に女子において鉄欠乏性貧血（小球性低色素性貧血）が多くみられる。貧血（anemia）とは，酸素運搬能が低下している状態であり，臨床的にはヘモグロビン濃度，赤血球数，ヘマトクリット値などが診断に応用されている。種々の成因があるが，主に以下があげられる。

① 赤血球の成熟障害（鉄欠乏性貧血，巨赤芽球性貧血など）

② 赤血球の産生障害（再生不良性貧血など）

③ 赤血球の喪失や崩壊亢進（溶血性貧血など）

思春期では，急速な成長・発育により鉄の需要の亢進や，月経による鉄損失（女子），食事からの鉄摂取不足，腸における鉄吸収障害などにより貧血が起こりやすい。貧血の予防のためには，十分な鉄の摂取と造血に必要な良質のたんぱく質，葉酸，ビタミン B_6，ビタミン B_{12}，ビタミン C，銅などの不足に注意する。食品中の鉄には，ヘム型と非ヘム型があり，一般にヘム鉄のほうが非ヘム鉄より吸収率が高い。ヘム鉄は赤身の肉や魚に多く含まれ，非ヘム鉄はほうれんそう，ひじきなどに多く含まれる。非ヘム鉄の吸収率を高めるためには，ビタミン C やクエン酸などと一緒に摂取するとよい。また，紅茶，緑茶やコーヒーなどに含まれるタンニンや穀類などに含まれるフィチン酸などは鉄と結合して吸収を妨げるので注意する。

（4）骨粗鬆症

骨粗鬆症（osteoporosis）は生活習慣病であり高齢者や特に閉経後女性に多いが，近年では食生活の変化から，骨折しやすい児童の増加や若年女性のダイエットによる栄養素などの摂取不足に関連して社会的な課題となっている。骨粗鬆症は，「骨量の低下と骨質の劣化により骨強度が低下し，骨折のリスクが増大する骨格疾患」と定義されている（日本人の食事摂取基準2025年版）。

骨量は年齢とともに増加し，20歳くらいまでに最大骨量（peak bone mass）を示し，

その後は減少傾向を示す。特に女性は閉経後急激に骨量が減り，骨粗鬆症の発症リスクが高くなるため，成長期から一生を通じて適切なカルシウムの摂取が重要である。また，骨粗鬆症の予防には閉経，加齢による骨量の減少を抑えるだけでなく，骨形成の盛んな成長期に骨量をできるだけ増やしておくことが望ましい。そのためには，必要なエネルギー・栄養素を過不足なく摂取することを心がけ，適度な運動（荷重負荷のかかる運動など）や適度な日光浴なども大切である。

　カルシウムは，生体内に約1kg含まれ，その約99％が骨や歯の硬組織の構成成分であり，主としてハイドロキシアパタイトのようなリン酸カルシウムの形で存在している。残りの1％は血液や軟組織などに分布している。カルシウムは骨や歯の構成成分であるだけでなく，酸・塩基平衡，浸透圧の保持，血液凝固，神経・筋肉の興奮性の保持，酵素の活性化など，さまざまな生理的機能に深く関与している。血中カルシウム濃度は，100 mL当たり約10 mg（2.5 mM）でかなり厳密に保持されており，その濃度を一定にするために多くのカルシウム代謝調節因子が関与しているが，特に3つのホルモン〔活性型ビタミンD，副甲状腺ホルモン（PTH：prarathyroid hormone），カルシトニン〕と3つの器官（小腸，骨，腎）の働きによる調節が重要である。

　食物として摂取されたカルシウムは，胃酸により可溶化され，主に小腸上部での能動輸送により吸収される。牛乳や乳製品は摂取しやすく，カルシウムを多く含み，吸収率が高いだけでなく，カルシウム以外に良質なたんぱく質などを含み，適量を習慣的に摂取することが望まれる。また，食事からのカルシウム摂取では，リン，マグネシウム，ナトリウムなど他のミネラルとのバランスや食事全体を考えて摂取する必要がある。血中カルシウム濃度が低下すると，PTHが骨中のカルシウムを溶出させ，血中カルシウム濃度を一定に保つように作用する。骨粗鬆症の発症には環境因子だけでなく遺伝因子などが複雑に関与している。

（5）　起立性調節障害

　起立性調節障害（OD：orthostatic dysregulation）は，起立という動作に対する血管反応が不十分なためにさまざまな症状が現れる自律神経失調症と考えられている。起立時に下半身の静脈系に血液がプールされて，その結果，循環血液量の低下をきたし，立ちくらみやめまい，動悸や息切れ，朝起きられないなどの症状が出現する。思春期に多く，春から夏にかけて症状が悪化する傾向がある。朝調子が悪く学校に行きたがらないことがあり，登校拒否と間違われることがある。診断に際しては，他の器質的疾患がないことを確認する必要がある。昇圧薬や精神安定薬などによる薬物療法とともに，乾布摩擦，下肢の冷水浴などの鍛錬療法の併用が有効である。ほとんどの症例で，2〜3か月の治療によって症状の改善がみられる。

（6）　薬物，飲酒，喫煙

　近年，未成年者の覚醒剤などの薬物使用，飲酒，喫煙など，深刻な社会的問題と

第5章　成長期の栄養

なっている。いずれも法令により禁止されているが，アヘン類（ヘロイン，塩酸モルヒネなど），大麻類（マリファナなど），覚醒剤，シンナーなどは，中枢神経系を興奮または抑制して幻覚状態を起こし，連用，濫用により依存性となり，非常に危険な薬物類である。最近ではインターネットや携帯電話・スマートフォンを使って覚醒剤などの取引きが行われ，未成年者にも広がっていることが危惧されている。

（7）　適切な栄養状態の維持，疾病予防，健康の維持・増進

　思春期では学童期に比べ，自己主張が強まり家庭的制約から離れて独立して行動するようになる。中高生では学校のクラブ活動や塾などで帰宅時間が遅くなり，家族団らんの食事の回数が少なくなったり，休日には，友だちと外食やファストフードなどを利用する機会が増え，エネルギー量は多く摂取できても栄養素のバランスが取りにくくなりやすい。生活習慣も，受験などのために深夜まで勉強したり，テレビを見たりなど，夜遅くまで起きていることが多くなり，その結果，朝食の欠食や夜食など不規則な食事となり，生体リズムの乱れから生活習慣病を引き起こす原因ともなる。

文　献

●参考文献
・渡邊玲子・伊藤節子・瀧本秀美編：応用栄養学 改訂第 7 版，南江堂（2020）
・文部科学省：学校保健統計調査報告書（各年）
・厚生労働省：「日本人の食事摂取基準（2025 年版）」策定検討会報告書（2024）
・厚生労働省：平成 22 年乳幼児身体発育調査報告
・こども家庭庁：令和 5 年乳幼児身体発育調査結果の概要（2024）
・日本小児保健協会：平成 22 年幼児健康度調査報告
・日本小児医療保健協議会 栄養委員会 小児肥満小委員会：幼児肥満ガイド（2019）
・厚生労働省：保育所における食事の提供ガイドライン（2012 年 3 月）
・厚生労働省：保育所におけるアレルギー対応ガイドライン（2019 年改訂版）（2019 年 4 月）
・厚生労働省：平成 17 年度乳幼児栄養調査結果の概要
・厚生労働省：平成 27 年度乳幼児栄養調査結果の概要
・厚生労働省雇用均等・児童家庭局母子保健課：児童福祉施設における食事の提供ガイド—児童福祉施設における食事の提供及び栄養管理に関する研究会報告書—（2010 年 3 月）
・厚生労働省雇用均等・児童家庭局：楽しく食べる子どもに～食からはじまる健やかガイド～「食を通じた子どもの健全育成（—いわゆる「食育」の視点から—）のあり方に関する検討会」報告書（2004 年 2 月）
・厚生労働省：「健やか親子 21」最終評価報告書（2013 年 11 月）
・厚生労働省：健康日本 21（第二次）最終評価報告書（2022 年 10 月）
・有阪治：ライフステージにおける小児肥満. 肥満研究，**22**（1），6-16（2016）
・農林水産省：平成 30 年度食育推進施策（食育白書）（2018）

- 内閣府：平成 23 年版食育白書（2011）
- 厚生労働省：保育所保育指針解説（2018 年 2 月）
- 日本スポーツ振興センター：平成 19 年度，平成 22 年度児童生徒の食事状況等調査報告書（2009）（2013）
- 原光彦：小児生活習慣病健診の実施成績，東京都予防医学協会年報　2024 年版，第 53 号（2024）
- 文部科学省：食に関する指導の手引—第二次改訂版—（2019）
- 文部科学省：令和 5 年度全国学力・学習状況調査
- 日本学校保健会：児童生徒の健康診断マニュアル（平成 27 年度改訂版）
- 日本動脈硬化学会：動脈硬化性疾患予防ガイドライン 2022 年版
- 日本高血圧学会：高血圧治療ガイドライン 2019
- 日本糖尿病学会：糖尿病診療ガイドライン 2019
- 厚生労働省：国民健康・栄養調査報告（各年）
- 奈良信雄：看護・栄養指導のための臨床検査ハンドブック　第 5 版，医歯薬出版，（2014）
- 清野佳紀・小林邦彦・原田研介・桃井真理子編：NEW 小児科学 改訂第 2 版，南江堂（2003）
- 生殖分泌委員会報告：日産婦誌，**49**，367-377（1997）
- AED (Academy for Eating Disorders) レポート 2016 第 3 版　日本語版　摂食障害 医学的ケアのためのガイド，日本摂食障害学会（2016）
- American Psychiatric Association: Diagnostic and Statistical Manual of Mental Disorders, 5 th ed: DSM-5. American Psychiatric Press, Washington D.C.（2013），高橋三郎・大野裕監訳：DSM-5 精神科診断・統計マニュアル，医学書院（2014）
- 日本精神神経学会精神科病名検討連絡会：DMS-5 病名・用語翻訳ガイドライン（初版），精神神経学雑誌　116：429-457（2014）

第 6 章

成人期の栄養

1．成人期の生理的特徴

　厚生労働省では，成人期を，青年期（15 ～ 29 歳），壮年期（30 ～ 44 歳），中年期（45 ～ 64 歳）に分類している。乳児期，幼児期，学童期，思春期と著しい成長・発達段階を終え，成人期は，身体的にも，精神的にも充実し，社会的には自立する時期である。しかし，外食や飲酒の機会が増え，食生活の不摂生，運動不足，ストレスにより生活習慣病を発症しやすい時期でもある。そのため，成人期は，壮年期から生活習慣病の発症が多くなることから，青年期より健康の保持・増進，および生活習慣病の発症予防，重症化予防を目的として適切な栄養と適切な運動を習慣づけることで，壮年期以降，高齢期の健康生活につなげなければならない。

1.1　成人期の生理的変化

　青年期は，身体的成長が完成し，体力的に最も充実している時期である。有病者数は小児期についで低くなっている。両親や家族から心理的・精神的に独立し，社会的にも自立への第一歩を歩み出し，精神的成熟，充実を図っていく。

　壮年期は，精神的に充実し，社会的には中心的役割を担う。しかし，身体的機能は，30 歳をピークに，その後，細胞レベルでの潜在的な生理的退行性変化が始まる。生理的退行性変化とは，組織の実質細胞数減少による臓器の機能低下のことで，いわゆる老化のことである。30 歳代ではその変化を感ずることなく生活を送ることができるが，40 歳代になると，生理的退行性変化が進行し，体力の低下，疲労感の増加がみられる（図6-1）。免疫機能は，30 歳より著しく低下する。生活習慣病の発症も多くなる（図6-2）。

　中年期は，生理的退行性変化が，さらに進行し，特に，呼吸器系，循環器系，腎機能で著しい低下を認める。この時期は，特に女性で多くみられる更年期も始まる。更年期障害の一症状でもあるが，うつなどの精神症状もみられる。

（1）　成人期の身体状況

1）　肥　　満

　肥満について，2023（令和 5）年国民健康・栄養調査では，BMI が 25.0 kg/m^2 以

図6-1 諸生理機能の推移（30歳を100％）
出典）細谷・篠原編：老化と栄養，第一出版(1982)改変

図6-2 免疫機能の低下と患者数
出典）細谷・篠原編：老化と栄養，第一出版(1982)

上の肥満者の割合は，どの年齢層においても男性が女性に比べ多い。男性では20歳代の23.2％が最も少なく，40～60歳代が約34～35％と最も多い。一方，女性では20歳代の11.8％が最も少なく，年齢とともに増加し60歳代の25.0％が最も多い（表6-1）。

2）や　　せ

やせについて，令和5年国民健康・栄養調査では，BMIが18.5 kg/m^{2}未満のやせの割合は，20歳以上で男性4.4％，女性12.0％であったが，20歳代女性では20.2％であった。

3）糖　尿　病

令和5年国民健康・栄養調査では，「糖尿病が強く疑われる者」の割合は，30歳以降では男性が女性に比べ多い。男女とも年齢とともに増加し，60歳代が最も多い（表6-1）。

4）血　　圧

血圧については，令和5年国民健康・栄養調査では，20歳以上の収縮期血圧の平均値は，男性131.6 mmHg，女性126.2 mmHgであった。また，収縮期血圧が140 mmHg以上の者の割合は，20歳以上で男性27.5％，女性22.5％であった。この10年間の経年変化では，常に男性が女性に比べ割合は多いが，男女ともに減少傾向にある（表6-2）。

5）血清コレステロール

令和5年国民健康・栄養調査では，血清コレステロール値が240 mg/dL以上の者の割合は，20歳以上で男性10.1％，女性23.1％であった。この10年間の経年変化では，常に女性が男性に比べ血清コレステロール高値者の割合が多く，男性では増減はみられないが，女性は増加している。年齢調整した血清nonHDL-コレステロール

第6章　成人期の栄養

表6-1　肥満者と「糖尿病が強く疑われる者」の割合（20歳以上）

		20〜29歳	30〜39歳	40〜49歳	50〜59歳	60〜69歳
肥満者 （BMI 25.0 kg/m² 以上） の割合（%）	男性	23.2	30.2	34.3	34.8	35.0
	女性	11.8	12.4	19.0	24.3	25.0
「糖尿病が強く疑われる者」の割合（%）	男性	0	3.4	6.3	11.0	15.7
	女性	0	1.0	4.6	6.2	10.1

表6-2　成人期の身体状況の年次推移（20歳以上）

	年	2011	2013	2015	2017	2019	2022	2023
収縮期血圧が140 mmHg 以上の者の割合*（%）	男性	38.0	38.3	34.1	37.0	29.9	28.9	27.5
	女性	28.1	29.3	25.1	27.8	24.9	21.1	22.5
血清総コレステロール値が 240 mg/dL 以上の者の割合 （%）	男性	10.2	10.3	9.8	12.4	12.9	13.4	10.1
	女性	16.4	16.8	17.8	19.8	22.4	24.8	23.1
年齢調整した血清nonHDL ーコレステロール値（平均 値）（mg/dL）	男性	143.0	141.9	141.1	143.2	144.1	144.8	139.9
	女性	138.3	137.8	138.0	138.0	142.4	140.7	139.6

＊ 2019年より，水銀を使用しない血圧計を使用。
出典）表6-1，表6-2ともに厚生労働省：令和5年国民健康・栄養調査（令和2年，3年は調査中止）

値の平均値は，20歳以上で男性139.9 mg/dL，女性139.6 mg/dLであった。この10年間の経年変化では，常に男性が女性に比べ高値であるが，男女ともに有意な増減はみられない（表6-2）。

1.2　成人期の生活習慣の変化

（1）　成人期の食生活状況

1）　エネルギー，栄養素等摂取状況（表6-3）

エネルギー，栄養素等摂取量について，令和5年国民健康・栄養調査をみてみよう。

エネルギー摂取量の平均値は，50歳以降の女性以外，どの年齢層においても男女ともに「日本人の食事摂取基準（2025年版）」（以下，食事摂取基準）の身体活動レベル・低いの推定エネルギー必要量を下回っている。

動物性たんぱく質比率は，どの年齢層においても男女ともに目安とされている50%を超えている。

エネルギー産生栄養素バランスは，たんぱく質エネルギー比率，脂質エネルギー比率，炭水化物エネルギー比率については，どの年齢層においても男女ともに食事摂取基準の目標量の範囲内であった。

食物繊維は，どの年齢層においても男女ともに食事摂取基準の目標量に達していない。

156

1. 成人期の生理的特徴

表 6-3 エネルギー，栄養素等摂取状況（1歳以上，平均値）

		20〜29歳	30〜39歳	40〜49歳	50〜59歳	60〜69歳
エネルギー（kcal/日）	男性	2,088	2,104	2,154	2,107	2,197
	女性	1,630	1,661	1,701	1,728	1,736
たんぱく質（g/日）	男性	77.5	78.5	77.6	77.4	79.8
	女性	63.3	62.4	63.8	66.1	67.7
動物性たんぱく質比率（%）	男性	56.1	56.8	56.2	54.6	53.9
	女性	58.6	55.6	53.1	53.8	53.0
たんぱく質エネルギー比率（%）	男性	15.1	15.1	14.5	14.8	14.6
	女性	15.8	15.2	15.0	15.5	15.6
脂質エネルギー比率（%）	男性	29.7	29.6	28.9	28.2	27.2
	女性	32.0	29.8	30.3	30.2	30.2
炭水化物エネルギー比率（%）	男性	55.2	55.3	56.6	57.0	58.2
	女性	52.2	55.0	54.7	54.3	54.2
穀類エネルギー比率（%）	男性	44.6	43.8	43.7	42.6	40.2
	女性	38.2	42.3	41.7	38.2	36.9
食物繊維（g/日）	男性	17.8	17.9	18.2	18.5	20.0
	女性	14.6	15.4	15.9	16.5	17.7
ビタミンA（μgRAE/日）	男性	394	433	498	426	522
	女性	354	410	409	417	492
ビタミンD（μg/日）	男性	4.7	5.7	5.5	6.0	7.8
	女性	4.3	4.8	5.1	5.1	7.0
ビタミンC（mg/日）	男性	66	67	66	78	96
	女性	65	66	71	78	99
カルシウム（mg/日）	男性	454	443	413	453	514
	女性	386	399	409	446	518
鉄（mg/日）	男性	7.4	7.4	7.5	7.7	8.4
	女性	6.5	6.2	6.6	7.1	7.6
食塩相当量（g/日）	男性	10.4	10.6	10.6	10.3	11.1
	女性	8.3	8.1	8.9	8.9	9.5

出典）厚生労働省：令和5年国民健康・栄養調査

　　ビタミンAは，どの年齢層においても男女ともに食事摂取基準の推定平均必要量に達していない。

　　ビタミンDは，年齢とともに摂取量が増加の傾向にあるが，どの年齢層においても男女ともに食事摂取基準の目安量に達していない。

　　ビタミンCは，どの年齢層においても男女ともに食事摂取基準の推奨量に達している。

　　カルシウムは，どの年齢層においても男女ともに食事摂取基準の推定平均必要量に達していない。

　　鉄は，男性では，30歳代を除き食事摂取基準の推奨量を上回っているが，女性では60歳代以外推定平均必要量（月経あり）に達していない。

　　食塩相当量は，どの年齢層においても男女ともに食事摂取基準の目標量を上回って

第6章　成人期の栄養

表6-4　食品群別摂取状況（1歳以上，平均値）　　　　　　　（g/日）

		20～29歳	30～39歳	40～49歳	50～59歳	60～69歳
野菜	男性	230.9	243.1	237.7	260.0	272.2
	女性	211.8	219.6	222.0	238.4	262.9
野菜のうち緑黄色野菜	男性	59.8	69.5	69.0	77.6	79.6
	女性	63.6	69.7	65.0	71.1	82.3
果物	男性	41.3	41.3	39.1	59.8	93.2
	女性	47.7	57.4	57.6	73.0	104.8
乳・乳製品	男性	95.8	83.5	74.5	83.9	105.7
	女性	91.0	91.4	95.0	101.0	128.0
豆・豆製品	男性	49.9	45.8	48.2	51.4	63.6
	女性	40.3	39.8	53.7	62.2	68.3

出典）厚生労働省：令和5年国民健康・栄養調査

いる。

2）　食品群別摂取状況（表6-4）

野菜について，令和5年国民健康・栄養調査では，男性の摂取量が女性の摂取量に比べ多く，男女ともに60歳代が最も多いが，「健康日本21（第3次）」が目標とする1日350gにはどの年齢層も達していない。緑黄色野菜も男女ともに60歳代が最も多いが，「健康日本21（第2次）」が目標とした1日120gに達していない。

果物について，令和5年国民健康・栄養調査では，どの年齢層においても女性の摂取量が男性の摂取量に比べ多いが，男女ともに「健康日本21（第3次）」が目標とする1日200gに達していない。

乳・乳製品について，令和5年国民健康・栄養調査では，20歳代を除きどの年齢層においても女性の摂取量が男性の摂取量に比べ多い。「健康日本21」が目標とした1日130gに対して，どの年齢層も男女ともに達していない。

豆・豆製品について，令和5年国民健康・栄養調査では，どの年齢層においても男女ともに「健康日本21」が目標とした1日100g以上に達していない。

3）　栄養バランスのとれた食事に関する状況

主食・主菜・副菜を組み合わせた食事を1日2回以上とっている者の割合について，「健康日本21（第3次）」は50％以上を目標としているが，令和5年国民健康・栄養調査では50歳代女性のみ50％を上回っている。

4）　飲酒の状況

飲酒について，令和5年国民健康・栄養調査では，生活習慣病のリスクを高める量を飲酒している者の割合は，男性では40歳代，女性では50歳代が最も多い。「健康日本21（第2次）」が目標とした生活習慣病のリスクを高める量を飲酒している者の割合，男性13％，女性6.4％を下回っているのは男性20歳代のみであった（表6-5）。

1．成人期の生理的特徴

表6-5　成人期の生活状況（20歳以上）

		20〜29歳	30〜39歳	40〜49歳	50〜59歳	60〜69歳
主食・主菜・副菜を組み合わせた食事を1日2回以上とっている者の割合(%)	男性	27.8	37.2	36.3	37.5	48.4
	女性	28.6	27.8	39.4	42.4	52.7
生活習慣病のリスクを高める量を飲酒している者の割合（%）	男性	4.3	13.4	23.6	18.8	19.3
	女性	7.8	10.7	13.5	14.6	11.1
運動習慣のある者の割合（%）	男性	26.5	23.5	30.1	25.6	35.7
	女性	14.5	16.9	17.9	27.4	30.0
1日の歩数の平均値	男性	7,714	7,622	8,039	7,504	6,159
	女性	6,516	6,160	7,172	6,449	5,837
1日の平均睡眠時間が6時間未満の者の割合（%）	男性	39.2	43.0	46.9	52.1	39.9
	女性	36.2	37.8	47.8	59.1	46.7
現在習慣的に喫煙している者の割合（%）	男性	20.6	29.9	33.4	31.5	28.5
	女性	5.2	8.7	10.1	11.7	7.1

出典）厚生労働省：令和5年国民健康・栄養調査

5）　外食，中食の状況

　外食，中食の利用頻度が高くなっている。令和元年国民健康・栄養調査では，週1回以上外食する者の割合は，どの年齢層においても男性が女性に比べ多いが，男女ともに20歳代が男性67.0%，女性56.6%と最も多く，年齢とともに減少傾向にある。一方，週1回以上中食する者の割合は，男性は30歳代が58.3%，女性は20歳代が53.6%と最も多く，どの年齢層においても男性が女性に比べやや多いが，年齢による差はなく，最も少ない60歳代で男性45.7%，女性43.7%である。

（2）　成人期の生活状況
1）　運 動 習 慣

　運動習慣のある者の割合について，50歳代を除いて男性が女性に比べ多く，男女ともに60歳代が最も多い。「健康日本21（第3次)」が目標とする20〜64歳の男性30%，女性30%に対して，男性40歳代，男女60歳代を除き下回っている（表6-5）。

　1日の平均歩数について，令和5年国民健康・栄養調査では，「健康日本21（第3次)」が目標とする8,000歩（男女とも）に男性40歳代を除き下回っている。

2）　睡眠の状況

　令和5年国民健康・栄養調査では，1日の睡眠時間が平均6時間未満の者の割合は男女ともに50歳代が最も多く，「健康日本21」が目標とした「睡眠による休息が十分とれていない者の割合について21%以下」を男女ともどの年齢層においても上回っている（表6-5）。

3）　喫煙の状況

　令和5年国民健康・栄養調査では，習慣的に喫煙している者の割合は，どの年齢層においても男性が女性に比べて多く，男性では40歳代，女性では50歳代が最も多

159

第6章　成人期の栄養

く，男性は「健康日本21（第3次）」が目標とする喫煙率12%をどの年齢層においても上回っている（表6-5）。

1.3　更　年　期

更年期を国際閉経期学会では「女性の加齢の過程において，生殖期より非生殖期へ移行する期間」とし，日本産科婦人科学会では「生殖期（性成熟期）と非生殖期（老年期）の間の移行期で，卵巣機能が衰退しはじめ，消失する時期」と定義している。わが国では一般的平均閉経年齢は約50歳であり，その前後10年間（45～55歳）を更年期と呼んでいる（図6-3）。女性のライフサイクルにおいて，更年期は身体の内外において変化が著しく，強いストレス環境下であることも多いため，身体的，精神的，社会的ケアが必要である。

（1）　更年期の特性
1）　内 分 泌 系

性成熟期に達した女性では，卵巣から分泌されるエストロゲン（卵胞ホルモン）とプロゲステロン（黄体ホルモン）により月経周期がコントロールされている（⇨ p.47, 図3-1, p.48, 図3-2）。更年期になるとエストロゲンやプロゲステロンの分泌が減少する。エストロゲンの分泌減少により間脳視床下部，脳下垂体前葉へのエストロゲンの負のフィードバック抑制が失われ，その結果，性腺刺激ホルモンである卵胞刺激ホルモンや黄体形成ホルモンが大量に分泌される。こうしたホルモン分泌のコントロールの乱れは，エストロゲンレセプター（受容体）が存在する大脳辺縁系や中枢神経にも影響を及ぼし，更年期特有のさまざまな障害を引き起こす。

2）　生　殖　系

エストロゲンの分泌減少により月経異常がみられ，やがて閉経に至る。日本産科婦人科学会では閉経を「卵巣機能の衰退または消失によって起こる月経の永久的停止」と定義している。閉経の診断は，他に原因がないのに12か月以上無月経が持続すれば，前回の月経をもって閉経とみなされる。

3）　脂 質 代 謝

エストロゲンは，肝臓や末梢組織においてLDLレセプター

図6-3　卵巣機能からみた更年期

出典）積田享：新老年学，東京大学出版会（1992）

160

を増加させたり，LDLレセプターの活性を上昇させたりすることでLDL-コレステロールの取り込みを促進する。また，肝臓においてアポA-1（HDLのアポたんぱく質）の産生を促進することにより，HDLの生成を亢進する。このようにエストロゲンは血中脂質のコントロールを行っている。更年期になるとエストロゲンの分泌が減少し，LDL-コレステロールの取り込みが減少すること，また，エストロゲン合成に利用されていたコレステロールの利用が減少することから，血中LDL-コレステロール値の増加により血中コレステロール値が上昇する。HDLの生成が抑制され，HDL-コレステロール値は減少する。

エストロゲンは，血管に対する直接的抗動脈硬化作用を有する。血管内皮細胞において血管弛緩因子である一酸化窒素を産生し，LDLの酸化を抑制する。更年期になるとエストロゲンの分泌が減少し，一酸化窒素の産生が減少することで酸化LDLが上昇する。

更年期では，基礎代謝量の低下と身体活動量の減少によりエネルギー消費量が減少する。しかし，エネルギー摂取量は変わらないため肥満を招き，血中トリグリセリド（中性脂肪）値が上昇する。

こうした脂質代謝異常は動脈硬化のリスクとなることから，動脈硬化性疾患予防ガイドライン2022年版では，閉経と動脈硬化について言及している。

4）骨代謝

ヒトの骨量は，成長とともに増加し，20～30歳代で最大骨量（peak bone mass）に達する。その後男女ともに減りはじめるが，特に女性は閉経後急速に減少する（図6-4）。骨組織は，骨芽細胞による骨形成と破骨細胞による骨吸収によって常に作り替えられている（骨代謝回転）。エストロゲンは，破骨細胞の活性を抑制し，骨芽細胞の活性を促進する作用がある。更年期になり，エストロゲンの分泌が減少すると，破骨細胞の活性が上昇するために骨量が急速に減少する。

（2）更年期障害

更年期障害とは，日本産科婦人科学会では「更年期に現れる多種多様な症候群で，器質的変化に相応しない自律神経失調症を中心とした不定愁訴を主訴とした症候群」と定義している。発症要因として，卵巣機能の低下に自律神経系や精神機能の変化が加わり，さらに，子どもの巣立ち，夫の定年，親の

図6-4 年齢と閉経に伴う骨量の変化（概念図）
出典）折茂肇監修：骨粗鬆症 検診・保健指導マニュアル 第2版, p.3, ライフサイエンス出版（2014）

第6章 成人期の栄養

介護，経済的不安など社会的・環境的要因，生活習慣病や老化への不安，女性喪失感など精神的・心理的要因が関与して，さまざまな症状を呈する（図6-5）。症状としては，自律神経症状，精神症状，性器外身体症状，性器症状に分けられる（表6-6）。のぼせ感，冷え性，めまい，不眠，肩こり，疲労感は，多く訴えられる。

男性にも更年期障害があり，加齢男性性腺機能低下症候群と呼ばれ，男性ホルモンが減少した状態（低アンドロゲン血症）と定義されている。診断は，血中フリーテストステロンが20歳代日本人男性の平均値（YAM）の－2SDである8.5 pg/mL以下を低アンドロゲン血症，YAMの70％にあたる11.8 pg/mLまでを低下傾向群としている。

図6-5 更年期障害の発症機序

表6-6 更年期障害（症候群）の症状

症候群区分	不定愁訴の個別症状
Ⅰ 自律神経症状（血管運動神経症状）	のぼせ感（hot flash），冷え性，動悸，発汗，めまい，肩こり，耳鳴り，しびれ感，知覚過敏，知覚鈍麻，蟻走感
Ⅱ 精神症状	憂うつ，あせり感，不安感，疲労感，頭痛・頭重感，不眠，物忘れ，判断力低下
Ⅲ 性器外身体症状	運動器症状―腰痛，背痛，骨盤痛，筋痛，関節痛 消化器症状―悪心・嘔吐，下痢，便秘 泌尿器症状―頻尿，尿失禁
Ⅳ 性器症状	月経異常，性器出血，乳房萎縮，腟乾燥感，腟刺激感

2．成人期の食事摂取基準

日本人の食事摂取基準（2025年版）では，成人期を18～29歳，30～49歳，50～64歳の3区分に分けて設定されている（表6-7）。エネルギーと各栄養素の策定の詳細は，第2章「3.エネルギー・栄養素別食事摂取基準」と重なる。p.36からの記述を参照されたい。

2. 成人期の食事摂取基準

表6-7 成人期の食事摂取基準（2025年版）

		男性（歳）			女性（歳）			耐容上限量
		18～29	30～49	50～64	18～29	30～49	50～64	
エネルギー	推定エネルギー必要量「ふつう」 （kcal/日）	2,600	2,750	2,650	1,950	2,050	1,950	
たんぱく質	推奨量 （g/日） 目標量 （%エネルギー）	65 13～20	65 13～20	65 14～20	50 13～20	50 13～20	50 14～20	
脂質	目標量 （%エネルギー）	20～30	20～30	20～30	20～30	20～30	20～30	
飽和脂肪酸	目標量 （%エネルギー）	7以下	7以下	7以下	7以下	7以下	7以下	
n-6系脂肪酸	目安量 （g/日）	12	11	11	9	9	9	
n-3系脂肪酸	目安量 （g/日）	2.2	2.2	2.3	1.7	1.7	1.9	
炭水化物	目標量 （%エネルギー）	50～65	50～65	50～65	50～65	50～65	50～65	
食物繊維	目標量 （g/日）	20以上	22以上	22以上	18以上	18以上	18以上	
ビタミンA	推奨量 （μgRAE/日）	850	900	900	650	700	700	2,700
ビタミンD	目安量 （μg/日）	9.0	9.0	9.0	9.0	9.0	9.0	100
ビタミンE	目安量 （mg/日） 耐用上限量 （mg/日）	6.5 800	6.5 800	6.5 800	5.0 650	6.0 700	6.0 700	4)
ビタミンK	目安量 （μg/日）	150	150	150	150	150	150	
ビタミンB$_1$	推奨量 （mg/日）	1.1	1.2	1.1	0.8	0.9	0.8	
ビタミンB$_2$	推奨量 （mg/日）	1.6	1.7	1.6	1.2	1.2	1.2	
ナイアシン	推奨量 （mgNE/日） 耐容上限量 （mg/日）	15 300 (80)	16 350 (85)	15 350 (85)	11 250 (65)	12 250 (65)	11 250 (65)	4), 5)
ビタミンB$_6$	推奨量 （mg/日） 耐容上限量 （mg/日）	1.5 55	1.5 60	1.5 60	1.2 45	1.2 45	1.2 45	4)
ビタミンB$_{12}$	目安量 （μg/日）	4.0	4.0	4.0	4.0	4.0	4.0	
葉酸	推奨量 （μg/日） 耐容上限量 （μg/日）	240 900	240 1,000	240 1,000	240 900	240 1,000	240 1,000	4)
パントテン酸	目安量 （mg/日）	6	6	6	5	5	5	
ビオチン	目安量 （μg/日）	50	50	50	50	50	50	
ビタミンC	推奨量 （mg/日）	100	100	100	100	100	100	
ナトリウム	目標量1) （g/日）	7.5未満	7.5未満	7.5未満	6.5未満	6.5未満	6.5未満	
カリウム	目安量 （mg/日） 目標量 （mg/日）	2,500 3,000以上	2,500 3,000以上	2,500 3,000以上	2,000 2,600以上	2,000 2,600以上	2,000 2,600以上	
カルシウム	推奨量 （mg/日）	800	750	750	650	650	650	2,500
マグネシウム	推奨量 （mg/日）	340	380	370	280	290	290	
リン	目安量 （mg/日）	1,000	1,000	1,000	800	800	800	3,000
鉄	推奨量2) （mg/日） 推奨量3) （mg/日）	7.0 —	7.5 —	7.0 —	6.0 10.0	6.0 10.5	6.0 10.5	
亜鉛	推奨量 （mg/日） 耐容上限量 （mg/日）	9.0 40	9.5 45	9.5 45	7.5 35	8.0 35	8.0 35	4)
銅	推奨量 （mg/日）	0.8	0.9	0.9	0.7	0.7	0.7	7
マンガン	目安量 （mg/日）	3.5	3.5	3.5	3.0	3.0	3.0	11
ヨウ素	推奨量 （μg/日）	140	140	140	140	140	140	3,000
セレン	推奨量 （μg/日） 耐容上限量 （μg/日）	30 400	35 450	30 450	25 350	25 350	25 350	4)
クロム	目安量 （μg/日）	10	10	10	10	10	10	500
モリブデン	推奨量 （μg/日） 耐容上限量 （μg/日）	30 600	30 600	30 600	25 500	25 500	25 500	4)

1) 食塩相当量。
2) 女性月経なし。
3) 女性月経あり。
4) 性別・年齢別に耐容上限量が示されている。
5) ニコチンアミドの重量（mg/日），（ ）内はニコチン酸の重量（mg/日）。

第6章　成人期の栄養

3．成人期の栄養アセスメントと栄養ケア

3.1　成人期の栄養アセスメント

　成人期は，生活習慣病を発症しやすい時期である。生活習慣病とは，「食習慣，運動習慣，休養，喫煙，飲酒など生活習慣が，その発症，進行に関与する症候群」と定義され，肥満，2型糖尿病，脂質異常症，高血圧，虚血性心疾患，脳血管障害，高尿酸血症，アルコール性肝疾患，がん，慢性閉塞性肺疾患などが該当する。成人期は，生活習慣病の発症予防，重症化予防を目的としたアセスメントが必要である。

（1）　臨　床　診　査
1）　問　　　診
　主訴，現病歴，既往歴，家族歴，栄養歴（嗜好の変化，食欲の変化，体重の変化），家族構成，職業歴，喫煙歴，飲酒歴を把握する。

2）　身　体　所　見
　高血圧の診断に血圧を用いるが，診察室血圧と家庭血圧を測定し診断を行う。

（2）　臨　床　検　査
1）　血液学的検査
　貧　血：貧血の有無の判定にはヘモグロビン値（Hb）が，貧血の種類の判定には平均赤血球容積（MCV），平均赤血球ヘモグロビン量（MCH），平均赤血球ヘモグロビン濃度（MCHC）が用いられる。小球性低色素性貧血である鉄欠乏性貧血は MCV，MCH，MCHC が低下する。大球性貧血であるビタミン B_{12}，葉酸欠乏による巨赤芽球性貧血は MCV が上昇する。

2）　生化学的検査
　たんぱく質代謝：血清総たんぱく質値（TP）はアルブミン（Alb）やγ-グロブリンを含む100種類以上の血清たんぱく質の総量である。したがって，TP 値はγ-グロブリン値などの変化にも影響される。栄養状態の評価には Alb 値を利用することが多いが，半減期が2週間と長いので鋭敏さに欠けるため，短期間の栄養状態の評価には適さない。Alb 値は，脱水で高値に，肝硬変，ネフローゼ症候群，低栄養，急性感染症で低値になる。

　糖質代謝：糖尿病の診断には，空腹時血糖値，食後高血糖を反映する糖負荷試験（75 gOGTT）2時間値，随時血糖値，および HbA1c 値が用いられる。HbA1c 値は，検査1〜2か月前の血糖コントロールを反映している。血糖値に対して HbA1c 値が高値の場合，検査の1〜2日前に食事制限を行い，1〜2か月前の食事管理ができていなかった可能性がある。

　脂質代謝：血清 LDL-コレステロール値は，ネフローゼ症候群，糖尿病，甲状腺機能低下症，肥満で高値に，低栄養，甲状腺機能亢進症で低値を示す。血清 HDL-コレ

164

ステロール値は，アルコール，運動で高値に，高中性脂肪血症，肥満，糖尿病，喫煙で低値を示す。血清中性脂肪（トリグリセリド）値は，食事の影響を受けやすく変動が大きい。肥満，糖尿病，アルコールの過飲，お菓子や果物の過剰摂取で高値になる。

肝機能：AST，ALT は，組織内に存在し血清中の値が高値の場合，組織破壊を意味する。AST は，肝臓，心臓に多く存在することから肝臓疾患，心筋梗塞で血清中の値が高値になる。ALT は，肝臓に多く存在するため肝臓疾患で血清中の値が高値になる。血清γ-GTP 値は，アルコールの過飲，肥満，脂肪肝，胆汁うっ滞で高値になる。血清コリンエステラーゼ値は，脂肪肝，肥満，糖尿病で高値に，肝臓疾患，低栄養で低値になる。

腎機能検査：血清クレアチニンは，筋肉量と相関し，腎糸球体で濾過された後に，尿細管でほぼ再吸収されないため腎機能の指標となる。腎疾患，筋肉運動，脱水で高値に，筋ジストロフィ，高齢者は低値になる。慢性腎臓病（CKD）や腎機能の評価の指標として，尿中および血清クレアチニンを用いたクレアチニンクリアランス（Ccr），血清クレアチニン，年齢，性別の3項目より計算される推算糸球体濾過量（eGFR）がある。Ccr や eGFR の低下は腎機能低下を意味する。

核酸代謝：血清尿酸値は，痛風で高値になることが多い。尿酸は，性，年齢により影響を受けるが，思春期以降，男性では上昇し，女性は閉経以降上昇する。

3）尿 検 査

血糖が糖排出閾値（170 ～ 180 mg/dL）を超えると尿中に糖が排泄される。糖排出閾値は個人差があるため，尿糖で糖尿病を診断することはできない。健常人でも1日に40 ～ 80 mg のたんぱく質（主に血中たんぱく質由来）を尿中に排泄するが，過激な運動や精神的ストレスなどで一過性に増加することがある。病的には，腎疾患，血液疾患などで尿たんぱくが著しく増加する。

4）生体機能検査

心電図，**呼吸機能**などがある。心電図は，不整脈，心肥大，狭心症，心筋梗塞，電解質異常の診断に有用である。

5）画 像 検 査

X線検査，**エコー検査**，**磁気共鳴画像（MRI）検査**などがある。X線検査は，胸部，腹部などの単純X線検査やバリウムなど用いた造影検査，CT検査などがある。エコー検査は，心臓，頸動脈，腹部の検査を行い，心疾患，肝胆道系疾患，腎疾患，血管壁肥厚の診断に有用である。MRI検査は，体内の水分子を画像に利用しており，特に脳，脊椎，胆道系，子宮・前立腺などの骨盤腔の疾患の撮像に優れている。

6）骨 密 度

骨粗鬆症の診断では，**腰椎骨密度**を二重エネルギーX線吸収測定法（DXA）によって測定し，同一性の若年平均骨密度の70％以上80％未満を骨量減少，70％未満を骨粗鬆症としている。骨代謝の動的状態の評価では血液や尿中の**骨代謝マーカー**（骨吸収マーカー，骨形成マーカー）の測定により，骨量減少の原因を判断する。女性は閉経後の数年～ 10 年間程度が最も骨量減少が大きい。

第6章　成人期の栄養

（2）身体計測

　身長・体重より BMI を算出し，肥満の判定を行う。体脂肪量の間接的な測定方法としては，生体電気インピーダンス法，DXA 法，上腕三頭筋部および肩甲骨下部皮下脂肪厚などがある。体脂肪の体内分布の測定方法としては，腹部 CT，MRI，ウエスト周囲長がある。腹部 CT では内臓脂肪面積を測定し，$100\ cm^2$ 以上を内臓脂肪型肥満と判定する。腹部 CT は時間と費用がかかるため，内臓脂肪型肥満を簡便に判定する方法としてウエスト周囲長がある。ウエスト周囲長の測定部位は臍周囲で特定健診の必須項目となっている。男性 85 cm 以上，女性 90 cm 以上を内臓脂肪型肥満としている。

3.2　成人期の栄養ケア

（1）肥満とメタボリックシンドローム

　肥満は，体構成成分の中で体脂肪量が相対的および絶対的に増大した状態をいう。エネルギー消費量よりエネルギー摂取量が多いことが原因であるが，遺伝因子の影響もある。また，欠食，夜食，遅い夕食，早食いなど食事のリズムの乱れも原因となっている。日本肥満学会では，BMI 25 以上を肥満と判定している（表6-8）。肥満は，脂肪の体内分布によって皮下脂肪型肥満と内臓脂肪型肥満に分けられる。皮下脂肪型肥満は，皮下組織に脂肪が蓄積する肥満で，下半身に多く脂肪がつき，女性に多い。内臓脂肪型肥満は，腹腔内に脂肪が蓄積する肥満で，上半身に脂肪がつき，中高年以降の男性に多い。内臓脂肪蓄積は，アディポサイトカインの分泌異常をきたし，インスリン抵抗性が生じる。その結果，血糖値，血中コレステロール値，血中中性脂肪（トリグリセライド）値，血圧が上昇し，動脈硬化を招く。内臓脂肪肥満に加えて，高血糖，高血圧，脂質異常のうち2つ以上を併せもった病態をメタボリックシンドロームといい，2005（平成17）年に診断基準が示された（表6-9）。

表6-8　日本肥満学会による肥満度分類（2022）

BMI	判　定		WHO 基準
＜ 18.5	低体重（やせ）		Underweight
18.5 ≦〜＜ 25.0	普通体重		Nomal range
25.0 ≦〜＜ 30.0	肥満（1度）		Pre-obese
30.0 ≦〜＜ 35.0	肥満（2度）		Obese Class Ⅰ
35.0 ≦〜＜ 40.0	高度肥満	肥満（3度）	Obese Class Ⅱ
40.0 ≦		肥満（4度）	Obese Class Ⅲ

（2）インスリン抵抗性と糖尿病

　インスリンは，肝臓や骨格筋，脂肪組織などに存在するインスリンレセプターと結合することにより作用する。肥満や脂質の過剰摂取，運動不足，ストレス，加齢は，インスリンに対する感受性を低下させ，各組織へのグルコースの取り込みが低下す

3. 成人期の栄養アセスメントと栄養ケア

表6-9 メタボリックシンドロームの診断基準

必須項目	選択項目　これらの項目のうち2項目以上

必須項目		選択項目　これらの項目のうち2項目以上
内臓脂肪蓄積 　　ウエスト周囲長　男性≧85 cm 　　　　　　　　　　女性≧90 cm （内臓脂肪面積　男女とも≧100 cm^{2}に相当）	＋	高トリグリセライド血症　　≧150 mg/dL かつ／または 低HDL-コレステロール血症＜40 mg/dL
		収縮期（最大）血圧　　　　≧130 mmHg かつ／または 拡張期（最小）血圧　　　　≧85 mmHg
		空腹時高血糖　　　　　　　≧110 mg/dL

＊CTスキャンなどで内臓脂肪量測定を行うことが望ましい。
＊ウエスト周囲長は立ったまま，軽く息をはいた状態で臍周りを測定する。
＊高トリグリセライド血症，低HDL-コレステロール血症，高血圧，糖尿病に対する薬剤治療を受けている場合は，それぞれの項目に含める。

出典）日本内科学会雑誌，**94**（4），p.188（2005）

る。この状態をインスリン抵抗性という。インスリン抵抗性により，各組織でのグルコース取り込みが低下するため血糖値は上昇する。また，エネルギー源であるグルコースが取り込めないことにより，組織はエネルギー不足となり，肝臓において糖新生が促進し，肝臓からのグルコースの放出が増加するため，さらに血糖値の上昇を招く。血糖値を減少させるために，膵臓からのインスリン分泌量が増加するが，グルコースの処理ができず，次第にインスリンの分泌機能が低下し，糖尿病の悪化を招く。

（3）　生活習慣病の食事療法と予防
1）　肥　　満

　肥満の食事療法の基本は，エネルギーおよび各栄養素の適正な摂取である。極端なエネルギー制限は除脂肪体重の減少や貧血を招くので，月1～2 kgの減量を目標とし，体重，BMIだけでなく体組成のアセスメントを行いながら摂取エネルギー量をコントロールする。たんぱく質はエネルギー制限下では利用効率が悪くなるので多めに摂取し，炭水化物（糖質）は脳のエネルギー源であることやケトアシドーシス予防のために制限しすぎないようにする。脂質は脂溶性ビタミンの吸収率を高めたり，必須脂肪酸の確保や，また腹持ちをよくするために一定量を摂取する。食物繊維は咀嚼回数を増し，胃内で膨潤して，満腹感を得て食事量を減らすことができるため積極的に摂取する。1日3食規則的に摂取し，夜食，間食は避ける。食事療法のみの減量は基礎代謝が低下し，リバウンドしやすく，やせにくくなるので運動療法を併用する。

2）　高　血　圧

　高血圧の食事療法の基本は，エネルギーの適正な摂取，および減塩である。また，降圧効果のあるカリウム，カルシウム，マグネシウム，n-3系脂肪酸，ナトリウムを排泄する水溶性食物繊維を摂取する。ただし，腎機能低下がある場合や高齢者は高

カリウム血症を呈することがあるので，血中カリウム値をモニタリングしながらカリウム摂取量を調整する。アルコールは，摂取直後は血管拡張作用により血圧が低下するが，長期大量摂取すると血圧が上昇するので控えるべきである。肥満は，高血圧の発症要因となるため，減量し肥満を解消することは高血圧発症予防に有効である。

3）脂質異常症

脂質異常症には，高 LDL-コレステロール血症，高トリグリセライド血症，低 HDL-コレステロール血症があるが，エネルギー摂取によって体重増加ならびに肥満が進行すると，いずれの脂質異常症のリスクは上昇する。

脂質異常症の食事療法の基本は，第一段階では，エネルギー，各栄養素，およびコレステロールの適正な摂取である。糖尿病とほぼ同様であるが，たんぱく質は獣鳥肉より魚肉，豆・豆製品で，脂質は獣鳥性脂質より魚油や植物性脂質で摂取し，コレステロール（300 mg/日以下）やアルコールは制限する。動脈硬化を引き起こす酸化 LDLの生成を抑制するために，抗酸化物質やポリフェノールを含む野菜や果物を積極的に摂取する。ただし，果物はフルクトースが多いので 80 ～ 100 kcal/日以内にする。

第一段階で血清脂質が目標値に達しない場合は第二段階へ進み，病型別の食事療法になる。高 LDL-コレステロール血症では，脂質およびコレステロール（200 mg/日以下）摂取の制限を強化し，飽和脂肪酸，一価不飽和脂肪酸，多価不飽和脂肪酸を適正な比率で摂取しなければならない。コレステロールの吸収阻害，糞便中への胆汁排泄により血中コレステロール値の上昇を抑制する食物繊維を十分摂取する。高トリグリセライド血症では，炭水化物の摂取制限を強化し，特に単糖類は 80 ～ 100 kcal/日の果物以外は可能な限り制限し，アルコールは禁酒とする。高カイロミクロン血症では，脂質（15％エネルギー比率以下）を極力制限する。低 HDL-コレステロール血症は，減量が安定するまではエネルギー制限下では LPL 活性が低下し，血中 HDL-コレステロール値がさらに減少することに注意が必要である。トランス脂肪酸は血中 HDL-コレステロール値を減少させるので，トランス脂肪酸を含む食品の摂取を控える。

4）糖 尿 病

糖尿病の食事療法の基本は，エネルギーおよび各栄養素の適正な摂取である。2 型糖尿病の予防には，肥満の是正が重要な意義をもつ。食事療法による摂取エネルギー量の制限だけでなく，運動療法を併用し，身体活動レベルをあげ，消費エネルギー量を増やすことで肥満が是正されインスリン抵抗性は改善する。内臓脂肪が減少し，体重減少率 7 ～ 10％程度の軽度の体重減少で血糖，インスリン抵抗性，血中脂質，血圧への改善効果が認められる。

炭水化物摂取については，フルクトースやスクロースなどの単純糖質を控え，穀類やいも類などの複合多糖類での摂取が望ましい。グリセミックインデックス（⇨ p. 219）の低い食品は，食後過血糖を抑制し，糖尿病合併症である細小血管障害（腎症，網膜症，神経障害）の予防につながると考えられているが，長期摂取のエビデンスは得られていない。食物繊維は，糖や脂質の消化・吸収を遅延させ，食後の血糖上昇を抑制

したり，血中脂質を是正するので，積極的に摂取する。脂質異常症予防のため，脂肪酸の摂取比率を適正にし，血中 LDL- コレステロール値が高い場合は，飽和脂肪酸，コレステロールの摂取を制限する。高血圧予防のため，食塩の摂取は控える。

5）　慢性腎臓病（CKD）

CKD の食事療法の基本は，たんぱく質，食塩，カリウム，リンの制限と肥満の是正である。たんぱく質は，個々の病態，リスクに応じて制限を行う。エネルギーは，体たんぱく質の異化作用を防ぐため十分なエネルギーの補給が必要である。食塩は，尿たんぱく，腎機能低下，末期腎不全，心血管疾患の死亡のリスクを抑制することから 6 g/ 日未満が推奨されている。血清カリウム値が 4.0 〜 5.4 mEq/L，血清リン値が 2.5 〜 4.5 mg/dL を保つように摂取するカリウムやリンの管理を行う。

CKD の進行抑制（重症化予防）には，たんぱく質制限が有効である。たんぱく質制限は，中等度のステージから重度のステージへの進行を遅れさせる。糖尿病腎症では，腎機能悪化速度が速いことから，早期ステージからのたんぱく質制限が望ましい。

6）　高尿酸血症・痛風

高尿酸血症・痛風の食事療法の基本は，適正なエネルギーの摂取である。特に肥満は，高尿酸血症の発症要因となるため，摂取エネルギーを適正にして減量する。また，尿酸に変換されるプリン体を含む食品や血中尿酸値を上昇させるアルコールは制限する。尿中への尿酸排泄を促すため十分な水分摂取，尿の pH（水素イオン指数）をアルカリ性に保つためアルカリ性食品の摂取が必要である。

7）　脳血管疾患

脳血管疾患には，出血性の脳出血と虚血性の脳梗塞がある。食塩の過剰摂取と動物性たんぱく質の摂取不足が発症要因となる脳出血は，近年，減塩指導と食生活の欧米化により減少傾向にあるが，脳の血管の動脈硬化が要因となる脳梗塞の発症は増加傾向にある。脳梗塞のリスクファクターは，動脈硬化を引き起こす肥満，糖尿病，脂質異常症，高血圧などである。脳梗塞予防のためには，食事内容，禁煙，有酸素運動の実践など生活習慣の改善が重要である。食事内容の改善では，適正なエネルギー摂取で肥満の予防や是正を図る。血中の LDL-コレステロール値やトリグリセリド値の上昇を抑制するために，飽和脂肪酸，トランス脂肪酸，糖質の摂取を控え，DHA，EPA，オレイン酸，水溶性食物繊維を摂取する。また，LDL-コレステロールの酸化を防ぐため，抗酸化作用を有するビタミン C，β-カロテン，ポリフェノールを摂取する。高血圧予防のために，食塩摂取を適正にするとともにナトリウムを排泄するカリウムを摂取する。アルコールは，先に述べた基礎疾患の発症につながるので控える。

8）　虚血性心疾患

虚血性心疾患には，狭心症と心筋梗塞がある。狭心症は，心筋に栄養や酸素を送る冠状動脈の内側にコレステロールなどからなる粥状の塊り（粥状硬化）ができ，冠状動脈の血流量が減少し，心筋が一過性に酸素不足に陥った状態をいう。心筋梗塞は，粥状硬化により冠状動脈に血栓が形成され血流が停止し，心筋が壊死に陥った状態を

第 6 章　成人期の栄養

いう。主な要因は動脈硬化で，リスクファクターとして，高血圧，糖尿病，脂質異常症，喫煙，肥満，加齢，運動不足，ストレス，遺伝などがあげられる。これらのリスクファクターを回避することで虚血性心疾患の予防を図る。

9）　骨 粗 鬆 症

骨粗鬆症の食事療法の基本は，適正なエネルギー，および骨の構成成分であるカルシウムとその吸収を促すビタミンD，骨量の増加を促すビタミンKの摂取である。たんぱく質は，骨の構成成分であるとともに，カルシウムの吸収にもかかわり，摂取不足はカルシウムの吸収不良を招く。また，過剰に摂取すると尿中へのカルシウム排泄を促すため，たんぱく質は目標量の摂取を心がける。一方，リンは過剰摂取によりカルシウムの吸収障害を起こすため，リン酸化合物による食品添加物が多く使用されている加工食品やインスタント食品の摂取は控える。過剰に摂取すると尿中へのカルシウム排泄を促す食塩や，カルシウムの吸収を抑制する食物繊維は適切に摂取する。

10）　アルコール性肝疾患

長期にわたる過剰の飲酒（エタノール 60 g/日以上，女性では 40 g/日以上）が原因で起こる肝障害だが，飲酒に伴う栄養障害や遺伝・体質的素因なども原因として考えられている。食事療法は，禁酒により肝臓の安静をはかるのが第一である。肥満を呈する場合は，摂取エネルギーを制限し，消化器症状や黄疸が強いときは，脂質を制限する。低たんぱく質血症を呈している場合は，分枝鎖アミノ酸（BCAA）製剤でたんぱく質を補う。アルコールの代謝過程においてビタミン，ミネラルを消費するので，十分なビタミン（特にビタミン B_1），ミネラルの摂取が必要である。禁酒と栄養バランスのとれた食生活が予防につながる。アルコール性肝疾患は以下に分類される。

・アルコール性脂肪肝（常習飲酒により最初に起こる疾患）
・アルコール性肝炎（過剰飲酒を契機に発症し，重症化することもある）
・アルコール性肝線維症（肝細胞周囲が線維化する）
・アルコール性肝硬変（アルコール性肝線維症を経てアルコール性肝硬変に進展する。アルコール性肝がんを発症することがある）

（4）　更年期障害

更年期障害の診断は，エストロゲンや卵胞刺激ホルモンの分泌状態を調べ，更年期であることを確認する。また，内診，超音波検査，血液・尿検査により器質的疾患を除外し，不定愁訴であることを確認する。閉経の有無，閉経年齢，閉経形態（自然閉経か否か），子宮や卵巣の摘出手術歴について問診する。さらに諸症状の把握方法として，クッパーマン（Kupperman）更年期指数，SMI 簡略更年期指数（表 6 - 10），日本人女性の更年期症状評価法がある。これらの評価指標は，指数の値をもって症状の分布を知り，重症度の判断，治療効果判定に用いられる。また，心理テストによりうつや神経症状のチェックも行う。

更年期障害の治療は，バランスのとれた食事，適度な運動，十分な睡眠など基本的

3．成人期の栄養アセスメントと栄養ケア

表6-10　SMI簡略更年期指数

症　　　状	症状の程度（点数）				あなたの点数
	強	中	弱	無	
①顔がほてる。	10	6	3	0	
②汗をかきやすい。	10	6	3	0	
③手足や腰が冷えやすい。	10	6	3	0	
④息切れ，動悸がする。	10	6	3	0	
⑤寝つきが悪い，または眠りが浅い。	10	6	3	0	
⑥怒りやすく，すぐイライラする。	10	6	3	0	
⑦くよくよしたり，憂うつになることがある。	10	6	3	0	
⑧頭痛，めまい，吐き気がよくある。	10	6	3	0	
⑨疲れやすい。	10	6	3	0	
⑩肩こり，腰痛，手足の痛みがある。	10	6	3	0	
				合計点（　　　　　　）	

〈更年期指数の自己採点の評価法〉

　0 ～ 25点……上手に更年期を過ごしています。

26 ～ 50点……食事や運動に注意しましょう。

51 ～ 65点……更年期外来などを受診しましょう。

66 ～ 80点……長期間の計画的な治療が必要でしょう。

81 ～100点……各科の精密検査を受け，長期の計画的な治療が必要でしょう。

(小山嵩夫，簡略更年期指数より一部改変)

なことが重要である。運動は，のぼせ，肩こり，睡眠障害などの症状を軽くし，ストレスの解消や自信の回復にもつながる。薬物療法には，減少したエストロゲンを補うホルモン補充療法がある。即効性があり，ホットフラッシュに効果がある。しかし，乳がん，子宮がん，重症肝機能障害，血栓症を治療している場合はホルモン療法は受けられない。他には，漢方療法，アロマセラピーなどがある。精神症状がある場合は，カウンセリングも行う。

（5）　厚生労働省の政策

　厚生労働省では，健康寿命の延伸のため，生活習慣病の発症予防，重症化予防を目的とした各種政策を展開している。

1）　健康日本21（第3次）

　厚生労働省は，2024（令和6）年度から2035（令和17）年度までの12年間を計画期間とした「健康日本21（第3次）」を策定した。この政策は，「全ての国民が健やかで心豊かに生活できる持続可能な社会の実現」をビジョンとし，誰一人取り残さない健康づくりの展開と，より実効性をもつ取り組みの推進を掲げている。このビジョン実現のための基本的な方向性を，①健康寿命の延伸と健康格差の縮小，②個人の行動と健康状態の改善，③社会環境の質の向上，④ライフコースアプローチを踏まえた健康づくりの4つとし，目標値が設定されている。

第6章　成人期の栄養

　上記②個人の行動と健康状態の改善のうち，栄養・食生活では，「適正体重を維持している者の増加」「肥満傾向児の減少」「低栄養傾向の高齢者の減少」「若年女性のやせの減少」「バランスの良い食事をとっている者の割合の増加」「野菜摂取量の増加」「果物摂取量の増加」「食塩摂取量の減少」について各々目標値が示されている。

2）　特定健康診査，特定保健指導

　2008（平成20）年に医療保険者に対し，特定健康診査（特定健診），特定保健指導が義務づけられた（40～74歳の被保険者対象）。特定健診では，検査項目の一つに血清クレアチニンがあり，CKDの早期発見によって脳血管疾患，虚血性心疾患の発症予防，糖尿病腎症の透析導入予防を目的としている。また，メタボリックシンドロームの概念が導入され，ウエスト周囲長が男性85 cm以上，女性90 cm以上の内臓脂肪型肥満の者に対し，高血糖，高血圧，脂質異常，喫煙など生活習慣病のリスクファクターをいくつ保有しているかによって，「情報提供」「動機づけ支援」「積極的支援」の3グループに分類し，医師，保健師，管理栄養士が保健指導を行う。情報提供は，リスク0が対象者で，生活習慣病や生活習慣の改善に関する情報を提供する。動機づけ支援は，リスク1つが対象者で，支援期間は6か月間，個別に生活習慣の改善目標を設定し，自分で行動変容できるよう動機づけに関する支援を行う。積極的支援は，リスク2つ以上が対象者で，支援期間は6か月間，個別に生活習慣の改善目標を設定し，月1回以上の支援，実施状況の確認を，対面，電話，電子メール，ファクスで行う。動機づけ支援は6か月以上経過後に，積極的支援は支援期間の中間と6か月以上経過後に，支援改善目標の達成状況，身体状況，生活習慣改善状況を評価する。

3）　食生活指針と食事バランスガイド

　国民の健康づくり対策の一つとして1985（昭和60）年に国民の食生活を改善し，健康を保持・増進するための目標として厚生省（現厚生労働省）は「健康づくりのための食生活指針」を策定した。1990（平成2）年には個人の特性に見合った対象特性別（成長期，成人病予防，母性を含む女性，高齢者）のための食生活指針を発表し，「1日30品目食べましょう」「主食，主菜，副菜をそろえて」などの標語が健康意識を高める役割を果たしてきた。しかし，人々の意識の改革は一朝一夕にはならず，2000（平成12）年，厚生省，文部省，農林水産省は新しい「食生活指針」（表6-11）を発表した（2016（平成28）年改定）。

　一方で，食生活指針では何をどれだけ食べたらよいかという具体的な情報が示されておらず，また，生活習慣病予防対策としての具体的なツールの開発や，食料自給率の向上に役立つ健全な食生活実現のためにもわかりやすい情報提供の必要性があった。そこで，何をどれだけ食べたらよいかが目で見てわかり，国際的に最も活用されている栄養教育教材であるフードガイドに匹敵するものとして2005（平成17）年，厚生労働省，農林水産省は「食事バランスガイド」（図6-6）を作成した。「食事バランスガイド」の特徴は，食事バランスを"こま"に見立て，外食や中食の利用が増加していることから，何をどれだけ食べたらよいかを食品ではなく料理で示した。食べる

3．成人期の栄養アセスメントと栄養ケア

表6-11　食生活指針（平成12年3月　文部省・厚生省・農林水産省決定，平成28年一部改定）

○食事を楽しみましょう。
・毎日の食事で，健康寿命をのばしましょう。
・おいしい食事を，味わいながらゆっくりよく噛んで食べましょう。
・家族の団らんや人との交流を大切に，また，食事づくりに参加しましょう。

○1日の食事のリズムから，健やかな生活リズムを。
・朝食で，いきいきした1日を始めましょう。
・夜食や間食はとりすぎないようにしましょう。
・飲酒はほどほどにしましょう。

○適度な運動とバランスのよい食事で，適正体重の維持を。
・普段から体重を量り，食事量に気をつけましょう。
・普段から意識して身体を動かすようにしましょう。
・無理な減量はやめましょう。
・特に若年女性のやせ，高齢者の低栄養にも気をつけましょう。

○主食，主菜，副菜を基本に，食事のバランスを。
・多様な食品を組み合わせましょう。
・調理方法が偏らないようにしましょう。
・手作りと外食や加工食品・調理食品を上手に組み合わせましょう。

○ごはんなどの穀類をしっかりと。
・穀類を毎食とって，糖質からのエネルギー摂取を適正に保ちましょう。
・日本の気候・風土に適している米などの穀類を利用しましょう。

○野菜・果物，牛乳・乳製品，豆類，魚なども組み合わせて。
・たっぷり野菜と毎日の果物で，ビタミン，ミネラル，食物繊維をとりましょう。
・牛乳・乳製品，緑黄色野菜，豆類，小魚などで，カルシウムを十分にとりましょう。

○食塩は控えめに，脂肪は質と量を考えて。
・食塩の多い食品や料理を控えめにしましょう。食塩摂取量の目標値は，男性で1日8g未満，女性で7g未満とされています。
・動物，植物，魚由来の脂肪をバランスよくとりましょう。
・栄養成分表示を見て，食品や外食を選ぶ習慣を身につけましょう。

○日本の食文化や地域の産物を活かし，郷土の味の継承を。
・「和食」をはじめとした日本の食文化を大切にして，日々の食生活に活かしましょう。
・地域の産物や旬の素材を使うとともに，行事食を取り入れながら，自然の恵みや四季の変化を楽しみましょう。
・食材に関する知識や調理技術を身につけましょう。
・地域や家庭で受け継がれてきた料理や作法を伝えていきましょう。

○食料資源を大切に，無駄や廃棄の少ない食生活を。
・まだ食べられるのに廃棄されている食品ロスを減らしましょう。
・調理や保存を上手にして，食べ残しのない適量を心がけましょう。
・賞味期限や消費期限を考えて利用しましょう。

○「食」に関する理解を深め，食生活を見直してみましょう。
・子供のころから，食生活を大切にしましょう。
・家庭や学校，地域で，食品の安全性を含めた「食」に関する知識や理解を深め，望ましい習慣を身につけましょう。
・家族や仲間と，食生活を考えたり，話し合ったりしてみましょう。
・自分たちの健康目標をつくり，よりよい食生活を目指しましょう。

　量についてはサービング（SV）という単位を用い，食べる量の多い順に上から，主食，副菜，主菜，牛乳・乳製品，果物と示し，水分は食事のなかで欠かせない存在であるため"こま"の軸に位置づけた。また，運動と食事の両方が大切であることも表現されている。活用対象層は成人，特に30～60歳代の肥満男性，単身者，子育てを担う世代とされているが，栄養士・管理栄養士の専門知識をもって子どもから高齢者までの幅広い活用が望まれる。

第6章　成人期の栄養

図6-6　食事バランスガイド
出典）厚生労働省，農林水産省（2005）

4）健康づくりのための身体活動・運動ガイド2023

　厚生労働省は，「健康日本21（第3次）」における身体活動，運動分野の取り組み推進のため「健康づくりのための身体活動基準2013」を改訂し，「健康づくりのための身体活動・運動ガイド2023」を策定した。全体の方向性としては，個人差をふまえ，強度・量を調整し，可能なものから取り組み，今よりも少し多く身体を動かすこととし，高齢者，成人，身体を動かす時間が少ないこどもについて各々運動を含めた身体活動，座位行動（座りっぱなし）の推奨事項が示されている。

　成人について，身体活動は，歩行またはそれと同等以上の強度の身体活動を1日60分以上（1日約8,000歩以上）行うこと，運動は，息が弾み汗をかく程度の運動を週60分以上行うこと，筋力トレーニングは週2〜3日行うことを推奨し，座位行動の時間が長くなりすぎないよう注意喚起がなされている。

文　　献

●参考文献
・細谷憲政・篠原恒樹・森内幸子：老化と栄養，第一出版（1982）
・大中政治：応用栄養学，化学同人（2005）
・厚生労働省：令和5年国民健康・栄養調査結果の概要（2024）
・厚生労働省：「日本人の食事摂取基準（2025年版）」策定検討会報告書（2024）
・木元幸一・鈴木和春編著：三訂基礎栄養学，建帛社（2019）
・中村丁次：栄養食事療法必携，医歯薬出版（2016）

第 **7** 章

高齢期の栄養

1. 高齢期の生理的特徴

　わが国では，世界保健機関（WHO）の定義にならって，65歳以上を高齢者とし，65～74歳を前期高齢者，75歳以上を後期高齢者と分けている。前期高齢者は，健康度が高く，活動的で社会的貢献度や就労意欲も高い者が多いが，後期高齢者は，心身の機能に衰えがみられ，医療機関受診者の割合が多く，老年病や老年症候群の者が増加し，要介護認定者の割合も多くなっている。

　日本老年学会・日本老年医学会は2017（平成29）年に，65～74歳は心身の健康が保たれており，活発な社会活動が可能な者が多くなっていることや各種意識調査で65歳以上を高齢者とすることに否定的な意見も多くなっていることから75歳以上を高齢者とし，65～74歳を准高齢者，90歳以上を超高齢者と区分すべきと提言している。

1.1 老　　化
（1）老化の定義とメカニズム

　老化とは，「成熟期以降，すべての個体に起こる加齢に伴う進行性の生理機能の衰退現象」と定義されている。

　老化のメカニズムには，「プログラム説」と「擦り切れ説」がある。「プログラム説」は，老化が遺伝子によって事前にプログラムされているという説である。真核細胞の染色体の両末端に存在し，DNA（デオキシリボ核酸）の複製の情報ミスやDNAの損傷を防いでいるテロメアは，細胞分裂に伴ってテロメアのDNAが短くなり，細胞分裂の回数が減り，最終的には細胞分裂は行われなくなる。細胞分裂が停止すると細胞は消失するが，なかには消失せずに残る細胞がある。これを老化細胞といい，加齢とともに増加し，細胞の機能低下，組織・臓器の機能低下を招き，疾病の発症につながる。テロメアの短縮を加速させる要因として酸化ストレス，紫外線などがあげられる。「擦り切れ説」は，老化が細胞損傷の蓄積によるという説である。要因としてフリーラジカルや活性酸素がある。フリーラジカルは，紫外線や喫煙，汚染物質によって生成され，酸化ストレスを引き起こし，細胞のDNA，たんぱく質，脂質などにダメージを与え，細胞の老化や疾病を招く。活性酸素は，紫外線，排気ガス，喫煙，飲酒，不規則な食生活，ストレス，ウイルス感染等により生じ，細胞成分であるたんぱ

く質の変性，脂質の過酸化，酵素の失活，DNAの損傷を起こし，細胞の老化を招き，疾病を起こす。2000（平成12）年に発見された老化の要因を抑制する長寿遺伝子は，ミトコンドリアの増加や活性酸素の除去，動脈硬化や糖尿病を予防し，摂取エネルギーの制限によって活性化するといわれている。動物実験においてエネルギー制限したサルは，自由摂取のサルに比べ加齢関連疾患（がん・心血管疾患・糖代謝異常）に罹患しない割合が高いことが報告されている。

（2） 人口の高齢化

　人口の高齢化の状況を把握する指標として高齢化率がある。高齢化率は，総人口に対する65歳以上の者の割合をいう。WHOは，高齢化率が7％以上を高齢化社会，14％以上を高齢社会，21％以上を超高齢社会と定義している。

　「令和6年版高齢社会白書」（内閣府）によると，2023（令和5）年10月1日現在，総人口1億2,435万人に対する65歳以上の者の割合（高齢化率）は29.1％である。65〜74歳人口の総人口に占める割合は13.0％，75歳以上人口の総人口に占める割合は16.1％と75歳以上人口が65〜74歳人口を上回っている。男女比では男性3に対して女性4と女性が多い。今後，総人口が減少する中，高齢化率は上昇し，2070年には高齢化率は38.7％，65〜74歳人口の総人口に占める割合は13.6％，75歳以上では25.0％と国民の約2.6人に1人が65歳以上の高齢者，国民の約4人に1人が75歳以上の高齢者と予測されている。2023年の15〜64歳の生産年齢人口の総人口に占める割合は59.4％で，65歳以上の者1人に対して15〜64歳の者2人の割合だが，2070年の生産年齢人口の総人口に占める割合は52.1％で65歳以上の者1人に対して15〜64歳の者1.3人の割合と推計されている（図7-1）。

　高齢化の要因として食生活や栄養状態の改善，生活環境の改善，医療技術の進歩により死亡率が低下し65歳以上人口が増えたこと，また，出生数の減少による少子化進行によって生産年齢人口が減少したことがあげられる。平均寿命と健康寿命の経年推移では，2001（平成13）年の平均寿命，健康寿命に対して，2019（令和元）年は平均寿命，健康寿命ともに延伸している（図7-2）。平均寿命と健康寿命の差は，健康上に問題があり日常生活で何かしら制限のある「不健康な期間」である。平均寿命と健康寿命の差は縮小しつつあるが，2019年では，男性8.73年，女性12.06年であり，今後，健康寿命の延伸により平均寿命と健康寿命の差を縮小することが重要であるとして厚生労働省は，2019年に健康寿命延伸プランを策定し，2040年には健康寿命を男女ともに75歳以上を目指すとしている。

1.2 高齢期の身体的特性
（1） 臓器の加齢変化
1） 臓器重量の変化

　加齢により，ほとんどの臓器で実質細胞数が減少し，組織が萎縮するため臓器重量

1. 高齢期の生理的特徴

資料：棒グラフと実線の高齢化率については，2020年までは総務省「国勢調査」（2015年及び2020年は不詳補完値による），2023年は総務省「人口推計」（令和5年10月1日現在（確定値）），2025年以降は国立社会保障・人口問題研究所「日本の将来推計人口（令和5年推計）」の出生中位・死亡中位仮定による推計結果。

図7-1 高齢化の推移と将来推計

出典）内閣府：令和6年版高齢社会白書（2024）

図7-2 健康寿命と平均寿命の推移

出典）内閣府：令和6年版高齢社会白書（2024）

が減少する。減少の程度は臓器によって異なり，骨格筋，脾臓，肝臓で著しい減少を認める。一方，心臓の重量は増加する。その要因として，心臓も実質細胞数は減少し組織は萎縮するが，加齢により動脈硬化が生じ，末梢血管の抵抗性により心筋細胞が代償性肥大を起こし，心臓重量が増加する（図7-3）。

177

図7-3 老齢期（71歳以上）における臓器重量の変化（Korenchevsky, 1961）

図7-4 加齢による身体構成成分の分布変化（Goldman）

2) 体組成の変化

加齢により，組織と細胞内液は減少し，脂肪は増加する。組織の減少は，骨格筋たんぱく質の減少によるもので，細胞内液の減少は，細胞内液の貯蔵庫である骨格筋の減少によるものである。脂肪が増加するのは，基礎代謝量の低下，身体活動量の低下によるものである（図7-4）。

3) 口腔の変化

加齢による唾液腺の変性や萎縮，服薬の影響により，唾液分泌量が減少する。唾液成分の加齢による変化はないが，唾液分泌量の減少は嚥下機能の低下や口腔内の乾燥を招く。口腔内の乾燥は，口腔の不衛生を招き，口内炎や歯周病の発症による痛みによって食事摂取量が減少する。また，歯根の萎縮による歯牙喪失や入れ歯の不具合，う歯，歯周病の発症頻度も高くなり，咀嚼力が低下する。咀嚼力は壮年期の1/3〜1/4に低下し，咀嚼力の低下は，咬筋の作用も低下させるため，硬い野菜や肉を避け，軟らかい食べ物を好むようになり，たんぱく質・ビタミン・ミネラル・食物繊維不足など栄養に偏りが生じる。嚥下筋の低下により，飲み込む力も弱くなる。咀嚼・嚥下機能低下は，低栄養や脱水，誤嚥や窒息，食べる楽しみの喪失を引き起こす。口腔粘膜の萎縮により味蕾が萎縮することで味覚機能が低下し，味覚の評価指標である閾値が高くなる。酸味，苦味の識別能は比較的保たれているが，塩味，甘味の識別能は低下が著しく閾値は高くなる。味覚機能の低下は加齢による生理的要因のほか，服薬の副作用による亜鉛欠乏によっても生じる。

4) 消化管

加齢により食道では粘膜の萎縮や自律神経機能の低下により上部食道括約筋の収縮力低下や食道の蠕動運動の低下が生じ，食道に食べ物が停滞し誤嚥を引き起こす。下部食道括約筋の機能低下は，胃液や胃の内容物が逆流する胃食道逆流症を起こす。胃では粘膜の萎縮やヘリコバクター・ピロリ菌による萎縮性胃炎により，胃酸の分泌が

低下し鉄，ビタミンの吸収が抑制される。胃の蠕動運動も低下し，食べ物が胃に滞留し，胃もたれ，胸やけの症状を呈する。膵臓では膵液の分泌低下により，脂質の消化・吸収が低下する。小腸では絨毛の萎縮による吸収面積低下や筋層の萎縮による蠕動運動低下により，軽度の糖質，脂質の消化・吸収が抑制される。大腸では蠕動運動の低下，便意をもよおすのに必要な直腸内圧の上昇，腹圧の低下，肛門括約筋の収縮能低下により便秘になりやすい。高齢者の便秘は，加齢による生理的要因のほかに身体活動量の低下，食事摂取量の減少も原因になっている。

5）肝　　臓

　加齢により肝臓も実質細胞数が減少し肝臓重量は減少するが，肝臓には機能的予備能力があるため肝機能への大きな影響は認められない。しかし，解毒作用が低下しているため，高齢者は何種類もの薬を服用している場合が多く薬剤性肝障害を呈する。

6）腎臓・尿路系

　加齢により腎臓では糸球体の硝子化や尿細管の萎縮が生じ，ネフロンが減少するため腎臓重量は減少する。糸球体濾過量や腎血流量が減少し，濾過や排泄機能が低下する。薬の排泄機能も低下しており，薬が効きすぎて副作用を呈する。また，尿細管における尿の濃縮力や希釈力も低下し，水や電解質のバランスを崩しやすく，脱水を招く。高齢者には尿失禁も多くみられる。膀胱括約筋の機能低下による膀胱の収縮異常，女性では尿道の位置の変形や骨盤底筋群の機能低下，男性では前立腺の肥大化が原因で生じる。尿失禁は自尊心を傷つけ，また日常生活動作（ADL：activities of daily living）の低下につながる。

7）循 環 器 系

　加齢により動脈硬化が進行し，血管の弾力性が失われ高血圧を招く。高齢者の高血圧の特徴として拡張期血圧は上昇しないが，収縮期血圧が上昇するため収縮期血圧と拡張期血圧の差である脈圧が上昇する。心筋症，不整脈，心筋梗塞，高血圧，弁膜症により心不全を起こし，肺，心臓などに血液がうっ滞し，息切れや動悸，浮腫を呈する。また，血圧の調整機能低下，脱水，薬剤（降圧剤，利尿剤），心臓疾患，自律神経障害により起立性低血圧を起こしやすい。足などに静脈瘤ができやすく浮腫を呈する。

8）呼 吸 器 系

　加齢による肺胞数の減少や肺胞の弾力性の低下，呼吸筋量減少による呼吸筋力低下により，肺胞での酸素と二酸化炭素のガス交換機能が低下するため，血中酸素分圧が低くなり，運動時に息切れが生じる。また，前傾姿勢になるため呼吸が浅くなること，肺活量の減少，予備力の低下により軽い運動でも息切れが生じる。全身持久力の評価指標である最大酸素摂取量は，呼吸や循環機能，筋肉の影響を受けるので加齢により減少する。

9）脳・神経系

　加齢により脳の神経細胞の減少，脳の動脈硬化進行による脳への血流量減少により脳は萎縮する。特に大脳の萎縮は顕著で，大脳のなかでも意思決定，思考力，感情の

コントロール，計画を司る前頭葉や，言語，記憶，聴覚を司る側頭葉の萎縮が大きいため，認知機能が低下し，記憶障害，失語，失行，失認，遂行機能障害等の症状を呈する。椎間板が硬くなることで脊髄を圧迫し，感覚機能低下，筋力低下，平衡感覚低下を招く。

自律神経にも老化が生じ，気温が上昇しても汗をかきにくくなり熱中症を招いたり，消化の抑制により食欲不振を招いたり，尿意や便意の調整もできにくくなり失禁などを招く。視覚機能障害が生じ，老眼（遠方調節力の低下），白内障（水晶体の濁りによる視力・色覚の異常），緑内障，加齢黄斑変性を招く。聴覚機能障害が生じ，老人性難聴（高音域が聞きにくい）を招く。鼻粘膜の感覚細胞数の減少，嗅覚神経の機能障害により嗅覚も衰える。口渇中枢機能も低下し，喉が渇いたと感じにくくなるため水分摂取量が減少し，脱水を招く。

10）筋肉，骨格，運動機能

加齢により筋肉を構成する筋線維数が減少し，筋線維の萎縮は筋肉量の減少，筋力の低下，身体機能の低下により，サルコペニアを招く。骨では骨吸収が骨形成を上回り骨量が減少する。特に女性は閉経後エストロゲンの減少により，骨量の減少が著しく骨粗鬆症を招き，筋力の低下も加わって転倒，骨折を起こす。関節では関節軟骨がすり減り変形性関節症を招き，関節の疼痛や運動制限が生じる。加齢による筋肉，骨，関節の機能的変化は高齢者のADLを低下させる。

11）免疫系

加齢による免疫機能への影響は，細胞性免疫機能の方が液性免疫機能に比べ低下が著しい。細胞性免疫機能にかかわる胸腺の萎縮やT細胞の供給減少，T細胞機能の低下が生じる。そのため病原性微生物を非自己と認識する能力が低下し，感染症に罹患しやすくなる。また，炎症反応を制御する能力の低下により，自己免疫疾患や悪性腫瘍の発症，ワクチン効率の低下を招く。

（2）代謝の加齢変化

1）エネルギー代謝

加齢により筋肉など除脂肪体重が減少し，基礎代謝量が低下すること，さらに日常の身体活動量の減少が加わり，エネルギー代謝量は低下する。

2）たんぱく質代謝

加齢により骨格筋量が減少し，骨格筋たんぱく質代謝は低下する。筋たんぱく質は常に合成（同化）と分解（異化）が繰り返されており，たんぱく質摂取時には筋たんぱく質の合成反応が，空腹時には筋たんぱく質の分解反応が行われる。健康な成人では，筋たんぱく質の合成反応と分解反応が保たれており骨格筋量は一定に維持されるが，高齢者はたんぱく質の同化抵抗性を呈し，筋たんぱく質の合成反応が減弱するため骨格筋量が減少する。つまり，同量のたんぱく質を摂取しても成人に比べ高齢者は筋たんぱく質の合成量が少ない。高齢者の筋たんぱく質の合成反応を促すためには，

十分なたんぱく質の摂取と，骨格筋に負荷をかけるレジスタンス運動の導入が必要である。内臓たんぱく質代謝は，加齢による影響はほとんどみられない。

3）脂質代謝

　加齢により血中コレステロール値は上昇し，特に女性は閉経後エストロゲンの減少により血中コレステロール値や血中 LDL–コレステロール値が上昇する。血中コレステロール値や血中 LDL–コレステロール値の上昇は，動脈硬化性疾患の危険因子とされているが，加齢そのものも動脈硬化性疾患の危険因子であり，脳血管疾患や虚血性心疾患を発症する高齢者が多い。

4）糖質代謝

　加齢により骨格筋量の減少と脂肪組織の増加に伴い，インスリン抵抗性が増大（＝インスリン感受性低下）すること，食後膵臓からのインスリン分泌量が減少することにより耐糖能が低下し，軽度の糖尿病状態になる。

5）水・電解質代謝

　加齢により骨格筋量の減少に伴う細胞内液の減少，腎機能低下による糸球体濾過量の減少，服薬の影響による水分代謝異常が生じ，浮腫や脱水を招く。また，食事摂取量の減少によりミネラルの摂取不足，消化管からのミネラルの喪失，不適切な利尿剤の服薬による尿中へのミネラルの排泄が増加し，電解質異常が生じ，低ナトリウム血症や低カリウム血症を起こす。

1.3　高齢期の社会的特性

（1）　高齢者世帯の増加

　「令和 6 年版高齢社会白書」（内閣府）によると，2022（令和 4）年現在，65 歳以上の者がいる世帯数の総世帯数に対する割合は 50.6％と初めて半数を超えた。夫婦のみの世帯のうち 65 歳以上の夫婦のみ世帯は 32.1％，単独世帯のうち 65 歳以上の単独世帯は 31.8％と増加傾向にある。65 歳以上で一人暮らしの者の男女の割合は 2020（令和 2）年では男性 15.0％，女性 22.1％であったが，2050 年には男性 26.1％，女性 29.3％と一人暮らしの高齢者の増加が見込まれる。一人暮らしの高齢者は低栄養を招きやすくその要因として，①孤食による食欲の低下，②食料品を買いに行くのが面倒，または困難，③食事作りに対する意欲の低下，④外出する機会が減ることで運動量が低下し，食欲不振が生じる，⑤口腔機能の低下による食事摂取量の減少など，要因はさまざまである。一人暮らしの高齢者に対する栄養・食事改善のための多様な配食サービスが増えているが，今後さらにきめ細かなケアが必要になる。

（2）　高齢者介護

1）介護保険

　平均寿命が延伸し高齢化が進む中で，認知症や寝たきりなど介護が必要な高齢者の増加，一人暮らしの在宅高齢者の増加，介護期間の長期化，老々介護などさまざまな

第7章　高齢期の栄養

図7-5　介護や支援が必要となった主な原因
資料）　令和元年国民生活基礎調査

問題が生じている。そのため，従来の老人福祉・老人医療制度では対応しきれなくなった。そこで，高齢者の介護を社会全体で支え合う仕組みとして，**介護保険制度**がつくられた（介護保険法2007（平成9）年成立，2000（平成12）年施行）。

　基本的な考え方は，高齢者の自立支援，利用者本位，社会保険方式である。被保険者は65歳以上の者（第1号被保険者），40〜64歳の医療保険加入者（第2号被保険者）で，介護保険サービスは，65歳以上の者は，原因を問わず要支援・要介護状態となった場合に，40〜64歳の者は末期がんや関節リウマチ等の老化による病気（特定疾病，16種類）が原因で要支援・要介護状態になった場合に受けることができる。

　介護保険サービスには，要介護者が対象の介護給付と要支援者が対象で身体状態の改善や悪化防止をサポートする予防給付がある。**要支援**または**要介護認定**を受けた要介護者数は増加の一途である。65歳以上の要介護者等の介護が必要となった主な原因は「認知症」が最も多い（図7-5）。団塊の世代が75歳以上となる2025（令和7）年には認知症高齢者の増加や高齢化の進展状況に大きな地域差が生じることが見込まれる。そこで，厚生労働省は，医療や介護が必要な状態になっても，住み慣れた地域で人生の終わりまで自分らしい暮らしができるよう，市町村や都道府県が，地域の自主性や主体性に基づいたその地域の特性に応じた医療・介護・予防・住まい・生活支援を一体的に提供する**地域包括ケアシステム**の構築を推進している。

2）在宅における食事指導

　在宅における食事指導は，介護保険による**居宅療養管理指導**と，医療保険による**在宅患者訪問栄養食事指導**がある。居宅療養管理指導は，居宅療養管理指導事業所に所属する管理栄養士によって，通院または通所が困難な利用者で，医師が厚生労働大臣が定める特別食を提供する必要性を認めた場合，または低栄養状態にあると医師が判断した場合に行われる。在宅患者訪問栄養食事指導は，主治医と同一医療機関に所属する管理栄養士によって，医療機関に通院困難な在宅療養患者で，医師が認める特別

2．高齢者の食事摂取基準

表7-1　在宅訪問栄養食事指導の種類（2024年度現在）

	介護保険	医療保険
実施機関と管理栄養士の所属	居宅療養管理指導事業所に所属する常勤または非常勤	主治医と同一の医療機関に所属する常勤または非常勤
	栄養ケアステーション（日本栄養士会・都道府県栄養士会）	
対象者	第1号被保険者または第2号被保険者で要支援1・2，要介護1から5の要介護認定を受けた者	医療保険に加入している者
医師の指示事項	栄養ケア計画に基づいた指示	患者ごとに適正なものとし，熱量・熱量構成・たんぱく質・脂質その他の栄養素の量，病態に応じた食事の形態などにかかる情報のうち，医師が必要と認めるものに関する具体的な指示
実施内容	関連職種と共同で栄養ケア計画を作成し交付栄養管理に係る情報提供書および指導または助言を30分以上行う栄養ケアマネジメントの手順に沿って栄養状態のモニタリングと定期的評価，計画の見直しを行う	食品構成に基づく食事計画案または具体的な献立を示した食事指導箋を交付食事指導箋に基づき，食事の用意や摂食に関する具体的な指導を30分以上行う
対象疾患	腎臓食，肝臓病食，糖尿病食，胃潰瘍食，貧血食，膵臓食，脂質異常症食，痛風食，てんかん食，心臓疾患などに対する減塩食，特別な場合の検査食，十二指腸潰瘍に対する潰瘍食，クローン病および潰瘍性大腸炎による腸管機能低下に対する低残渣食，高度肥満症食（肥満度が40％以上，またはBMIが30以上），高血圧に関する減塩食（食塩6g未満）	フェニールケトン尿症食，楓糖尿症食，ホモシスチン尿症食，ガラクトース血症食，尿素サイクル異常症食，メチルマロン酸血症食，プロピロン酸血症食，極長鎖アシルCoA脱水素酵素欠損症食，糖原病食，治療乳，無菌食，がん，摂食嚥下機能低下，低栄養
	経管栄養のための流動食，嚥下困難者（そのため摂食不良となった者も含む）のための流動食，低栄養状態に対する食事	
給付限度	月2回	月2回

食を提供する必要性を認めた場合に行われる（表7-1）。

2．高齢者の食事摂取基準

　高齢期の食事摂取基準は，64〜74歳と75歳以上の2区分で策定され（表7-2，表7-3），対象者はフレイルに関する危険因子を有していても，おおむね自立した日常生活が営めている者およびこのような者を中心として構成されている集団である。下記に高齢者にとって重要なエネルギーとたんぱく質の概要を示す。他の栄養素は第2章を参照（⇨p.39〜）。

2.1　エネルギー

　高齢者における目標とするBMIの範囲は，フレイルの重症化予防だけでなく，フレイルも含めた複数の疾患の発症を総合的に予防するものである。上限値は，成人と同様で総死亡率の低減に加え，生活習慣病の有病率，医療費，身体機能低下を考慮し24.9とした。下限値は，総死亡率をできるだけ低く抑え，健康障害を勘案して21.5とした（⇨巻末資料，p.251）。高齢者もエネルギーの収支バランスは重要である。加齢による身体活動量の減少・骨格筋減少による基礎代謝量の低下により，エネルギー

表7-2　高齢者（65〜74歳）の食事摂取基準（2025年版）

	男　性			女　性		
身体活動レベル	低い	ふつう	高い	低い	ふつう	高い
推定エネルギー必要量（kcal/日）	2,100	2,350	2,650	1,650	1,850	2,050

栄養素		男　性					女　性				
		推定平均必要量	推奨量	目安量	耐容上限量	目標量	推定平均必要量	推奨量	目安量	耐容上限量	目標量
たんぱく質（g/日）		50	60	—	—	—	40	50	—	—	—
（%エネルギー）		—	—	—	—	15〜20	—	—	—	—	15〜20
脂質	脂質（%エネルギー）	—	—	—	—	20〜30	—	—	—	—	20〜30
	飽和脂肪酸（%エネルギー）	—	—	—	—	7以下	—	—	—	—	7以下
	$n-6$系脂肪酸（g/日）	—	—	10	—	—	—	—	9	—	—
	$n-3$系脂肪酸（g/日）	—	—	2.3	—	—	—	—	2.0	—	—
炭水化物	炭水化物（%エネルギー）	—	—	—	—	50〜65	—	—	—	—	50〜65
	食物繊維（g/日）	—	—	—	—	21以上	—	—	—	—	18以上
ビタミン	脂溶性　ビタミンA（µgRAE/日）	600	850	—	2,700	—	500	700	—	2,700	—
	ビタミンD（µg/日）	—	—	9.0	100	—	—	—	9.0	100	—
	ビタミンE（mg/日）	—	—	7.5	850	—	—	—	7.0	700	—
	ビタミンK（µg/日）	—	—	150	—	—	—	—	150	—	—
	水溶性　ビタミンB₁（mg/日）	0.7	1.0	—	—	—	0.6	0.8	—	—	—
	ビタミンB₂（mg/日）	1.2	1.4	—	—	—	0.9	1.1	—	—	—
	ナイアシン（mgNE/日）	11	14	—	300(80)[1]	—	9	11	—	250(65)[1]	—
	ビタミンB₆（mg/日）	1.2	1.4	—	55	—	1.0	1.2	—	45	—
	ビタミンB₁₂（µg/日）	—	—	4.0	—	—	—	—	4.0	—	—
	葉酸（µg/日）	200	240	—	900	—	200	240	—	900	—
	パントテン酸（mg/日）	—	—	6	—	—	—	—	5	—	—
	ビオチン（µg/日）	—	—	50	—	—	—	—	50	—	—
	ビタミンC（mg/日）	80	100	—	—	—	80	100	—	—	—
ミネラル	多量　ナトリウム（mg/日）	600	—	—	—	—	600	—	—	—	—
	（食塩相当量）（g/日）	1.5	—	—	—	7.5未満	1.5	—	—	—	6.5未満
	カリウム（mg/日）	—	—	2,500	—	3,000以上	—	—	2,000	—	2,600以上
	カルシウム（mg/日）	600	750	—	2,500	—	550	650	—	2,500	—
	マグネシウム（mg/日）	290	350	—	—[2]	—	240	280	—	—[2]	—
	リン（mg/日）	—	—	1,000	3,000	—	—	—	800	3,000	—
	微量　鉄（mg/日）	5.5	7.0	—	—	—	5.0	6.0	—	—	—
	亜鉛（mg/日）	7.5	9.0	—	45	—	6.5	7.5	—	35	—
	銅（mg/日）	0.7	0.8	—	7	—	0.6	0.7	—	7	—
	マンガン（mg/日）	—	—	3.5	11	—	—	—	3.0	11	—
	ヨウ素（µg/日）	100	140	—	3,000	—	100	140	—	3,000	—
	セレン（µg/日）	25	30	—	450	—	20	25	—	350	—
	クロム（µg/日）	—	—	10	500	—	—	—	10	500	—
	モリブデン（µg/日）	20	30	—	600	—	20	25	—	500	—

1　ニコチンアミドの重量（mg/日），（ ）内はニコチン酸の重量（mg/日）。
2　通常の食品以外からの摂取量の耐容上限量は，成人の場合350 mg/日とした。

　　消費量が減少する。エネルギー収支バランス維持のためには，身体活動を促す。
　　身体活動レベルは，60〜74歳の集団を対象としたデータより，「低い」「ふつう」「高い」について算定した。75歳以上の集団を対象としたデータより，身体活動レベルが「高い」に相当する者が想定しづらいため，75歳以上については身体活動レベル「低い」「ふつう」について算定した（⇨巻末資料，p.250）。

2. 高齢者の食事摂取基準

表7-3　高齢者（75歳以上）の食事摂取基準（2025年版）

	男　性			女　性		
身体活動レベル[1]	低い	ふつう	高い	低い	ふつう	高い
推定エネルギー必要量（kcal/日）	1,850	2,250	—	1,450	1,750	—

1 「ふつう」は自立している者，「低い」は自宅にいてほとんど外出しない者に相当する。「低い」は高齢者施設で自立に近い状態で過ごしている者にも適用できる値である。

	栄養素	男　性					女　性				
		推定平均必要量	推奨量	目安量	耐容上限量	目標量	推定平均必要量	推奨量	目安量	耐容上限量	目標量
たんぱく質（g/日）		50	60	—	—	—	40	50	—	—	—
（%エネルギー）		—	—	—	—	15〜20	—	—	—	—	15〜20
脂　質	脂質（%エネルギー）	—	—	—	—	20〜30	—	—	—	—	20〜30
	飽和脂肪酸（%エネルギー）	—	—	—	—	7以下	—	—	—	—	7以下
	n−6系脂肪酸（g/日）	—	—	9	—	—	—	—	8	—	—
	n−3系脂肪酸（g/日）	—	—	2.3	—	—	—	—	2.0	—	—
炭水化物	炭水化物（%エネルギー）	—	—	—	—	50〜65	—	—	—	—	50〜65
	食物繊維（g/日）	—	—	—	—	20以上	—	—	—	—	17以上
ビタミン	脂溶性	ビタミンA（µgRAE/日）	550	800	—	2,700	—	450	650	—	2,700	—
		ビタミンD（µg/日）	—	—	9.0	100	—	—	—	9.0	100	—
		ビタミンE（mg/日）	—	—	7.0	800	—	—	—	6.0	650	—
		ビタミンK（µg/日）	—	—	150	—	—	—	—	150	—	—
	水溶性	ビタミンB₁（mg/日）	0.7	1.0	—	—	—	0.5	0.7	—	—	—
		ビタミンB₂（mg/日）	1.1	1.4	—	—	—	0.9	1.1	—	—	—
		ナイアシン（mgNE/日）	11	13	—	300（75）[1]	—	8	10	—	250（60）[1]	—
		ビタミンB₆（mg/日）	1.2	1.4	—	50	—	1.0	1.2	—	40	—
		ビタミンB₁₂（µg/日）	—	—	4.0	—	—	—	—	4.0	—	—
		葉酸（µg/日）	200	240	—	900	—	200	240	—	900	—
		パントテン酸（mg/日）	—	—	6	—	—	—	—	5	—	—
		ビオチン（µg/日）	—	—	50	—	—	—	—	50	—	—
		ビタミンC（mg/日）	80	100	—	—	—	80	100	—	—	—
ミネラル	多量	ナトリウム（mg/日）	600	—	—	—	—	600	—	—	—	—
		（食塩相当量）（g/日）	1.5	—	—	7.5未満	—	1.5	—	—	—	6.5未満
		カリウム（mg/日）	—	—	2,500	—	3,000以上	—	—	2,000	—	2,600以上
		カルシウム（mg/日）	600	750	—	2,500	—	500	600	—	2,500	—
		マグネシウム（mg/日）	270	330	—	—[2]	—	220	270	—	—[2]	—
		リン（mg/日）	—	—	1,000	3,000	—	—	—	800	3,000	—
	微量	鉄（mg/日）	5.5	6.5	—	—	—	4.5	5.5	—	—	—
		亜鉛（mg/日）	7.5	9.0	—	40	—	6.0	7.0	—	35	—
		銅（mg/日）	0.7	0.8	—	7	—	0.6	0.7	—	7	—
		マンガン（mg/日）	—	—	3.5	11	—	—	—	3.0	11	—
		ヨウ素（µg/日）	100	140	—	3,000	—	100	140	—	3,000	—
		セレン（µg/日）	25	30	—	400	—	20	25	—	350	—
		クロム（µg/日）	—	—	10	500	—	—	—	10	500	—
		モリブデン（µg/日）	20	25	—	600	—	20	25	—	500	—

1　ニコチンアミドの重量（mg/日），（　）内はニコチン酸の重量（mg/日）。
2　通常の食品以外からの摂取量の耐容上限量は，成人の場合350 mg/日とした。

2.2　たんぱく質

　　たんぱく質の目標量は，高齢者ではフレイル，サルコペニアの発症予防を考慮し，下限値は65歳以上の男女について，身体活動レベル「低い」の推定エネルギー必要量（kcal/日）に対する，フレイルおよびサルコペニアの発症を予防する可能性がある

185

第7章　高齢期の栄養

たんぱく質量（1.2 g/kg体重／日）をエネルギー比率で示した15%エネルギーとした。高齢者の場合，たんぱく質の過剰摂取は腎機能に好ましくない影響を及ぼす可能性があるため，上限値は20%エネルギーとした（表7-2，表7-3）。

3．高齢期の栄養アセスメントと栄養ケア

3.1　高齢期の疾患と病態

　高齢期の疾患には，老年病と老年症候群がある。老年病には重篤で高齢者の主要死因である悪性腫瘍，脳血管疾患，心疾患，呼吸器疾患や高齢者のQOLを脅かす白内障，便秘症，変形性関節症，骨粗鬆症があり，完全な治癒は望めないことや後遺症が現れやすいことが特徴である。一方，老年症候群は加齢変化によらないめまい，息切れや，前期高齢者から徐々に増加する認知症，脱水，後期高齢者に急増する骨折，嚥下障害，尿失禁があり，治療と同時に介護・ケアが必要となる。老年病，老年症候群ともに高齢者のQOL低下を招くので，要介護に移行させないように予防が大切である。

（1）　たんぱく質・エネルギー低栄養状態（PEM：protein energy malnutrition）

　PEMは，エネルギーやたんぱく質の欠乏状態をいうが，ビタミンやミネラルも不足している。令和5年国民健康・栄養調査結果より，65歳以上の低栄養傾向の者（BMI ≦ 20 kg/m²）は，男性12.2%，女性22.4%，85歳以上では，男性22.8%，女性24.8%であった。高齢者のPEMは，クワシオルコル型とマラスムス型の混合型で，体脂肪の減少や筋肉量の減少による体重減少，筋力の低下，肝臓におけるたんぱく質の合成能低下による低アルブミン血症を呈し，感染症や褥瘡になりやすく，在院日数の延長，ADLの低下，生命予後が悪くなる。PEMを引き起こす要因は，社会的要因，精神的心理的要因，加齢，身体的要因による食欲低下や食事摂取量の減少である（表7-4）。PEMの診断は，臨床診査では皮膚，爪，頭髪，舌，四肢の観察，身体計測では上腕周囲長や下腿周囲長の測定，体重減少率の算出，臨床検査では血清アルブミン，食事調査では食物摂取状況調査を行う。PEMの改善は，食欲低下や食事摂取量を減少させる要因の改善を図るとともに栄養管理では良質なたんぱく質を含むバランスの良い食事の全体量を増やすことである。PEM予防のための食生活指針がある（表7-5）。

表7-4　PEMの要因

社会的要因	独居／介護力不足・ネグレクト／社会的孤立／経済的困窮
精神的心理的要因	認知機能障害／うつ／誤嚥・窒息の恐怖／孤独感
加　　　齢	嗅覚・味覚の低下／食欲低下／義歯など口腔内の問題／咀嚼・嚥下障害／日常生活動作障害
身体的要因	臓器不全／炎症・悪性腫瘍／疼痛／薬物の副作用／下痢・便秘
そ　の　他	不適切な食形態／栄養に関する誤認識／医療者の誤った指導

出典）葛谷雅文：日本老年医学会雑誌．46，279-285（2009）改変

3. 高齢期の栄養アセスメントと栄養ケア

表7-5　低栄養を予防し老化を遅らせるための食生活指針

1. 3食のバランスをよくとり，欠食は絶対さける
2. 動物性たんぱく質を十分に摂取する
3. 魚と肉の摂取は1:1程度の割合にする
4. 肉は，さまざまな種類を摂取し，偏らないようにする
5. 油脂類の摂取が不足にならないように注意する
6. 牛乳は，毎日200 mL以上飲むようにする
7. 野菜は，緑黄色野菜，根野菜など豊富な種類を毎日食べ，火を通して摂取量を確保する
8. 食欲がないときはとくにおかずを先に食べごはんを残す
9. 食材の調理法や保存法を習熟する
10. 酢，香辛料，香り野菜を十分に取り入れる
11. 味見してから調味料を使う
12. 和風，中華，洋風とさまざまな料理を取り入れる
13. 会食の機会を豊富につくる
14. かむ力を維持するため義歯は定期的に点検を受ける
15. 健康情報を積極的に取り入れる

出典）柴田 博：肉を食べる人は長生きする．PHP研究所（2013）

（2）　サルコペニア・フレイル

　サルコペニアは，加齢や病気により筋たんぱく質の分解量が合成量を上回るため筋肉量が減少し，筋力や身体機能が低下した状態をいう。サルコペニアの診断は，筋力を握力測定で，身体機能を6.0 m歩行速度や5回立ち上がりの所要時間で，筋肉量を生体電気インピーダンス法，または二重エネルギーX線吸収法（DEXA）で評価する。筋肉量の減少が必須条件であり，筋力，身体機能のいずれかが低下する場合をサルコペニア，筋力，身体機能ともに低下する場合を重症サルコペニアと評価する（表7-6）。サルコペニアの原因として，加齢，活動量の低下，PEM，疾患があげられる。サルコペニアによる影響として，転倒，骨折，寝たきりがある。

　フレイルについて，日本老年医学会は「加齢に伴う様々な機能変化や予備能力低下により健康障害に対する脆弱性が増加した状態」とし，厚生労働省は「加齢とともに心身の活力（運動機能や認知機能等）が低下し，複数の慢性疾患の併存などの影響もあり，生活機能に障害が生

表7-6　サルコペニアの診断基準

評価項目	男性	女性
握力	< 28 kg	< 18 kg
5回椅子立ち上がり	≧ 12秒	
6.0 m歩行速度	< 1.0 m/秒	
筋肉量		
生体電気インピーダンス法	< 7.0 kg/m^2	< 5.7 kg/m^2
二重エネルギーX線吸収法	< 7.0 kg/m^2	< 5.4 kg/m^2

＊筋肉量：両腕脚筋肉量（kg）／身長（m）^{2}

出典）Chen LK, et al.: J Am Med Dir Assoc. 21（3），300-307（2020）

じ，心身の脆弱性が出現した状態だが，一方で適切な介入・支援により，生活機能の維持向上が可能な状態像」としている。つまり健康な状態と介護状態の中間がフレイルである（図7-6）。

　フレイルの診断は，Friedが提唱した診断基準（表7-7）や2020（令和2）年に改定された日本人高齢者にあった日本版フレイル基準がある（表7-8）。いずれの診断基

187

第7章 高齢期の栄養

図7-6 フレイルの概念図
出典）葛谷雅文：日本老年医学会雑誌（2009）一部改変

表7-7 フレイルの診断基準
Friedらのフレイルの診断基準

1. 体重減少
2. 主観的疲労感
3. 日常生活活動量の減少
4. 身体能力（歩行速度）の減弱
5. 筋力（握力）の低下

出典）Fried LP, et al: J Gerontol A Biol Sci Med Sci. 56, M 146-156（2001）

表7-8 日本版フレイル基準

項目	診断基準
体重減少	6か月で，2kg以上の（意図しない）体重減少
疲労感	（ここ2週間）わけもなく疲れたような感じがする
身体活動	1. 軽い運動や体操 2. 定期的な運動やスポーツ 上記の2つのいずれも「週に1回もしていない」
歩行速度	通常歩行速度＜1.0m/秒
筋力低下	握力：男性＜28kg，女性＜18kg

出典）Satake, S. and Arai, H.: Geriatr Gerontol Int. 20, 992-993（2020）

準にもサルコペニアの診断基準が含まれ，5つの診断基準のうち，3項目以上該当するものをフレイル，1項目または2項目該当するものをプレフレイル，いずれも該当しないものを健常としている。フレイルの原因として，PEM，筋力・筋肉量の減少，身体機能の低下，活動量の低下，認知機能の低下，易疲労性，活力の低下，社会交流の減少，オーラルフレイルがあげられる（オーラルフレイル：老化に伴うさまざまな口腔の状態の変化に，口腔の健康への関心の低下や心身の予備能力低下も重なり，口腔の脆弱性が増加し，フレイルに影響を与え，心身の機能低下にまでつながる一連の現象および過程）。

　サルコペニアとフレイルの関係について，PEM状態下に加齢や病気が加わり，筋肉量の減少や筋力の低下，身体機能の低下を呈したサルコペニアが生じ，疲れやすく，身体活動量が減少する。また，筋肉量が減少しているため基礎代謝量低下も加わり，エネルギー消費量が減り，食欲不振を招き，食事摂取量が減少し，PEMを招く。この悪循環をフレイル・サイクルという（図7-7）。フレイル・サイクルを断ち切るためには，疾患のコントロール，口腔ケア，筋たんぱく質の合成を促すレジスタンス運動，PEM改善のための栄養バランスの良い食事である。

3．高齢期の栄養アセスメントと栄養ケア

図7-7　フレイル・サイクル
資料）厚生労働省：「日本人の食事摂取基準（2025年版）」策定検討会報告書, p.392（2024）

（3）変形性関節症

　変形性関節症は，関節表面の軟骨がすりへり，炎症が起き，軟骨下の骨も変形する疾患で，関節に痛みや腫れをきたし，関節の動きに制限が生じるため，運動障害や日常生活にも支障をきたす。好発部位は，膝関節や股関節で高齢女性に多い。原因は加齢，スポーツ・労働などによる負荷，肥満などである。変形性関節症の治療は，適正な体重の維持と，運動療法，薬物療法，関節注射，手術療法がある。運動療法は，関節周囲のストレッチ運動や，筋力トレーニングを行うことで，関節周囲の柔軟性と筋力の維持を図る。膝関節の場合には大腿四頭筋の筋肉トレーニングを，股関節症の場合には臀部の筋肉を鍛える。薬物療法は，炎症の抑制や，痛みの緩和を，関節注射は，膝関節の場合にはヒアルロン酸注射を行い，軟骨の変性の抑制や痛みの緩和を図る。

（4）骨粗鬆症

　骨粗鬆症は，骨吸収が骨形成を上回り骨強度が低下する疾患である。骨粗鬆症の原因は，加齢，閉経によるエストロゲンの減少，運動不足，日光浴不足，栄養不足，喫煙，飲酒，薬剤（ステロイド剤）である。骨粗鬆症の診断にはX線撮影やDEXAによる骨密度測定を行う。X線の撮影部位は椎体や大腿骨で骨折の有無や，さらに圧迫骨折の有無も確認する。骨密度の測定部位は，腰椎，大腿骨近位部，橈骨遠位部で，診断は，YAM（Young Adult Mean）やTスコアで行う。YAMは，20～44歳の健康な女性の骨密度を100％としたとき，対象者の骨密度が何％かを示した数値で，80％以上を正常，70～80％未満を骨量減少，70％未満を骨粗鬆症と診断される。Tスコアは，対象者の骨密度がYAMと比べどの程度低いか，高いかを示した数値で，－1以上を正常，－1～－2.5を骨量減少，－2.5以下を骨粗鬆症と診断される。

　骨粗鬆症の治療は，薬物療法になる。骨折回避のため，骨粗鬆症の予防として，栄養管理，運動，日光浴が重要である。栄養管理は良質たんぱく質，カルシウム（Ca），

第7章　高齢期の栄養

ビタミン D，ビタミン K，ビタミン C の積極的な摂取と，Ca とリンの適切なバランス摂取である。食塩やアルコールの過剰摂取は，尿中への Ca 排泄を促進させるのでとり過ぎに注意が必要である。運動は骨吸収を緩慢にして骨形成を促す，骨に負荷のかかるウオーキングなどの適度な運動がよい。日光浴は Ca の吸収を促進するビタミン D を体内で合成するため，30分〜1時間程度の日光浴がよい。喫煙は Ca の吸収を抑制するので禁煙が望ましい。

（5）ロコモティブシンドローム

ロコモティブシンドローム（ロコモ）は，「運動器の障害のために移動機能の低下をきたした状態」をいう。運動器とは身体を動かすのにかかわる骨・筋肉・関節などの組織や器管のことで，運動器障害は骨粗鬆症，変形性膝関節症，腰部脊椎管狭窄症などの疾患をいう。サルコペニアなど加齢に伴う運動器の機能低下に運動器疾患が加わることで，日常生活の自立度が低下し，進行すると要介護のリスクが高くなる。ロコモの予防・改善には，運動器疾患の治療や，毎日の運動習慣，骨や筋肉を強化するバランスのよい食事である。運動には「片脚立ち」や「スクワット」がある。また，毎日の生活の中で階段を使うなど，運動の要素を取り入れることも予防になる。

（6）転倒・骨折

厚生労働省の人口動態調査よると，65歳以上の不慮の事故による死因別死亡者数は，2012（平成24）年以降「転倒・転落・墜落」が年々増加し，一方「窒息」「溺死・溺水」「交通事故」は年々減少している。転倒の原因には，内的要因と外的要因がある。内的要因には，サルコペニア，平衡感覚の低下，姿勢の変化，視覚・聴覚の低下など加齢によるもの，循環器系・神経系・ロコモなど疾患によるもの，薬物によるものがあり，外的要因には，段差，階段，室内が暗いことなどの住環境や履物があげられる。転倒の予防には，筋肉トレーニングやウオーキング，段差をなくすこと，廊下に自動点灯の照明を設置することなどの整備も重要である。

高齢者の骨折は骨強度の低下による脆弱性骨折で，大腿骨近位部骨折，橈骨遠位端骨折，上腕骨近位部骨折，脊椎圧迫骨折が多い。骨折の原因には，骨粗鬆症や筋力の低下，バランス機能の低下による転倒，栄養不足による外部の衝撃に対してクッション機能を有する皮下脂肪の減少があげられる。骨折により寝たきりや要介護状態になるリスクが高くなるため，骨粗鬆症の予防，転倒の予防が重要である。

（7）認　知　症

認知症には，アルツハイマー型，脳血管性，レビー小体型，前頭側頭型などがある。アルツハイマー型が最も多く，アミロイドβというたんぱく質が脳に蓄積して神経細胞を壊し，脳の一部が萎縮して生じる。症状は，記憶障害，見当識障害，判断能力の低下，自発性や意欲の低下，怒りっぽくなる，などである。原因は，乱れた食生

190

活，運動不足，喫煙，アルコールなどの生活習慣，趣味がない，高血圧や糖尿病，頭部外傷，遺伝が考えられている。脳血管性は，脳梗塞や脳出血によって生じる。症状は，歩行障害，言語障害，嚥下障害，うつ症状を呈する。原因は，糖尿病や高血圧などである。レビー小体型は，レビー小体が大脳皮質などの中枢神経系にできることによって生じる。症状は，幻覚・幻視，認知機能の低下，転倒，レム睡眠行動異常を呈する。前頭側頭型は，前頭葉や側頭葉前方が萎縮し，神経細胞が徐々に減ることで生じる。症状は，社会性の欠如，自発性の低下，同じ動作を繰り返すなどである。

認知症は進行すると食事の摂取量が減少し，低栄養を招き，要介護状態に移行するリスクが高くなる。予防が重要であり，対象者にあった適切な食事，運動，社会とのかかわりが必要である。栄養管理では葉酸，ドコサヘキサエン酸（DHA）を十分に摂取する。

（8） 誤　　嚥

摂食嚥下は，食物を認知することから始まり，口腔，咽頭，食道，胃まで一連の過程を経て行われる（図7-8）。食物（食塊）を飲み込んだときに気管に入ることを誤嚥という（図7-8の4の相のとき）。誤嚥の要因には，加齢による要因と，加齢によらない要因がある。加齢による要因には，歯の喪失や唾液分泌量の減少により食塊が形成できず，食物が咽頭にどんどん移行してしまうこと，喉頭の位置が下がり，嚥下時に喉頭が十分に上がらず，咽頭，鼻腔の閉鎖が十分できないこと，また，食道入り口を閉めている上部食道括約筋の機能低下により，食道の入り口が開かず，気道の入り口が開いたままであること，嚥下筋が低下することにより誤嚥が生じる。また，下部食道括約筋の機能低下により，胃の内容物が，食道を通って咽頭に逆流し気道に流入する誤嚥（逆流性誤嚥）もある。加齢によらない要因には，脳血管障害，認知症，パーキンソン病，悪性新生物といった疾患，服薬によっても生じる。誤嚥で起こる肺炎を誤嚥性肺炎という。誤嚥性肺炎を疑う注意すべき症状は，①食事中にむせる，②咳が

図7-8　摂食嚥下の流れ

第7章　高齢期の栄養

でる，③痰の量が増えた，④のどのあたりに食物が残ったような気がする，⑤食事中や食後に痰が絡んだような声になる，⑥食事内容や好みが変わった，⑦食欲が落ちた，⑧食事にかかる時間が長くなった，⑨食事をすると疲れる，⑩痩せてきた，などである。

　誤嚥性肺炎は，誤嚥に加えて摂取した食物が口腔内の細菌によって汚染されることで誤嚥性肺炎の発症を加速させる。咀嚼・嚥下障害の高齢者の栄養管理は，適切な栄養補給量で栄養状態を良好に保つこと，誤嚥を防ぐために個々の摂食嚥下機能に合わせた食事形態で安全な食事を提供すること，口腔ケア，食べる姿勢，嚥下運動の練習などが重要である。

（9）脱　　水

　高齢者は脱水を起こしやすい。高張性脱水で高ナトリウム（Na）血症を呈する場合が多い。原因は，加齢による要因と加齢によらない要因がある。加齢による要因として，成人の体水分量（体重の60%：細胞外液20%，細胞内液40%）に対して，高齢者の体水分量（体重の50%：細胞外液20%，細胞内液30%）は少ないため，少しの水分損失でも脱水を招きやすい。また加齢により，基礎代謝量の低下による代謝水の減少や，細胞内液は筋肉に貯蔵されており，筋肉量が減少することで，水分を備蓄することができなくなること，口渇中枢機能の低下により喉の渇きが生じにくいことや，嚥下障害，食欲不振による食事摂取量の減少，トイレに行く回数を減らしたい，失禁をおそれての水分摂取量の減少も脱水の要因となる。さらに腎機能の低下により水分の再吸収や尿量の調節ができなくなり，結果として脱水が生じる。加齢によらない要因として，利尿剤の不適切な服用による尿量の増加や，感染症，悪性腫瘍，脳血管疾患により経口による水分補給ができなくなり脱水を招く。

　血液検査ではヘマトクリットの上昇，尿素窒素／クレアチニン比25以上，尿酸値7 mg/dL以上，身体所見では体重の減少，起立性低血圧，起立性の脈拍増加，腋窩・粘膜・皮膚・口腔内などの乾燥，皮膚の緊張度・弾性の低下，せん妄があれば脱水と診断する。脱水の栄養管理は，意識があり，食事を経口である程度の量を摂取可能であれば，お茶，ジュースで水分補給を行うが，食事量が少ない場合は，電解質を含むスポーツドリンクを用いる。食事が摂取できない期間が続く場合は，スポーツドリンクはNa濃度が低いので経口補水液を利用する。嚥下障害がある場合は，ゼリーやとろみ茶などで補給する。意識障害や尿量が低下している場合は，静脈栄養で水分と電解質を補給するが，高齢者は心臓の機能が低下していることが多いため，浮腫や心不全に注意が必要である。脱水予防のためには口渇感がない場合でも定期的に水分補給を行うが，飲み物だけでの水分補給は難しいため，水分量の多い料理を取り入れる。入浴中，就寝中にも脱水は起こるので，入浴前後，就寝前，起床時にも水分補給を行う。高齢者は，若年者と比べ血行動態バランスを取るのに時間がかかるため，急速な水分補給はなるべく避け，ゆっくりとしたペースでの水分補給を心がける。

3. 高齢期の栄養アセスメントと栄養ケア

表7-9　褥瘡の栄養状態の評価

検査項目	検査データ
血中アルブミン値	2.5 g/dL 以下　褥瘡発症率高い
	2.0 g/dL 以下　褥瘡確実に発症
総リンパ球数	1200 mm^3 以下　褥瘡で感染を起こしやすい
ヘモグロビン	10 g/dL 以下
血中コレステロール値	160 mg/dL 以下
浮　腫	有
体重減少率	1か月　5%の体重減少
	3か月　7.5%体重減少
BMI	18.5 未満

(10)　褥　　瘡

褥瘡とは，寝たきりで体重による持続的な圧迫により，皮膚や皮下組織，筋肉への血流障害が生じ，組織の虚血により，皮膚や皮下組織が壊死を起こすことをいう。好発部位は，仰臥位では，仙骨部，踵骨部，肩甲骨部，後頭部である。褥瘡の重症度の判定には，日本褥瘡学会が開発した褥瘡の評価ツールの DESIGN-R® がある。DESIGN は，褥瘡の D（深さ），E（滲出液），S（大きさ），I（炎症），G（肉芽組織），N（壊死組織）の頭文字で，ポケットがある場合は P（ポケット）を付け，褥瘡の状態をこれらの各視点で判定する。褥瘡の栄養状態の評価を表7-9に示す。褥瘡の増悪要因は，ずれ，摩擦，浸軟，感染，低栄養である。治療は，局所療法，環境整備，栄養療法によって行われる。局所療法は，壊死組織の除去，感染防御，皮膚の乾燥である。環境整備は，除圧で体位の交換やウオーターベッド，エアーマットを用いる。栄養管理は，低栄養の改善と感染予防，創傷治癒を目的とし，エネルギー，良質たんぱく質，亜鉛，鉄，ビタミンA，B$_1$，B$_6$，B$_{12}$，葉酸，ナイアシン，ビタミンCを十分摂取する。

(11)　老人性白内障，糖尿病性網膜症

老人性白内障は，水晶体の濁りが徐々に進行する後天性白内障で，ほとんどの高齢者にみられる。原因は，喫煙，過度の日光曝露，抗酸化ビタミンの不足，フリーラジカルである。治療として，薬物療法，外科療法がある。

糖尿病性網膜症は，慢性的な高血糖により，眼のかすみ，眼の前に黒い斑点が見え，視力障害を呈する。治療は，外科療法として網膜光凝固療法，硝子体手術があるが，予防も含め血糖コントロールが重要である。

3.2　高齢者の食生活

高齢者の食生活は，個人差が大きいことが特徴である。日々の生活のなかで運動習慣のある高齢者や，社会とのつながりをもつ高齢者は，エネルギーを消費するため適切な食事量を摂取し，健康を維持している。しかし，食べすぎによる過栄養で生活習慣病の者もいる。一方，フレイルや寝たきり，認知症でエネルギー消費量が少なく食事摂取量が少ないため，低栄養を呈する高齢者もいる。

(1)　食事摂取量の減少

食事摂取量が減少する要因は，咀嚼障害，嚥下障害，食欲低下があげられる。

咀嚼障害の要因として，歯牙の喪失，歯周病，義歯の不具合があり，その場合には

第 7 章　高齢期の栄養

表 7-10　咀嚼・嚥下食に適さない食材や料理

咀嚼・嚥下レベル	形　状	具体的食材・料理の例
噛みにくい　↓　飲みにくい	加熱しても軟らかくならないもの 硬いもの 厚みのないもの パサパサしたもの 食物繊維の多いもの 酸味のあるもの 液状のもの 口の中でパラパラとまとまりにくいもの	かまぼこ，こんにゃく，貝類，いか，ハム，油揚げ，きのこ，長ねぎ ナッツ，さくらえび，ごま，炒り大豆，鶏肉，生野菜 焼きのり，わかめ，レタス，きゅうり パン，ふかしいも，ゆで卵，焼き魚，凍り豆腐 青菜類，ごぼう，たけのこ，れんこん，パイナップル，柑橘類の房 酢の物 水，茶，すまし汁，味噌汁 刻み食，ふりかけ，佃煮，長ねぎ

表 7-11　摂食嚥下機能に配慮した調理の工夫

調理の工夫	具体的な料理
加熱料理	煮物，和え物
適度な水分を含む料理	オムレツ，フレンチトースト
つなぎの利用	肉団子，ハンバーグ，和え物（白和え，ヨーグルト和え，ごま和え）
油脂の利用	ポテトサラダ，スイートポテト，ねぎとろ
とろみの利用	ポタージュ，シチュー，あんかけ料理
細かく刻まない一口大	

治療を行う。栄養管理は咀嚼状況にあわせて食材を刻む，蒸す，茹でる，煮るなど軟らかく調理する。また，咀嚼を助けるため，食事の時間をしっかり確保し，ゆっくりと噛んで食べることを心がける。

　嚥下障害の対応として，栄養管理では，摂食嚥下機能に配慮した食材選択や，料理，調理の工夫が必要である。咀嚼・嚥下食に適さない食材や料理の例（表 7-10）と，摂食嚥下機能に配慮した調理の工夫表（表 7-11）を示す。とろみ調整食品やゲル化剤を利用する場合は，各々の調理特性や使い方を理解して調理する（表 7-12）。摂食時の注意点として，安定した姿勢や一口量，食具の考慮，さらに，食からのリハビリテーションとして，段階的に嚥下食の食形態の違いを理解させるために，残留しやすいものとそうでないものを交互に摂食させる交互嚥下を行う。また，うがい，歯磨き，舌苔の清掃，義歯の清掃などの口腔ケアを，食前，食後，就寝前，起床時に行い，誤嚥性肺炎，感染性心内膜炎，敗血症など全身性の感染症を予防する。

　食欲低下の要因には，加齢による味覚異常，嗅覚異常，視覚の低下，誤嚥の経験，便秘，運動量の低下，認知症，心因性があげられる。食欲増進のために高齢者の嗜好，食材の色，温度，盛り付けを配慮し，刻み食やペースト食，ソフト食の場合でも，元の形がわかるように盛り付けることで，料理の見た目をよくする。孤食を避け，施設や地域の食事サービスの利用や，親戚や友人と楽しく食事をすることも食欲増進につながる。毎日決まった時間に食事をすることで，生活のリズムが整い，3 食食べることができるようになる。

3．高齢期の栄養アセスメントと栄養ケア

表7-12　とろみ調整食品とゲル化剤の特性

提供温度	主原料	分　類	特　性	使用例
冷食	ゼラチン	ゲル化剤	なめらか，まとまりがよい	固形化，寄せ物
冷食～常温食	寒天	ゲル化剤	離水しやすい	固形化，寄せ物
	カラギーナン製剤	ゲル化剤	無色・透明・無臭 まとまりがよい，離水しにくい	固形化，寄せ物
冷食～温食	キサンタンガム系	とろみ調整食品	無色・透明・無臭，まとまりがよい べたつきが少ない，表面の滑りがよい	とろみ付け（飲料） あんかけ
	グアーガム系	とろみ調整食品	なめらか，ややべたつきがある。 安定したとろみ，安価	とろみ付け （液状食）
	デンプン系	とろみ調整食品	ざらっとした舌触り， 高濃度で保形性がある	固形化（液状食）
	その他	ゲル化剤 （温食用）	べたつきが少ない，まとまりがよい， 離水しない，冷凍保存可能な製品もある	濃いとろみ付け ～固形化

出典）下田妙子編：高齢者の栄養管理ガイドブック，文光堂（2018）

（2）　水分摂取量の減少

　水分摂取量が減少する要因として，咀嚼・嚥下障害，食事摂取量の減少，口渇中枢機能低下があげられ，その結果脱水を招く。脱水予防のため，口渇感がなくても，定期的に咀嚼・嚥下機能に合わせた補給方法でゆっくりとしたペースで補給する。

3.3　高齢期の栄養アセスメント

　高齢者は複数の疾病に罹患していることが多い。糖尿病，高血圧，脂質異常症，慢性腎臓病などの疾病に加え，加齢に伴い体力や免疫力も低下するため，老年病や老年症候群を発症する。各々の高齢者に対して栄養アセスメントを的確に行い，各々の機能に合わせた適切な栄養管理を行わなければならない。

　高齢者の食の問題は，咀嚼・嚥下障害など生理機能の低下に加え，心理的要因，社会的要因が複雑にかかわっているため，栄養アセスメントも食事内容の評価だけでなく，身体機能，健康状態，精神機能，生活環境など全体を把握しなければならない。高齢者の栄養アセスメントの目的は，低栄養，サルコペニア，フレイルを早期発見し，高齢者自身や介護者に，適切な栄養管理のあり方を伝え，実践していくことで，要介護に移行させないことである。

（1）　栄養スクリーニング

　栄養スクリーニングとは，栄養障害あるいはそのリスクをもつ者を特定することである。高齢者の栄養状態を評価するツールとして1994年にMNA（Mini Nutritional Assessment）が策定され（日本語を含む各国語に翻訳され，公開されている），現在ではより簡便なMNA-SF（Short Form）が用いられている（簡易栄養状態評価表，https//www.

第7章　高齢期の栄養

栄養スクリーニング　（様式例）　　　　　別紙1

記入者氏名　　　　　　　　　　作成年月日　　年　　月　　日

| 氏　名 | （ふりがな）　　　　　　　　　　　　　　　　　　男・女 | 要介護度 |
| | 明・大・昭　　年　月　日（　　才） | 特記事項： |

（主治医の意見書が入手できた場合には裏面に添付）

低栄養状態のリスクのレベル

	現在の状況	□低リスク	□中リスク	□高リスク
身長（cm） （測定日）	（cm） （　年　月　日）			
体重（kg） （測定日）	（kg） （　年　月　日）			
BMI		□18.5〜29.9	□18.5未満	
体重減少率(%)	（　）か月に （　）％（減・増）	□変化なし （減少3％未満）	□1か月に3〜5%未満 □3か月に3〜7.5%未満 □6か月に3〜10%未満	□1か月に5%以上 □3か月に7.5%以上 □6か月に10%以上
血清アルブミン値（g/dl） （測定日） （検査値がわかる場合に記入）	（g/dl） （　年　月　日）	□3.6g/dl以上	□3.0〜3.5g/dl	□3.0g/dl未満
食事摂取量		□良好(76〜100%)	□不良　(75%以下) （内容：　　　　　）	
栄養補給法				□経腸栄養法 □静脈栄養法
褥　瘡				□褥瘡

＜低栄養状態のリスクの判断＞
　　上記の全ての項目が低リスクに該当する場合には、「低リスク」と判断する。高リスクにひとつでも該当する項目があれば「高リスク」と判断する。それ以外の場合は「中リスク」と判断する。

図7-9　栄養スクリーニングの様式例（厚生労働省）

mna-elderly.com/sites/default/files/ 2021 - 10 /mna-mini-japanese.pdf）。在宅訪問栄養食事指導の現場では，厚生労働省が提示している様式例を用いる（図7-9）。

（2）　栄養アセスメント

　栄養アセスメント項目として，臨床診査では，健康状態，身体機能，精神機能，生活環境，調理に関する能力・知識，支援の状況を評価し，その他に身体計測，臨床検査，食事調査を行う。

1）　臨床診査

①　健康状態の評価：現病歴，既往歴，入院歴，服薬，体重減少の有無，摂食・咀嚼・嚥下の評価，義歯の評価，視力・聴力・言語の評価，麻痺の有無

②　身体機能の評価：身体活動：サルコペニアの評価，生活活動：ADLの評価（食事，排泄，入浴，更衣，移動の評価）

③　精神機能の評価：閉じこもり，生活意欲，認知機能，うつ

④　生活環境の評価：調理設備，食事の場所，供食者，買い物の方法，住宅の状況，服薬管理，金銭管理

⑤　調理に関する能力・知識の評価：栄養・食事への関心，調理技術

⑥　支援の状況：配食サービスの有無

２）　身体計測

身体構成成分を把握するために，身長，体重，上腕周囲長（AC），上腕三頭筋部皮下脂肪厚（TSF）を計測し，BMI，体重減少率，標準体重比（％IBW），平常時体重比（％UBW），上腕筋囲（AMC），上腕筋面積（AMA）を算出して評価する。

①　身長：立位での計測が不可能であれば，膝高と年齢を用いた予測式より身長の推定値を求める。

②　体重：車椅子ごと測定できる体重計もあるが，寝た状態でないと計測できない場合は，膝高，AC，TSF，年齢を用いた予測式より体重の推定値を求める。また，下腿周囲長からも体重の推定値を求めることができる。

③　BMI，体重減少率，標準体重比（％IBW），平常時体重比（％UBW）

BMI：18.5未満を低栄養と評価する。

体重減少率：過去6か月で10％，3か月で7.5％，1か月で5％，週に2％以上の体重減少がある場合，高度栄養障害と評価する。

標準体重比（％IBW）：90％以下を軽度栄養障害，80％以下を中等度栄養障害，70％以下を高度栄養障害と評価する。

平常時体重比（％UBW）：86～95％を軽度栄養障害，76～85％を中等度栄養障害，75％以下を高度栄養障害と評価する。

④　TSF，AC，AMC，AMA：日本人の新身体計測基準値（JARD 2001）に対する割合を算出し評価する（表7-13）。

表7-13　身体計測値の評価

	軽度栄養障害	中等度栄養障害	高度栄養障害
％TSF，％AC，％AMC，％AMA いずれも	80～89％	60～79％	60％未満

３）　臨床検査

①　低栄養の評価：ヘモグロビン（Hb），血清アルブミン（Alb）

②　栄養代謝異常の評価

糖代謝：血糖，HbA1c

脂質代謝：血清コレステロール，血清トリグリセリド

肝機能：AST，ALT，総ビリルビン

腎機能：尿素窒素，クレアチニン

電解質：Na，Cl

免疫反応：白血球，CRP

4） 食事調査

　高齢者施設に入所している場合は，残菜調査より栄養素摂取量や食品群別摂取量を算出して評価する。在宅の場合は，高齢者自身や介護者が目安量の記録が可能な場合は目安量法で，計量が可能な場合は秤量法で調査を行う。記録が可能でない場合は，24時間思い出し法で，高齢者自身が使用している食器や調理器具，冷蔵庫や食品庫に保管されている食品を確認しながら，摂取状況を把握する。

3.4　高齢期の栄養ケア

　高齢者の健康状態は個人差が大きく，健康な高齢者もいれば，複数の疾患に罹患している高齢者や栄養状態の悪い高齢者もいるため，画一的に「日本人の食事摂取基準」に示されたエネルギー量や栄養素摂取量を栄養必要量として設定することはできない。栄養必要量は，疾患，栄養状態，基礎代謝量，活動量などあらゆる角度から検討し，算出した栄養必要量が高齢者自身の現在の栄養素摂取量とかけ離れていないか，現実的に算出した栄養必要量が摂取可能かを確認するとともに，栄養補給の方法を決めなければならない。

（1）　栄養補給

1）　栄養補給量

① 　エネルギー：基礎代謝量×活動係数×ストレス係数（表7-14）で算出する。基礎代謝量は，Harris-Benedictの公式を用いる。
② 　たんぱく質：低栄養の場合，1.1 ～ 1.5 g/kg体重/日とする。褥瘡の場合，重症度によりたんぱく質を増やすが2.0 g/kg体重/日を上限とし，腎機能の指標である尿素窒素の増減をみてたんぱく質量の増減を図る。
③ 　水分：2.5 L/日（飲み水：1.2 L，食事：1.0 L，代謝水：0.3 L）とする。
④ 　他の栄養素は「日本人の食事摂取基準」に準じる。

2）　栄養補給方法

　咀嚼・嚥下状態，脱水状態，認知機能など高齢者の状態に対応して，経口栄養，経腸栄養，経静脈栄養のいずれかの補給方法を決定する。

表7-14　活動係数とストレス係数

活動係数	ストレス係数
ベッド上で安静寝たきり　1.0 ～ 1.1 室内移動，自立歩行可　1.1 ～ 1.2 軽い労作　1.4 普通の労作　1.65	小手術　1.2 中等度手術　1.2 ～ 1.4 大手術　1.3 ～ 1.5 発熱・感染　1.2 ～ 1.8（37℃　1.2） 褥瘡　1.2 ～ 1.5 健康　1.0

（2） 栄養教育

　栄養アセスメント結果からみえてきた解決すべき課題について，優先順位をつけ，課題について栄養判定を行い，栄養ケア計画を立案し，計画達成のための長期目標，短期目標を設定する。短期目標は，高齢者や介護者の理解度に合わせ，具体的で実践しやすい内容にする。調理を伴う指導であれば，高齢者や介護者の調理技術に見合った，手間のかからない実用的な内容とし，「わかりやすさ」と「つくりやすさ」が重要である。

（3） 多領域からの栄養ケア

　管理栄養士・栄養士，医師，歯科医師，歯科衛生士，看護師，薬剤師，介護福祉士，理学療法士，作業療法士，言語聴覚士，ソーシャルワーカー，ケアマネジャーなど多領域の専門家が各々の専門的視点で栄養ケア計画を策定する。スタッフ間で情報を共有し，連携して計画を実践する。

（4） 栄養モニタリングと評価

　食事摂取状況の改善や食行動の改善，またそれに伴う検査値の改善効果を確認し，目標が達成できているかを評価する。達成できていれば次の課題について栄養ケア計画を立案，実施し，改善されていなければ最初の課題に関する目標設定の見直しをして，栄養ケア計画の再検討を行う。

文　献

●参考文献
- 内閣府：令和6年版高齢社会白書（2024）
- 厚生労働省：令和5年国民健康・栄養調査結果の概要（2024）
- 日本在宅栄養管理学会：在宅訪問管理栄養士スライド資料集（2019）
- 日本在宅栄養管理学会：訪問栄養食事指導実践テキストブック，メディア・ケアプレス（2021）
- 厚生労働省：「日本人の食事摂取基準（2025年版）」策定検討会報告書（2024）
- 日本人の新身体計測基準値　JARD 2001，メディカルレビュー社（2002）
- 下田妙子編：高齢者の栄養管理ガイドブック，文光堂（2018）

第 8 章

運動・スポーツと栄養

1. 運動・スポーツ時の代謝特性

1.1 運動・スポーツ時の生理的特性

（1） 身体活動と骨格筋

　運動を含む身体活動のすべては，骨格筋の収縮と伸展によって行われる。骨格筋は
たんぱく質を主成分とする筋線維の集合体で，機能性の差によって白筋（速筋線維）
と赤筋（遅筋線維）に大別される。筋線維は，さらに細い筋原線維によって構成され
ている。筋収縮は，筋原線維を構成するミオシンフィラメントとアクチンフィラメン
トが互いに滑り合って重なることで起こる。速筋線維の収縮速度は速く，発揮する力
が大きいが疲労しやすい。遅筋線維はミオグロビン含量が多く，ミトコンドリア数も
多く持久性に優れているが，反応性は緩やかである。競技種目特性との関係性が知ら
れており，例えば，筋持久力が求められる競技の競技者の筋は遅筋線維が多いとされ
ている。

（2） 身体活動と呼吸，循環応答

　身体活動（運動）を行う場合，その活動強度の上昇，活動量の増加に伴い，呼吸・
循環応答は亢進する。すなわち，呼吸数の増加，心拍数の増加，心拍出量の増加など
が起こる。これは，活動亢進に伴う必要エネルギー量の増加，体温調節機構の亢進
（上昇した体温を低下させる）などへの適応である。トレーニングによって，身体活動
に伴う呼吸・循環応答機能は高まる。

1.2 運動・スポーツ時のエネルギー代謝

（1） エネルギー供給機構

　運動（活動）時のエネルギー供給機構には，無酸素性の ATP-CrP 系（非乳酸性エネ
ルギー供給機構）と乳酸系，および有酸素系がある。

1） ATP-CrP 系（非乳酸性エネルギー供給機構）

　筋中には常にわずかに ATP（アデノシン5'-三リン酸）が含まれている。理論的には
まず，この ATP が活動のエネルギーとして利用される。その後は，筋中にあるクレ
アチンリン酸という高エネルギーリン酸化合物がクレアチニンとリン酸に分解される

ことによって生じるATPを活動エネルギーとして利用する。最大運動を行う場合，このATP-CrP系により供給されるエネルギーは10秒以内でなくなる。ただし，このエネルギー供給は酸素がない状態で極めて速やかにエネルギーを供給できるため，瞬発的な運動や高い強度の運動の開始直後のエネルギー供給に重要な役割を果たしているといえる。

2）乳酸系（乳酸性エネルギー供給機構）

ATP-CrP系に続くエネルギー供給は，グリコーゲンおよびグルコースを嫌気的解糖によりピルビン酸を経て乳酸に変化することで生成されるATPによる。乳酸系では1分子のグルコースからATPを2分子しかつくることができず，有酸素性エネルギー供給機構に比べて効率が悪いが，酸素なしでエネルギーを供給することができる。ATP-CrP系と乳酸系とを合わせた無酸素性エネルギー供給時間の限界は，最大運動時では1分以内である。乳酸系によるエネルギー供給は筋肉中への乳酸蓄積によりストップする。

3）有酸素系（有酸素性エネルギー供給機構）

比較的長時間継続して行うことができる強度の運動（活動）の場合，運動開始数分後には酸素取り込み量が，運動に必要なエネルギー供給に必要な酸素量をまかなうことが可能となり，有酸素系によるエネルギー供給が，エネルギー源がある限り無限に続けられるようになる。ただし，エネルギー産生速度は遅い。

なお，運動時間の観点からみると，継続可能な運動時間が長くなるにつれて，ATP-CrP系，乳酸系，有酸素系へとエネルギー供給機構が変わる。ただし，運動時間の経過とともに，エネルギー供給機構が順を追って変化するわけではない。短時間の運動であっても，強度が非常に低い活動であれば，ATP-CrP系や乳酸系は動員されない。また，運動の強度とその継続時間によって，供給されるエネルギー量に対するATP-CrP系，乳酸系，有酸素系のそれぞれが寄与する割合は異なる（図8-1）。

図8-1　運動時間の違いにおける3つのエネルギー供給系の働き
出典）細谷憲政編著：今なぜエネルギー代謝か―生活習慣病予防のために，第一出版（2000）より一部改変

第8章 運動・スポーツと栄養

図8-2 運動強度と運動中に利用されるエネルギー基質との関係
（Romijiら　1993）

（2） 運動・スポーツにおけるエネルギー供給源

運動・スポーツにおけるエネルギー供給源は，エネルギー供給系によって異なる。

ATP-CrP系では，すでにあるATPとクレアチンリン酸がエネルギー供給源となる。すぐに使えるエネルギー供給源であることから，瞬発系競技のエネルギー源とか，数秒から数十秒程度で終わる，極めて高強度の運動のエネルギー源などと表現されることがある。

乳酸系のエネルギー供給源は，筋肉グリコーゲンや血中グルコースである。活動開始後の初期段階ではグリコーゲンおよびグルコースを，嫌気的解糖によりピルビン酸を経て乳酸に変化することでATPを生成する。数分程度持続可能な強度の運動のエネルギー供給源とされる。

有酸素系においては，糖質系の筋肉グリコーゲン，血中グルコース，肝グリコーゲン，および脂質系の血中遊離脂肪酸，中性脂肪（トリグリセライド），体脂肪などをエネルギー源として利用する（図8-2）。活動の強度は，酸素供給が間に合う程度の持続可能な運動強度であれば，その運動を長時間継続できる。糖質系，脂質系エネルギー源の利用割合は運動強度によって異なる。例えば，2時間くらい持続可能な強度の運動では，運動開始の早い時期には糖質系の利用が比較的多く，その後徐々に脂質系の利用の割合が増加する傾向にある。運動強度，その運動の継続可能時間によって，ATP-CrP系，乳酸系，有酸素系の寄与の割合が変化することに伴い，エネルギー源となる体内成分（糖質系，脂質系）の利用割合が変わるためである（図8-3）。なお，

図8-3　長時間運動中の総エネルギーに占めるエネルギー基質の割合の変化（Romijiら　1993）

前述のとおり，トレーニングによって運動強度と運動継続可能時間は亢進するので，エネルギー源の利用割合も変化する。

（3） EPOC（excess post-exercise oxgen consumption：身体活動後の代謝亢進によるエネルギー消費）

身体活動の強度が高まると，活動に要するエネルギー産生のために，その活動を担っている筋における酸素需要量が増加する。そのため，心臓や筋の循環機能および肺における呼吸機能が亢進する。活動に応じた酸素が供給される定常状態に達するまでの時間は活動の強度によって異なり，強度が高い活動になるほど時間がかかる。また，活動時間が長いほどその割合は大きくなる。活動停止により筋運動が止まっても，心臓や肺の機能はすぐには戻らず，しばらくの間その機能が亢進した状態が続き，この間のエネルギー消費も亢進したままとなる。この運動を終了した後も，酸素消費量が増加した状態，すなわち，エネルギー産生量・消費量が亢進した状態が続くこと，およびその期間が EPOC である（図8-4）。

図8-4　運動と摂取酸素量との関係
出典）高木和男：労働栄養学総説，第一出版（1979）

第8章　運動・スポーツと栄養

1.3　運動・スポーツ時の栄養素の代謝特性

運動・スポーツ時はエネルギー消費量の増加に伴うエネルギー代謝亢進のほか，種々の代謝亢進が起こる。身体活動の増加に伴う代謝亢進の代表例を記す。

（1）　エネルギー代謝亢進とビタミンB群

運動・スポーツ時にはエネルギー代謝が亢進する。すなわち，糖代謝，脂質代謝，エネルギー産生に寄与するビタミンB群の代謝が亢進する。

ビタミンB群は，エネルギー代謝の補酵素として必須である。例えば，ビタミンB_1は糖質からのエネルギー産生過程に，ビタミンB_2はミトコンドリアにおけるエネルギー代謝に深く関与していることから，エネルギー産生量が増加すればビタミンB_1やB_2はその分多く使われる。ほかのビタミンB群においても同様である。

（2）　筋の代謝と，たんぱく質代謝，ビタミンB群

筋中のたんぱく質は常に異化（分解）と同化（合成）を繰り返している。運動刺激は，異化・同化ともに亢進させる。年齢，栄養状態，運動（身体活動）を含む生活状況によって，筋量が維持されるか，より異化が亢進し筋萎縮が起こるか，より同化が亢進して筋肥大が起こるかが左右される。

たんぱく質代謝が亢進するとたんぱく合成に関与するビタミンB_6，B_{12}も多く必要となる。

（3）　骨　代　謝

運動（身体活動）の物理的刺激は一般的には骨代謝を活性化する。硬い骨組織も骨吸収（骨破壊）と骨形成が常に繰り返されている。適切な運動刺激は骨代謝を活性化し，骨形成をより亢進することで骨量の増加をもたらす。骨代謝の亢進に伴い，骨の材料となる栄養素，例えば，たんぱく質，カルシウム，カルシウム吸収に関与するビタミンDなどの体内利用が増加する。

1.4　運動トレーニング

トレーニング（同じ運動を繰り返すこと）の基本的な原則は過負荷を与えることである。強度・時間・頻度を工夫することで，トレーニングに対する生体の適応反応によって，同じ運動であれば，持続可能な時間が延長したり疲労感が減少する。また，最大酸素摂取量（$\dot{V}O_2 max$）は増加し，運動能力が向上する。超回復の原理も同様で，トレーニング後の回復において生体はトレーニング前より，例えば，エネルギー源であるグリコーゲン蓄積量が高まるなどの適応を起こす。

1.5　体　　　力

さまざまな概念があるが，しばしば，外部環境からのストレスなどへの適応力を示

す防衛体力と，身体活動を実行する力を示す行動体力に大別される。防衛体力には免疫力等が関係する。筋力や持久力，スピードは，行動体力の一部である。いずれも上位であること，すなわち，筋力は強いこと，持久力は長く持続できること，スピードでは速いことがよい状況（望ましい状況）で，体力があると表現される。体力の向上はトレーニングの成果といえる。

2．運動（身体活動）の健康への影響：メリット・デメリット

2.1　運動（身体活動）の健康への効果（メリット）

　周知のごとく，運動は肥満解消や体力増進に効果的である。運動の継続により筋肉量が増大すると，基礎代謝が亢進する。基礎代謝の亢進は，消費エネルギー量の増加につながり肥満解消につながる。老化やさまざまな疾患の発症にも関与する酸化ストレスに対する抗酸化能力が，習慣的に運動・トレーニングを行っている者は，行っていない者と比べて向上しているという報告もある。また，運動は心にもよい影響を与える。すなわち，日常的な緊張からの解放，欲求不満の解消，葛藤の解消，心理的ストレスへの抵抗力の向上に効果があると考えられている。運動を行うと，気分が爽快になることで，人は心への運動の効果をも感じている。さらに，さまざまな身体機能の亢進，改善により寿命の延長をももたらす。

（1）　運動と糖質代謝（糖尿病）

　運動により糖質代謝が改善される。その効果は有酸素運動，無酸素運動のどちらにもあるが，有酸素運動がよりインスリン感受性を高め，グルコースの利用効率を向上させ，その結果，血糖値を下げる効果が期待されている。

（2）　運動と脂質代謝異常

　運動は血中 LDL–コレステロールおよびトリグリセライド（中性脂肪）を低下させ，HDL–コレステロールを増加させる。これによる動脈硬化予防が注目されている。この効果は中強度以下の有酸素運動でより顕著にみられる。

（3）　運動と高血圧

　一般に運動を行うと血液の循環が増すために一時的に血圧の上昇が観察されるが，その後（運動後），血圧は低下することが知られている。特に，息が軽くはずむ程度の運動では，運動時の血圧上昇はほとんどみられず，運動停止後の血圧低下により血圧降下作用が発揮される。これを長期間規則的に継続することにより，血圧を下げる効果が観察される。このことは，有酸素運動中に，血圧低下作用のあるタウリンの血中量が増加することに関係すると考えられている。

（4） 運動と骨（骨粗鬆症）

骨代謝には，荷重や運動による骨への刺激が重要である。適度な運動による骨量増加作用は，年齢を問わず認められ，骨の発育・充実期には最大骨量の増加をもたらし，閉経および加齢に伴う骨量減少に対しては，その骨量減少を抑制する効果がある。高齢者においても，運動習慣をもつことで減少した骨量を改善（増加）する効果がある。高齢者の場合，腰背痛などにより体を動かすことが困難な場合もあるが，水中で歩くなどのような身体に痛みの負担のない活動でも，運動による骨への効果は期待される。

（5） 運動と骨格筋

運動は筋たんぱく質の異化（分解）と同化（合成）を刺激し活性化する。サルコペニア（⇨ p.187）の予防・改善に運動（身体活動）は有効である。運動刺激による筋たんぱく質同化の亢進は年齢を問わず認められるが，その反応性は加齢とともに低下する。なお，適切な栄養状態であることは欠かせない。低栄養状態での運動は，むしろ異化を亢進する。特にエネルギーおよびたんぱく質の不足は逆効果となる。一般的には筋量の増加の前に筋力の増強が観察される。筋量の増加は，運動による心臓への負担軽減にも有効である。

（6） 運動とQOL

運動の実施は，動きの軽快さ，食欲増進，疲労感の軽減などの自覚的効果も大きい。高齢者の場合，ADL（⇨ p.179）向上に結びつき，結果としてQOL（⇨ p.1）を高める。

（7） 運動と寿命

図8-5に，運動習慣による寿命延長予測値を示したが，最終的な健康指標である寿命が，早期からの運動習慣の継続により，より延長する。

2.2 運動（身体活動）の健康への害（悪影響）

運動のメリット・デメリットは表裏の関係にある。適切な運動は前述したような多くの健康効果をもたらすが，運動不足は種々の機能低下を引き起こすほか，生活習慣病等の原因にもなる。

※運動者とは歩行以上の運動を1週間当たり2,000 kcal以上行っている者。喫煙，高血圧，体重増加，短命の家族歴といった諸因子については訂正ずみ。

図8-5　運動習慣による寿命延長予測値
出典）バッフェンバーガーらによるデータから作図

3．運動者・スポーツ競技者における栄養アセスメント

（1）　不適切な運動の害（悪影響・デメリット）

　適切な運動の量・質は，個人によって異なる。また，過度の運動は予期せぬ障害などの原因となる。

　各人にあった運動実施のためには，医師によるメディカルチェックを受けるなど，身体状況を把握することが推奨される。行う運動については，健康運動指導士などの専門家に相談することも重要である。徐々に運動強度を上げたり，少しずつ運動時間を延長するなど，過度の運動にならないよう注意する。その他，極端な暑熱下，寒冷下での運動による悪影響にも注意すべきである。

（2）　酸化ストレス

　運動中は酸素消費が増加するため，体内での活性酸素産生も多い。屋外競技においては，紫外線に曝露されることも活性酸素の増大につながる。

　生体は，活性酸素生成の増大に対する消去機構を備えているが，活性酸素生成がそれを上回った場合に酸化ストレスを生じる。酸化ストレスの増大によって，たんぱく質，脂質，DNA（デオキシリボ核酸）などの種々の細胞成分が酸化され，細胞障害を引き起こす。このことが，がん，動脈硬化症，糖尿病，免疫系の機能低下などに関連することが知られている。

（3）　運動と食物アレルギー

　特定の食品を摂取した後の運動によりアナフィラキシー症状を起こすことがあり，これを運動誘発性アナフィラキシーという。中学・高校生から青年期に多く，食後2時間以内の運動負荷の場合が多い。原因食物は小麦製品と甲殻類が大部分で，運動に加えて，アスピリン摂取などの増強因子が関連する。発症を防ぐためには，運動前に原因食品を摂取しないこと，摂取した場合は，最低2時間は運動を避けること，万が一運動時に皮膚の違和感やじんま疹などの症状が出現した場合には，運動をただちに中止して休憩するようにする。

3．運動者・スポーツ競技者における栄養アセスメント

3.1　健康づくりのための身体活動基準および指針

　生活環境の機械化や健康問題の増加などを背景に，さまざまな運動実施，身体活動量増加に向けた指針などが示されてきた。

（1）　推奨される身体活動（運動）の量

　例えば，望ましい運動の強さは，各自の年齢，体力，健康状態によって異なるが，一般に息切れせずに汗ばむくらいの活動量（最大酸素摂取量の50〜70%）を目安とし

図8-6 健康持続のための運動強度と時間の組み合わせ
出典) 飯尾雅嘉・小林修平編：栄養と運動と休養—その科学と最近の進歩, p.109, 光生館 (1999)

て，それを30分間以上継続することが好ましいなどとされる。なお，継続して行えない場合でも10分程度を繰り返すことによっても効果がある（図8-6）。

(2) 運動指針等

健康日本21（2000～2012年）と，それに続く健康日本21（第2次）（2013～2023年），健康日本21（第3次）（2024年～）において，国民の健康増進の総合的な推進を図るための具体的改善目標が示されているが，「身体活動・運動」も取り上げられており，歩数の増加や運動習慣ありの者の増加を目標に掲げている。

　2006（平成18）年に健康づくりのために，どのような運動（身体活動）を，どの程度，どのように行ったらよいかを示した「健康づくりのための運動指針2006（エクササイズガイド2006）」が発表された。生活習慣病の予防を念頭におき，現状の身体活動量や体力の評価と，それを踏まえた目標設定の方法，運動内容の選択，達成のための具体的方法が示され，「週23エクササイズ（メッツ・時）の活発な身体活動（運動と生活活動）をすること。そのうち4エクササイズは活発な運動をすること」を目標に設定した。

　2011（平成23）年には厚生労働省より「"ながらエクササイズ"はじめませんか」とスポーツだけが運動ではないこと，体を動かすことを意識すると，毎日の生活にも健康になるチャンスがたくさんあることが示された。ここでは例えば，買い物をしながら，子どもをだっこしながら，歯磨きをしながら，通勤しながらの運動をすすめている。さらに高齢者から生活習慣病患者までをも対象にした「プラス・テン（＋10）」で，身体活動の増加を促す「健康づくりのための身体活動基準2013」および「健康づくりのための身体活動指針（アクティブガイド）」が発表され，ライフステージに応じた健康づくりのための身体活動の推進が示され，身体活動（生活活動＋運動）と運動の両面からの目標が示された。

　次いで「健康づくりのための身体活動・運動ガイド2023」が2024（令和6）年1月に発表され，「アクティブガイド」は，成人版，高齢者版，こども版の3種として改訂され（2024年12月），より対象者の年齢区分や目的ごとに具体化された指針が示されている。

3. 運動者・スポーツ競技者における栄養アセスメント

3.2 運動・スポーツ時の食事摂取基準の活用
（1） 運動時の食事摂取基準の活用

　運動（身体活動）量は運動指針を参照し，食事は日本人の食事摂取基準を最大限に活用する。そこで示される身体活動レベル（PAL）「ふつう」（1.75），「高い」（2.00）に準拠したものとし，エネルギー摂取量の不足が生じないよう十分に配慮する。また，食事摂取基準には身体活動レベル別にみたたんぱく質摂取の目標量も示されているので活用する。他の栄養素等についても不足がないよう十分量の摂取を心がける。

（2） 競技スポーツ実施時における食事摂取基準の活用
1） スポーツ選手（アスリート）の食事摂取基準例

　日本人の食事摂取基準に準ずるスポーツ選手（アスリート）のための食事摂取基準はない。現在，しばしば参照されるのは，日本体育協会スポーツ医・科学専門委員会「アスリートのための栄養・食事ガイド 第2版」（第一出版，2008）に示されているスポーツ選手（アスリート）の食事摂取基準例である（表8-1）。運動による代謝亢進の考慮，エネルギー量の増加に伴って必要量が増加する栄養素への配慮がなされた基準例となっており，いずれの栄養素も，通常の身体活動時と比べて多い基準となっている。国際オリンピック委員会（IOC）のスポーツ栄養に関する声明には，「普通に入手できる多くの種類の食べ物から適切なエネルギーを補給していれば，トレーニングや競技に必要な炭水化物，たんぱく質，脂肪，そして微量栄養素（ビタミン，ミネラル）の必要量を取ることができる」と示されている。このことからも，身体活動量に見合った（競技活動に見合った）エネルギー量を摂取できる食事を，さまざまな食品の組み合わせで準備することが食事の基本であり，重要であるといえる。

2） スポーツ選手の推定エネルギー必要量

　スポーツ選手の望ましいエネルギー摂取量は，個々の選手の体格によって変化するだけでなく，練習（運動）量や競技スポーツ活動の期分けなどによっても変化する。常に望ましい量の食事が摂取できるように個別に配慮する必要がある。スポーツ選手の推定エネルギー必要量は，以下の式で求めることができる。また，競技の特性，期分けごとの PAL の参考値も示されているので，それを活用するとよい（表8-2）。可能であれば，生活時間調査を行ったり，活動量計や心拍計などを活用して，より精度よく PAL を算出するとなおよい。

　　推定エネルギー必要量＝スポーツ選手の推定基礎代謝量*×身体活動レベル

　　　＊スポーツ選手の推定基礎代謝量＝28.5(kcal)÷除脂肪体重(kg/日)×体重(kg)

3） スポーツ選手のたんぱく質摂取量の基準の考え方

　たんぱく質は身体構成成分として重要な栄養素であり，骨格筋量は運動パフォーマンスに大きく影響する。運動の負荷による筋の発達はたんぱく質の摂取に依存する。たんぱく質不足の状態で運動を継続すると，筋は肥大しようとするものの，その材料

第8章　運動・スポーツと栄養

表8-1　アスリートの栄養素等摂取基準例（1日当たり）

エネルギー（kcal）	4,500	3,500	2,500	1,600	備考
たんぱく質（g） （エネルギー比率）	150 （13%）	130 （15%）	95 （15%）	80 （20%）	
脂質（g） （エネルギー比率）	150 （30%）	105 （27%）	70 （25%）	45 （25%）	
糖質（g） （エネルギー比率）	640 （57%）	500 （58%）	370 （60%）	220 （55%）	
カルシウム（mg）	1,000～1,500	1,000～1,200	900～1,000	700～900	
鉄（mg）	15～20	10～15	10～15	10～15	推奨量の15～20%増
ビタミンA（μgRAE）※	1,000	900	900	700	推奨量の20%増
ビタミンB$_1$（mg）	2.7～3.6	2.1～2.8	1.5～2.0	1.0～1.3	0.6～0.8 mg/1,000 kcal
ビタミンB$_2$（mg）	2.7～3.6	2.1～2.8	1.5～2.0	1.0～1.3	0.6～0.8 mg/1,000 kcal
ビタミンC（mg）	100～200	100～200	100～200	100～200	
食物繊維（g）	36～45	28～35	20～25	13～16	8～10 g/1,000 kcal
スポーツ種目	ボート スキー レスリング 柔道（重量級） ラグビー アメフト 陸上（マラソン，投てき） など	陸上（短・中距離，跳躍） 野球 テニス サッカー バレー バスケット など	体操 卓球 バドミントン ヨット スキージャンプ など	主に減量中	

※ RAE：レチノール活性当量

出典）日本体育協会スポーツ医・科学専門委員会監修：アスリートのための栄養・食事ガイド 第2版，第一出版（2008）に加筆

表8-2　アスリートの身体活動レベル（PAL）の目安

種目カテゴリー	身体活動レベル（PAL）	
	オフトレーニング期	通常練習期
持久系 （陸上長距離など）	1.75	2.50
瞬発系 （陸上短距離・柔道・体操など）	1.75	2.00
球技系 （サッカー・バレーボールなど）	1.75	2.00
その他	1.50	1.75

出典）体育の科学，52（6）（2002）

となるアミノ酸が不足しているため，筋肥大が起こりにくくなる。時にはほかの，例えば，赤血球などの体たんぱく質を破壊して筋肉につくり変えようという生体反応が起き，そのため運動性貧血を生じることもある。したがって，筋肥大を伴うようなトレーニングの初期や，筋力トレーニング時，長時間にわたる持久性運動時には，たんぱく質必要量は増加すると考えられることから，通常約1.0～1.2 g/kg 体重のたんぱく質摂取量を，筋力トレーニング時は1.7～1.8 g/kg 体重，持久性運動時には1.2～1.4 g/kg 体重に増加させるのが望ましいという報告もある。このほか，たんぱく質エネルギー比を15～18%にすることが好ましいと表現される場合もある。

　たんぱく質の摂取に関して注意が必要なことは，たんぱく質もエネルギー源となる栄養素であることから，エネルギー摂取量が不足傾向にある場合では，せっかく多く

3. 運動者・スポーツ競技者における栄養アセスメント

摂取したたんぱく質も筋肥大に利用されず，エネルギー源として利用されてしまう点である。したがって，エネルギー摂取が充足されているか否かが重要となる。現状の食生活では，減量や極端に偏った食事以外ではたんぱく質摂取の不足の心配は少ないが，不足しない配慮は必要である。また，たんぱく質の一度の摂取で吸収・利用できる量の上限が 20 ～ 30 g 程度であることから，1 日 3 回の食事で毎回適切に摂取することが必要で，摂取するタイミングの考慮など時間栄養学的視点を取り入れることの重要性が指摘されるようになっている。

4） スポーツ選手のミネラル類摂取の基準の考え方

① カルシウムの摂取

　体内のカルシウムは骨強化のための骨へのカルシウム蓄積以外の役割を優先するため，カルシウム摂取が不足の場合は，運動しても骨量増加効果は現れない。スポーツによる強い刺激に十分耐え得る健康な骨を維持するためにも，十分なカルシウムの摂取は必須である。また，運動・スポーツよる多量の発汗に伴う汗へのカルシウムの損失がある。通常の生活での汗中へのカルシウムの喪失量は 3 mg/日程度だが，運動時には汗中に約 100 mg/L もの割合で失われ，発汗量の多いときなどには 300 mg にも損失量が達することがあるといわれている。したがって，運動・スポーツ時には汗への損失も考慮して，カルシウムを補充することが必要となる。これらのことから，スポーツ選手に対しては 1,000 ～ 1,500 mg/日が推奨されている。

② 鉄の摂取

　激しい運動では，運動性貧血を引き起こすことがある。競技パフォーマンスを低下させないために，貧血を予防することは極めて重要な課題である。筋肥大時など，体が大きくなるときも貧血を引き起こしやすい。鉄の汗への損失もある。鉄は，ミネラルの中でカルシウムに次いで不足しやすい栄養素であり，特に有経の女性は鉄不足への注意が必要である。このためアスリートでは 15 ～ 20 mg/日が推奨されている。適正な鉄代謝のためにも，エネルギー摂取不足・たんぱく質摂取不足が厳禁であることはいうまでもない。

③ ナトリウム

　ナトリウムの摂取が問題となるのは，汗への食塩の損失量が 3 ～ 10 g/L にもなるからで，激しいスポーツを行う場合，発汗量が 2 ～ 5 L/日に達することもあるので，想像以上のナトリウムを発汗により喪失しているからである。したがって，発汗時には，汗中に失われた量のナトリウムの補給を考慮する必要がある。一般には食塩摂取量は過剰であるが，多量に発汗した場合の食塩の補給は重要となる。すなわち，水分補給時の水分中塩類含有量は脱水予防の観点から適切な配慮が必要となる。

④ カリウム

　カリウムは体内のイオンバランス維持機能を果たすミネラルで，細胞内外においてナトリウムとのバランスをとることにより浸透圧の維持にかかわっている。また，カリウムは筋肉中にも貯蔵されており，情報伝達に寄与している。発汗時には汗中にナ

第8章　運動・スポーツと栄養

トリウムとともに失われている。運動時における筋痙攣の原因の一つにはカリウム不足も考えられる。また，カリウムは，運動後，尿中に多量に排泄されることが知られている。これら損失量が多いことから，多めの摂取が望まれる。

⑤　塩　　素

一般的には欠乏はほとんどみられないが，塩素は尿や汗中に排泄されやすい栄養素であるため，減量中の選手や高強度運動時には不足する可能性も考えられ，不足すると食欲低下がみられる。そのため，特に発汗量の多い夏場には注意が必要である。

⑥　競技力とミネラル

パフォーマンスの向上を期待するミネラルに，クロム，亜鉛，マグネシウムなどがあるが，その効果はいまだよくわかっていない。もちろん，各種ミネラルの不足はパフォーマンスの低下につながることから，まずは，必要量をきちんと充足することが重要である。スポーツ活動に伴い，損失量が通常より増加することが多いことから，いずれの摂取も不足しないように摂取するよう心がけることが大切である。

5）　スポーツ選手のビタミン類摂取の基準の考え方

① ビタミンＢ群

ビタミンＢ群は，エネルギー代謝の補酵素などとして必須であるため，運動量増加に伴うエネルギー摂取量の増加に合わせて摂取量が増加する。例えば，ビタミンＢ$_1$，ビタミンＢ$_2$はともに $0.6 \sim 0.8\,\mathrm{mg}/1{,}000\,\mathrm{kcal}$ を摂取する。さらに，ビタミンＢ$_6$はたんぱく質合成に関与しているので，筋強化時には不足しないように注意し，$0.014\,\mathrm{mg}/$たんぱく質 $1\,\mathrm{g} \times 1/0.75$ 摂取する。また，ビタミンＢ$_{12}$もたんぱく質の代謝に重要で，積極的な摂取がすすめられる。

② 抗酸化ビタミン

運動・トレーニングにより，特に増加する活性酸素を除去することを目的に，抗酸化ビタミン（ビタミンＥ，ビタミンＣ）の摂取を増やすことが推奨される。高強度運動や炎天下での運動中のストレスにより，ビタミンＣの体内消費は増大すると考えられている。これらから，ビタミンＣは，$25\,\mathrm{mg}/1{,}000\,\mathrm{kcal}$ 以上の摂取がすすめられる。またビタミンＥは，ビタミンＣとの共存で抗酸化力が増強することが知られている。

ビタミンＡも抗酸化力の高いビタミンであるが，プロビタミンＡであるカロテンがより高い抗酸化力を示すことが知られている。加えて，ビタミンＡの過剰摂取による健康被害リスクへの注意も重要である。

さらに近年，抗酸化ビタミン以外の食品中の抗酸化物質（カロテノイド，ポリフェノールなど）にも注目が集まっており，その有効性が期待されている。

（3）　運動時の栄養アセスメント

運動（身体活動）量に見合った食事ができているかどうかをモニタリングすることが重要である。体重を定期的に同じ条件下で測定することが簡便かつ有効である。食事摂取状況が望ましいとされる基準と比較することも，時に有効となる。なお，運動

3. 運動者・スポーツ競技者における栄養アセスメント

（練習）前後の体重測定によって脱水状況の確認をすることも重要である。

（4） 競技スポーツと栄養アセスメント

　基本的なアセスメントのスタンスは，競技スポーツ実施でも同様である。特に，侵襲性のある評価方法は選手が嫌う。日常的な栄養アセスメントでは，体重のモニタリングでよいが，青年期以降では時に体脂肪率を含む体組成の評価も有効である。なお，体脂肪率をモニタリングする場合には，体重以上に測定条件を同質に整えて計測し，推移を評価することが大切となる。加えて，貧血の有無，骨密度（骨量）の定期的なモニタリングが望まれる。競技スポーツにおいて，栄養アセスメントはコンディショニングにおいて極めて有効な指標の一つである。なお，脱水状況の確認においては，運動前後の体重測定に加え，早朝尿の色・量のチェックも重要で，運動開始前までに望ましい体水分状態になるよう調整する。

3.3　運動・スポーツと栄養ケア

（1）　エネルギー産生栄養素の摂取：炭水化物（糖質）摂取，たんぱく質摂取，脂質摂取と PFC 比

　運動・スポーツ実施時の日常のエネルギー産生栄養素摂取構成比（PFC 比）は，日本人の食事摂取基準に準ずると考える。その上で，運動・スポーツ時はたんぱく質の利用がより適切に身体づくりに生かされるよう，炭水化物（糖質）からのエネルギー摂取が不足しないように配慮する。また，推定エネルギー必要量が 3,000 ～ 3,500 kcal/日を上回る場合は，食事中の脂肪エネルギー比を 20 ～ 30% として食事量増加の負担を軽減するとよい。一方で，期分けやコンディショニング，試合に向けた食事の調整においては，その食事の目的に合わせて PFC 比を変動させて，身体活動（運動）量に見合った食事を行う。

　試合時のエネルギー発揮における主なエネルギー源は糖質と脂質である。特に糖質は，高強度運動時においてはエネルギーのほとんどを，中強度運動時においても約 50% 近くのエネルギー産生を担っていることから，どの競技種目においても最も重要なエネルギー源といえる。そのため，試合前には食事から十分に糖質を摂取して，筋グリコーゲンとして貯蔵しておくことが大切となる。

1）　ウエイトコントロール時におけるエネルギー産生栄養素の摂取

①　増　　量

　競技特性により増量が必要な場合には，骨格筋量の増加による体重増加を目標に食事やトレーニングの調整を行う。体脂肪の増加による体重増加は障害リスクの増加や，俊敏性の低下等パフォーマンスへの悪影響をもたらす可能性がある。また，過度な体脂肪量の増加は，内科的疾患等健康問題も懸念されることから，単なる過食による増量ではなく，増量はトレーニングと合わせて計画的に行う必要がある。増量のための食事量については具体的な指標は確立されていないが，AIS（Australian Institute of

第 8 章　運動・スポーツと栄養

Sport：オーストラリア国立スポーツ研究所）は，効果的な増量のためには 1 日当たり少なくとも 500 〜 1,000 kcal のエネルギー付加が必要であるとしている。また，急激なエネルギー付加では体重増加のうち体脂肪による増加の割合が大きい。トレーニングおよび食事による増量は「1 か月に 1 kg 程度」が目安となる。

② 減　　量

　増量と同様に，競技特性により減量が必要な場合には，骨格筋量をできるだけ維持しながら，体脂肪量による体重減少を目標に食事やトレーニングの調整を行う。極端なエネルギー制限や絶食，脱水による急速な減量では，体重減少のうち体水分量や骨格筋量による減量の割合が増加するため，減量においても目標体重に向けて計画的に行う必要がある。

a．長期的な計画における減量時の食事

　体脂肪量 1 kg の減少には約 7,200 kcal のエネルギー消費が必要とされる。これは 1 か月に 1 kg 減量するペースで考えると，1 日当たりに必要なエネルギー制限は約 240 kcal となる。骨格筋減少のリスクを抑えるためには 1 日当たりのエネルギー制限量を 500 kcal 程度に抑えたほうがいいという報告もあることから，1 か月の体重の減量目標は 2 kg 程度までとするのが妥当であると考えられる。なお，一般的には脂質の摂取を減らすことでエネルギー摂取量を抑える。骨格筋減少のリスクを抑えるために，たんぱく質の摂取量は減らさない。

b．試合に向けた減量と食事

　階級制競技やセーリング等自然環境によって適正体重が異なるような特殊な競技では，試合に向けた減量を行う場合がある。この場合も，競技パフォーマンス維持のために計画的に適度なペースで減量を行うことが望ましい。急速減量では死亡例も報告されている。特に成長期の選手では体重の大幅な変動を繰り返すことで，例えば摂食障害や，女性では無月経のリスクも増加するなど，健康被害が懸念される。試合直前では，試合での競技パフォーマンス発揮のために，筋グリコーゲンを十分に貯蔵しておく必要があることから，欠食することなく炭水化物を中心としたエネルギー源の確保を心がける。

2）筋量増加とたんぱく質摂取

　適切な運動刺激と不足のない栄養素等摂取が，筋量増加には必須である。特に，たんぱく質とエネルギー摂取は重要である。低栄養状態での運動は，むしろ体たんぱく質分解を亢進するので，特に減量中のたんぱく質摂取には注意が必要である。通常の食生活の場合，たんぱく質摂取が不足することはほとんどない。一方で，たんぱく質は必要量以上に摂取した場合，骨格筋とはならずに酸化され消失するか（骨格筋のエネルギー源として利用），主に脂肪に変換されて体内に蓄積される。また，摂取過多が続いた場合，腎臓への負担の増加等健康被害が懸念される。そのため，身体組成の変動をよく確認しておくことが重要となる。

　近年，たんぱく質の摂取においては，各食事における摂取が十分か否かが重要であ

3．運動者・スポーツ競技者における栄養アセスメント

ることがわかってきた。1日の摂取量としては3食のたんぱく質摂取量の和が十分量であっても，各食事において，少ないたんぱく質摂取の食事があると，運動刺激による筋量増加がみられない。また，たんぱく質摂取による筋の肥大効果を高めるためには，運動後できるだけ速やかにたんぱく質を補給することも大切である。筋量増加とたんぱく質摂取においては，摂取タイミングが重要といえよう。

3） グリコーゲンローディング

グリコーゲンローディング（カーボローディング）はスポーツ栄養において最もよく知られた栄養摂取の方法で，試合直前の調整期に行う筋グリコーゲン量を高めるための食事法である。持久系の運動のエネルギーとなる筋グリコーゲン量を特に増やすために行い，これによって試合時のスタミナアップを図る。この原理は，高炭水化物食を摂取すると，高脂肪食の摂取に比べて，筋肉中のグリコーゲン含量が多くなり持久運動の能力が高まること，さらに，筋グリコーゲンをいったん枯渇させた後，高炭水化物食を摂取すると筋グリコーゲン量が以前よりも多くなることで，筋グリコーゲンの超回復効果を利用するものである。近年推奨されているグリコーゲンローディングは，試合前2～3日において1日当たり糖質10～12 g/kg体重の摂取およびテーパリング（⇨ p.230）を実施する方法である。一方で，グリコーゲンは体内に貯蔵される際，体水分量の増加が起こる。このために体重管理とあわせて上手に行う必要がある。また，グリコーゲンローディングを試合前調整として実施するか否かは，競技特性と試合の運動状況から考える。目安は90分以上の強度が高い運動かどうかで，実施の有無を検討するとよい。

4） ファットローディング

競技力向上の食べ方に，ファットローディングがある。活動するためのエネルギー源として体内に一番多くある脂肪を効率よく利用して，例えば，グリコーゲンの利用を節約し，持久力を向上できないかなどを考える方法だ。

短期間の高脂肪食摂取はむしろパフォーマンスを低下させることが知られているが，比較的長期間の高脂肪食摂取により脂肪の酸化能が高まり，エネルギー源として利用されやすくなることが知られるようになった。これを利用して，5日間の高脂肪食の後，1～2日高炭水化物食として試合に臨むことで，脂肪の酸化を上昇させてグリコーゲンを節約しようとするものである。活動のエネルギー源であるグリコーゲンを体内に多く貯め込もうというグリコーゲンローディングのように，脂肪を貯め込もうということではない。また，高脂肪食を管理することは極めて難しく，継続して食べ続けることも難しいのが現状である。競技者の個人差も大きく，上手に利用できる人とできない人の差も大きい。なお，この方法は，高い強度の身体活動を行う競技者が試みるものであって，一般に応用できるものではない。

5） FAT（female athlete triad：女性アスリートの三主徴）の予防と対策

FATは，利用可能エネルギー（energy availability）の低値，運動性の月経異常，低骨密度（骨粗鬆症）が，それぞれに関連をもって起こる，女性アスリートにとって深

刻な健康管理上の問題である。利用可能エネルギーは「エネルギー摂取量−運動によるエネルギー消費量」または「(エネルギー摂取量−運動によるエネルギー消費量)÷除脂肪量(FFM:free fat mass)」で表される。つまり,運動量に見合ったエネルギー摂取ができていない状況で,このために,稀発月経や運動性無月経となったり,低骨密度となったりする。また月経異常は,さらに骨密度を低下させる。1人の女性アスリートが,この3つの状態すべてを有しているとは限らないが,1つ,2つの状態に当てはまる選手は多くいる。どの状態も,競技成績,競技者寿命のみならず生涯の健康に深刻な問題をもたらす。Weight Sensitive Sports に分類される体重管理が厳しい競技,審美系競技を含む痩身傾向が推奨される競技,体重階級制の競技のアスリートにその頻度が高い。なお,利用可能エネルギー低値による身体への悪影響は,女性アスリートだけの問題ではなく,男性アスリートにおいても類似の健康問題が起こる。

FAT の予防,改善に向けて最も重要なことは,身体活動量に見合ったエネルギー摂取であるが,エネルギー摂取量は体格や競技力に直接影響する要因でもあることから,エネルギー摂取を改善することは難しい場合が多い。しかし,現状ではほかの予防策,改善策はいまだ明らかとなっていない。FAT の一部である低骨量への補助的対策としては,骨代謝関連の各種栄養素(たんぱく質,カルシウム,リンをはじめとするミネラル類,ビタミンA,D,E,K,C等)の十分な摂取を心がけることが重要である。

6)スポーツにおける相対的エネルギー不足(Relative Energy Deficiency in Sport:REDs)

REDs は,運動量に見合ったエネルギー量の摂取ができていない状態のことを表す概念(国際オリンピック委員会が提唱)である。発育・発達や免疫機能,精神状態など全身に影響を及ぼし,運動パフォーマンス低下をもたらすとともに,健康への多くの悪影響が懸念されている。このエネルギー不足による問題は男女問わず起こりえる。前述のFAT は,REDs の一部として説明されるようになった。REDs を防ぐための利用可能エネルギーは,45 kcal/除脂肪量1 kg とされる。

(2) 水分・電解質補給(脱水,熱中症)

発汗は,運動時の体温調節のために起こる現象である。運動中の発汗による脱水は,パフォーマンスの低下に直結する。体重の2%の脱水でパフォーマンスは有意に低下する。体重約50 kg の人では,約1 Lの発汗でパフォーマンスが低下することになる。運動時にはこの程度の発汗はしばしば起こる。環境によっては,運動時の発汗量は多い場合には5 Lにも及ぶこともある。

水分補給は発汗量に応じてこまめに行う必要がある。また,自発性脱水(発汗によりナトリウムが損失しているので,血中ナトリウム濃度が低下傾向にある。このときに,純水を摂取すると血液中のナトリウム濃度をこれ以上薄めないようにと,水分がむしろ排出されてしまうという機構)を防ぐために,体液と同張程度のナトリウムを含んだ水を補給することも大切である。もちろん,発汗により失われているミネラルはナトリウムだけではないので,ほかのミネラルも含まれた水の補給がより有効となる。さらに,長時

間の運動時には，途中のエネルギー補給も重要で，このとき糖質を含んだ水がスタミナの持続に有効となる。この場合，糖濃度が6％以下であれば胃の通過時間は若干長くなるものの，腸での吸収が遅れることはないので，6％以下の糖濃度が目安となる。血糖上昇への影響も考慮し，選ぶ糖の種類への配慮も重要である。

脱水・熱中症対策としての水分補給法として，ウォーターローディングという考え方がある。運動開始前までに自分の体水分量を望ましい状態に整えておくというもので，起床時の口渇感，尿排泄量，尿の色から，脱水傾向にあるか判断し，運動開始2時間程度前までに，やや多めの水分補給をして，脱水があるならば体水分量を適切な状態に戻すようにする。日頃から，運動開始前と運動終了時の体重差と運動中に摂取した水分量から脱水量を把握し，試合時の適切な水分補給に備えるなども重要である。

（3） スポーツ貧血
1） スポーツ貧血の病態

貧血になってしまうとパフォーマンスは低下し，疲労の回復も遅れる。トレーニング期では十分なトレーニングが積み重ねられないこととなる。スポーツ現場において多くみられる貧血症状はスポーツ貧血と呼ばれ，鉄欠乏性貧血，溶血性貧血，希釈性貧血が単独もしくは複合して起こる（表8-3）。鉄欠乏性貧血は，体内で酸素を運搬する機能をもつヘモグロビンの構成成分である鉄が不足することによりヘモグロビンの合成が低下した状態で，貧血の中で最も頻度が高い。スポーツ選手の場合では，身体活動量の増加により多くの酸素を運搬する必要性から鉄の需要が増加すること，発汗量の増加によって鉄の損失が増加することなどから鉄の栄養状態が悪化しやすいと考える。酸素運搬能力が低下することから，持久能力が著しく低下する。

溶血性貧血は，過度の物理的刺激や化学物質の刺激を受けることで赤血球が断片化・変性しやすくなり，血管内で破壊される（溶血）ことで起こる。スポーツ現場で

表8-3 貧血の種類と原因

	病態・症状・特徴	主な原因	予防および対策
鉄欠乏性貧血	ヘモグロビン合成低下 持久能力の低下 スポーツ選手の貧血で最も頻度が高い	鉄摂取不足 身体活動の増加による鉄損失の増大	増加する鉄の需要に対応した鉄摂取 たんぱく質の栄養状態の改善
溶血性貧血	血管内における赤血球の破壊	身体活動による足底への物理的刺激 酸化ストレスの増加 血管内浸透圧の変化 体温上昇による赤血球回転の増加	物理的な刺激を防ぐ （シューズ底を厚くする，マットや防具の使用等）
希釈性貧血	血漿量の増加に伴う見かけ上の赤血球・ヘモグロビン低値	心肺機能の強化や骨格筋量の増加による血漿量の増加（身体適応）	特になし

出典）田口素子・樋口満編著：体育・スポーツ指導者と学生のためのスポーツ栄養学，市村出版（2014）を参考として表を作成

第8章　運動・スポーツと栄養

は長距離種目などの足底への強い刺激のほか，運動に伴う酸化ストレスの増加や血管内の浸透圧変化，筋肉内の毛細血管への圧力増加，体温上昇に伴う赤血球回転の増加などの要因から血管内に溶血が起こると考えられている。身体活動に対する適応として起こる心肺機能の強化や骨格筋量の増加に伴い，血漿量が増加することで相対的に赤血球やヘモグロビン濃度が低下するために，血液検査で見かけ上貧血と判断される場合があるが，それを希釈性貧血という。赤血球やヘモグロビン値の絶対量が低下しているわけではないことから貧血症状は伴わない。

2）スポーツ貧血の予防

実際に貧血症状が発症する鉄欠乏性貧血および溶血性貧血を予防するためには，身体活動の増加または発汗や月経等による鉄の損失の増加に対して，鉄の供給が不足しないようにする必要がある。鉄の不足のない十分な摂取とともに，たんぱく質の適量摂取とビタミンC摂取も心がけること，鉄の吸収を阻害する因子であるフィチン酸，タンニン，食物繊維などの摂取を控えることを心がけるとよい。減量中や合宿中の食事では鉄不足を起こしやすいので注意する。また溶血性貧血の予防では，足底への刺激が原因の場合はシューズの底を厚くすることや，走路面をなるべく芝生や土にするなど衝撃を減らす工夫をすることによって溶血の程度を軽減させることができる。

3）治　　療

鉄欠乏性貧血と診断され症状が重篤な場合には，医療機関において鉄剤の経口投与や鉄の静脈注射による投与が処方される。このような場合には，食事からの鉄およびビタミンやたんぱく質摂取に留意するとともに，医師の処方に従い計画的に治療を行う。鉄剤による治療では通常8～12週間で回復させる計画で治療が行われる。鉄剤を多くとると胃腸不良等の副作用があるため，処方された用量を守り服用する。

（4）摂取タイミング

1）日常における栄養素等補給のタイミング

トレーニング効果を最大限に引き上げるための食べ方の工夫として，運動後のできるだけ速やかな（しばしば30分以内といわれる）たんぱく質補給がすすめられる。この際，たんぱく質のみでなく，糖質を同時に摂取する方が効果的という報告もある。また，体たんぱく質合成が亢進する就寝中に，十分な血中アミノ酸レベルを維持することを目的に，就寝前のたんぱく質摂取を推奨する場合もある。加えて，運動後の回復の観点から，早期の筋グリコーゲン回復を目的に，運動後の速やかな炭水化物補給もすすめられる。また，3,000～3,500 kcal/日を超えるエネルギーを運動により消費する場合，3回の食事からでは十分なエネルギー量を補給することが難しくなることから，運動前にエネルギー補給を行ったり，1日の食事回数を増やすとよい。

2）試合時間を考慮した食事調整

試合当日は，試合開始時刻に合わせた食事の調整を行う（図8-7）。食品の消化時間を考慮し（表8-4），食事の時間は試合開始の3時間程度前を目安に済ませるよう

3. 運動者・スポーツ競技者における栄養アセスメント

図8-7 運動と食のタイミング（エネルギー補給を中心に）

表8-4 食品の胃内滞留時間

	食品名	目安量	胃内滞留時間
たんぱく質を多く含む食品	半熟卵	100 g（2個）	1時間30分
	生卵	100 g（2個）	2時間30分
	卵焼き	100 g（2個）	2時間45分
	刺身（ひらめ）	100 g	2時間30分
	焼き魚（ひらめ）	100 g	3時間
	天ぷら（えび）	100 g	4時間
	ビーフステーキ	100 g	4時間15分
炭水化物（糖質）を多く含む食品	おかゆ	100 g（½膳）	1時間45分
	一口おにぎり	50 g（小½膳）	1時間45分
	おにぎり	100 g（小1個）	2時間15分
	餅	100 g（小2枚）	2時間30分
	うどん	100 g（½玉弱）	2時間45分
	バナナ	100 g（1本）	1時間45分
	りんご	100 g（小½個）	1時間45分
	エネルギー系ゼリー	200 g（1本）	45分
	ブドウ糖タブレット	5 g（5粒）	5分

※胃内滞留時間には個人差がある。
出典）城田知子ほか：イラスト栄養学総論 第8版, 東京教学社（2020）より加筆

にする。試合前の食事から試合終了時までに5～6時間あく場合には，試合までにさらに補食をとるようにし，試合終了時までエネルギー枯渇が起こらないようにする。運動開始前に，最もエネルギー源として利用しやすい糖質（炭水化物）を適度に補給することは有効である。試合前の糖質補給では，グリセミックインデックス（glycemic index：血糖上昇反応指数）の活用も有効である。なお，補食は一気に必要量を摂取するのではなく，頻回摂取を心がけるとよい。

3）試合中の補給

試合中の補給では，すばやくリカバリーできるよう考慮する。競技種目によっては1日に複数回の試合が行われるため，より緻密に試合に合わせた食事調整が必要となる。1試合目の終了後，次の準備までにどれくらいの時間があるかを逆算し，準備する。考え方の基本は，試合で使った筋グリコーゲンの回復と筋たんぱく質合成のためにできるだけ速やかに，糖質とたんぱく質を摂取することで，試合間の補給には糖質およびたんぱく質の同時摂取が望ましい。試合の運動強度にも影響されるので一定の基準を示すことは難しいが，運動後のすばやい回復には，1.0～1.2 g/kg体重程度の糖質摂取，20 g程度のたんぱく質摂取が推奨されている。

4）時差の考慮

海外遠征の場合は，日本との時差への配慮も重要となる。現地時間における食事時

第8章　運動・スポーツと栄養

刻を視野に入れて，移動中の食事回数や食事タイミングを調整する。

（5）　競技スポーツの期分けと食事内容

1）　試合期の食事

①　試合前の食事（テーパリング時の食事）

　試合3日〜1週間程度前からの調整期間のトレーニングでは，通常トレーニング期と比較して，運動強度は維持しながら運動量を少なく調整（テーパリング）することが多い。この期間は，運動量の変化に合わせた食事量の調整，および体重維持が重要となる。一方で，遠征先での試合など，普段と異なる食事環境で食事量の調整が難しいことも少なくない。そのような場合に備えて，事前に遠征先での食事を確認しておくほか，遠征先においても選手が体重を管理できるように体重計を持参するとよい。

②　試合直前（前日・当日）の食事

　試合時には精神的ストレスが強くかかることで，免疫力低下や消化不良に陥る場合があることを考慮する。その対策として，試合前調整期間中は特に普段から食べ慣れた料理を食べること，冷たいものや香辛料など刺激の強いものを大量にとらないこと，食中毒にならないよう，生魚，カキ，甲殻類，生卵など生ものは控えるようにする。

③　リカバリーのための栄養摂取

　試合後には消費したエネルギー源の補給および筋たんぱく質合成を，食事および補食から行うようにする。すばやい回復のためには，運動後すぐの糖質およびたんぱく質の補給が有効であるが，翌日までの十分な回復のためには，さらに食事から必要量を摂取する。試合後の食事では通常どおり，または試合時の補食で不足していると考えられる栄養素等があればそれらを補うようにし，1日に必要な栄養素等摂取量が不足しないように心がける。一方で，試合の疲労や興奮状態が続くなど，試合後には十分量の食事がとりづらい場合もある。実際に，高強度運動後には食欲不振（運動誘発性食欲不振）が起こることも報告されている。これらは脱水が原因の場合もあるので，水分補給を十分に行うとともに刺激の強いものや脂質の多いものなどは避け，食べやすい料理とする。どうしても食事からの補給が難しい場合には，栄養補助食品の利用なども検討し，摂取可能な食べやすいもので補給をし，すばやいリカバリーに努める。

2）　トレーニング期の食事

①　トレーニング期の食事の目標設定

　トレーニング期では，試合期と比較して運動強度および時間の増加によりエネルギー消費量が増加する。日常的な体重測定によりエネルギーバランスの評価を行い，エネルギー消費量に見合う食事量に調整する。また，トレーニングによる身体適応にはたんぱく質摂取が必須で，トレーニング期におけるたんぱく質必要量は1.2〜2.0 g/kg 体重/日の範囲で，運動特性に合わせて量を調整する。

②　強化合宿における食事

　強化合宿では1日複数回のトレーニングを行うことが多く，その分エネルギー消費

3．運動者・スポーツ競技者における栄養アセスメント

量は増加する。合宿先においても毎日の体重測定，食事および水分摂取量の評価を行う。また，強化合宿期のような運動量が増加するときには，たんぱく質をはじめ各栄養素の必要量はさらに増加すると推定されるため，摂取不足にならないよう，トレーニング時間，運動強度を十分に考慮した食事の量・内容であるよう配慮する。

（6） 栄養補助食品の利用

適切な食生活を送っていれば，スポーツ選手であっても，本来サプリメントは必要ないと考えられるが，実際には，その適切な食生活を実行することは難しい。競技スポーツを行うにあたっての体調管理は極めて重要で，競技能力の向上も求められることから，過不足のない栄養素等摂取に栄養補助食品等の活用が必要となることも少なくない。サプリメントの特性をよく理解し，専門家のサポートを受けるなどして，注意深く活用する必要がある。エネルギー補給を目的とする場合は，試合直前や試合の合間などに，消化・吸収のよい糖質サプリメントの活用がすすめられる。たんぱく質やアミノ酸は，食事からのたんぱく質摂取量を考慮して摂取する必要がある。ビタミン類は，特定のビタミンに偏らないような注意が必要であり，特に脂溶性ビタミンでは食事摂取基準の耐容上限量を超えない配慮も重要である。さらに，ミネラル類も，不足を補う目的での使用はよいが，不足しがちだからといって多く摂取しすぎる傾向もあるので，耐容上限量を超えないよう注意することが重要である。なお，サプリメ

表8-5　栄養学的スポーツ・エルゴジェニック

糖質（炭水化物）	炭水化物補給	ミネラル	ホウ素
脂　肪	脂肪補給 中鎖トリグリセライド n-3系脂肪酸		カルシウム 塩　素 鉄 マグネシウム リン酸 セレン バナジウム 亜　鉛
たんぱく質／ アミノ酸	たんぱく質サプリメント アルギニン，リシン，オルニチン アスパラギン酸 分枝鎖アミノ酸（BCAA） トリプトファン		
		水	水分補給
		植物性抽出物	たんぱく質同化植物ステロール 朝鮮人参 ヨヒンビン
ビタミン	抗酸化ビタミン チアミン（B_1） リボフラビン（B_2） ナイアシン ピリドキシン（B_6） パントテン酸 葉　酸 ビタミンB_{12} アスコルビン酸（C） ビタミンE	その他	ハチ花粉 工学的食事サプリメント HMB（β-ヒドロキシ-βメチルブチレート，ロイシンの代謝物質） マルチビタミン／ミネラル ビタミンB_{15}（パンガミン酸）

出典）日本体育協会スポーツ医・科学専門委員会監修：アスリートのための栄養・食事ガイド 第2版，第一出版（2008）を参考として表を作成，表8-6も同じく作成

第8章　運動・スポーツと栄養

表8-6　生理学的スポーツ・エルゴジェニック

細胞代謝	カルニチン　　　クレアチン コエンザイム Q$_{10}$　重炭酸塩
酸素運搬	血液ドーピング　イノシン エリスロポエチン　酸素 グリセロール
ホルモン／ 神経伝達物質活性	コリン　ヒト成長ホルモン DHEA（デヒドロエピアンド ロステロン） ヒトコリン性ゴナドトロピン テストステロン

出典）表8-5と同じ

ントの一部は保健機能食品に分類されるものもある。

　競技力の向上を目的としたサプリメントをエルゴジェニック（賦活剤）と呼んでいるが，プロのスポーツ選手にとどまらず，健康づくりを目的としたスポーツ愛好家にも，これが広く知られるようになってきた。表8-5に，栄養学的スポーツ・エルゴジェニックを示したが，これらは主に筋肉量の増加や，筋肉内のエネルギー貯蔵性の向上，筋肉におけるエネルギー産生速度の効率化など，身体的なパワーを高めることを目的としているものである。ほかにも表8-6に示すようなエルゴジェニックもあり，これらは生理学的な作用を期待されるものである。しかしながら，多くは安全性や有効性に関する研究が進行中であり，特に長期使用の安全性などは不明なものが多い。基本は食事であることを忘れずに，不足を補うために効率よく利用することが重要である。

文　　献

●参考文献
・藤井久雄編著：スポーツの栄養学—トレーニング効果を高める食事，アイ・ケイコーポレーション（2010）
・日本体育協会スポーツ医・科学専門委員会監修：アスリートのための栄養・食事ガイド 第2版，第一出版（2008）
・下村吉治：スポーツと健康の栄養学，ナップ（2002）
・金子佳代子ほか編著：管理栄養士講座 改訂 環境・スポーツ栄養学，建帛社（2010）
・小出清・福林徹・河野一郎編：スポーツ指導者のためのスポーツ医学，南江堂（2000）
・厚生労働省：健康づくりのための身体活動基準 2013（2013）
・厚生労働省：健康づくりのための身体活動指針（アクティブガイド）（2013）
・厚生労働省：健康づくりのための身体活動・運動ガイド 2023（2024）
・麻見直美・川中健太郎編：栄養科学イラストレイテッド 運動生理学，羊土社（2019）
・髙松薫・山田哲雄編：Nブックス 改訂 運動生理・栄養学 第2版，建帛社（2015）
・田口素子・樋口満編著：体育・スポーツ指導者と学生のためのスポーツ栄養学，市村出版（2014）
・飯塚美和子・奥野和子・保屋野美智子編：基礎栄養学 改訂9版，南山堂（2015）
・飯塚美和子・保屋野美智子・麻見直美ほか：応用栄養学 改訂7版，南山堂（2010）

第 9 章

環境と栄養

1. 生体リズムと栄養

1.1 生体リズムとは

ヒトを含め多くの生物の生理機能には，種々の周期的な変動が認められる。これを生体リズムという。生体リズムのうち，生体内の特殊な振動体によって生み出されるリズムを内因性リズムという。内因性リズムは，光や温度といった環境因子に周期性がない条件下でも，そのリズムが維持される。約24時間周期でリズムを刻む概日リズム（サーカディアンリズム，circadian rhythm）は，内因性リズムの一つである。すなわち，概日リズムは単に昼夜変化に反応して生じるものではない。概日リズムは，ヒトを含むほとんどすべての生物に広く認められる生命現象であり，生物が地球の昼夜変化に適応する過程で進化した機構と考えられている。

内因性リズムは，生体内外の環境により調節を受け，生体の生命活動に貢献する。内因性リズムが環境の周期的な変化と一致することをリズム同調といい，リズム同調に関与する因子を同調因子という。概日リズムの最も強力な同調因子は光である。概日リズムは光同調により，さまざまな生体機能を昼夜変化に対応して変動させる。光や熱が生存に有利な昼行性動物では，生体機能が日中に最大になるようセットされている。例えば，体温や心臓循環機能，消化・吸収機能には昼間に上昇し，夜間に低下するリズムがある。夕刻になれば，体温が徐々に低下し，松果体ホルモンであるメラトニンの分泌亢進，交感神経系の抑制，覚醒レベルの低下により，睡眠へと導かれる。明け方になると睡眠中に低下した血糖を上昇させるために，副腎皮質ホルモンの分泌が増加する。このように，それぞれの生理機能が適切な時間帯に最大の能力を発揮することで，生体機能の最適化を図っている（図9-1）。

概日リズムの内因性周期は24時間より少し長いため，光による同調がないと地球の昼夜変化とのずれが生じてくる。これをフリーランという。

図9-1 ヒトの身体機能の概日リズム

出典）中村渉：概日リズム．本間研一監修，大森治紀ほか総編集：標準生理学 第9版，医学書院，p.928（2019）より改変

第9章　環境と栄養

図9-2　隔離実験による睡眠リズムのフリーラン

出典）本間研一・本間さと：体内時計の研究，医学書院，p.259（2022）

時間の手がかりのない隔離実験室に滞在することで，フリーラン周期を調べることができる。図9-2はある被験者の社会生活と隔離実験室における睡眠リズム（横バー）を示している。隔離実験室での睡眠は毎日1～2時間後退しており，フリーラン周期が約25時間であることがわかる。また，概日リズムがフリーランすると，睡眠覚醒リズムと深部体温のリズムにずれが生じることがある。睡眠期に現れるはずの深部体温の低下が覚醒期にも現れ，このような状態では，不眠や昼間の眠気，全身倦怠感，食欲の低下，集中力の低下など心身の不調が生じることがある。

1.2　生物時計と時計遺伝子
（1）生物時計

　概日リズムを形成するために24時間周期のリズムを生み出す機構を**生物時計**（biological clock），あるいは**体内時計**（endogenous clock）という。生物のほとんどは生物時計を持っている。哺乳類は，脳の視床下部にある**視交叉上核**（suprachiasmatic nucleus：SCN）にリズムをつくる中心となる**主時計（中枢時計）**があり，肝臓，膵臓，脂肪，骨格筋など全身の細胞に**末梢時計**がある。マウスの視交叉上核を破壊あるいは切除すると，覚醒・睡眠のリズムや体温リズムなどが消失し，昼夜のサイクルとは無関係に平均的に活動するようになる。視交叉上核には，網膜から視神経が直接分布し，光情報を伝えて概日リズムを同調させている。また，**松果体**（pineal body）は神経系を介して視交叉上核の強い支配を受けている。松果体ホルモンであるメラトニンの合成は，光刺激で抑制される（図9-3）。

　視交叉上核で生み出される概日リズムは，神経系や内分泌系を介して末梢の臓器，組織，細胞に伝えられる。また，末梢時計は食事や温度などの刺激によっても調節を受ける。中枢時計と末梢時計の関係は，オーケストラの指揮者と楽器のパートにたとえられることがある。中枢時計が壊れる

図9-3　中枢時計と末梢時計

と個々の末梢時計がバラバラにリズムを刻み，全体として調和が保てなくなる．

(2) 時計遺伝子

体内時計を制御する遺伝子を時計遺伝子という．ショウジョウバエの時計遺伝子 *Period*（*Per*，パー）が発見されたのは1971年，哺乳類において初めて時計遺伝子が同定されたのは1997年のことである．現在では約20種類の時計遺伝子が同定されている．これらの時計遺伝子のmRNA（messenger ribonucleic acid）および時計たんぱく質の発現や活性が一日の中で規則的に増減することで，24時間周期のリズムを形成していると考えられている．時計たんぱく質であるCLOCK（クロック）とBMAL 1（ビーマルワン）は異種複合体（ヘテロダイマー）を形成し，時計遺伝子の調節部位であるE-boxに作用して，*Per*や*Cryptochrome*（*Cry*，クライ）の転写を促進する．合成されたPERたんぱく質とCRYたんぱく質はダイマーを形成し，CLOCK/BMAL 1による転写促進を抑制する．その結果，PERたんぱく質とCRYたんぱく質の発現量が低下し始めると，CLOCK/BMAL 1による転写が再び促進される．すなわち，PER/CRY増加の情報がPER/CRYの減少を引き起こす，負のフィードバックが形成されている．この増減が一日周期で繰り返されることで，概日リズムが形成される（図9-4）．

体内時計を制御する時計遺伝子の発現リズムは，視交叉上核に最も強力に発現し，大脳皮質，海馬，線条体，さらには肝臓，膵臓，脂肪，骨格筋などの末梢組織にも強く発現することがわかっている．

図9-4 時計遺伝子の転写促進と負のフィードバック

1.3 生体リズムと栄養

生体リズムと食・栄養の相互作用を明らかにする学問として時間栄養学が提唱され，近年盛んに研究が進められている．時間栄養学は「いつ・どのように食事をするのが良いか」に着目した学問であり，生体リズムと食・栄養との関連を双方向的にとらえている．すなわち，食・栄養により生体リズムを制御するという側面と，生体リズムによる消化・吸収・代謝の制御を利用して食・栄養を効果的に摂取するという2

つの側面がある（図9-5）。

図9-5　時間栄養学の2つの側面

（1）食・栄養による概日リズムの制御

　文部科学省が実施した2023（令和5）年度「全国学力・学習状況調査」によると，毎日朝食を食べる子どもほど学力調査の平均正答率が高い傾向にあることが示されている。また，スポーツ庁が実施した2023（令和5）年度「全国体力・運動能力，運動習慣等調査」では，毎日朝食を食べる子どもほど体力合計点が高い傾向にあることが示されており，朝食と学力や運動能力の関連が示唆されている。近年では，朝食の重要性を科学的に支持する研究成果も報告されている。ヒトを対象とした研究において，明期を7〜23時，食事時間を7，12，17時に設定した場合と，明暗はそのままで食事時間のみを5時間遅らせ12，17，22時とした場合の，中枢時計と末梢時計のリズムを評価する実験が行われた。その結果，食事時間を遅らせても中枢時計のリズムは影響されないが，末梢時計のリズムは後退することがわかった。すなわち，朝起きて光を浴び中枢時計がリセットされたとしても，朝食欠食の場合は末梢時計が遅れたままとなるため，中枢時計と末梢時計のずれが生じる。活動開始時の食事の摂取が，末梢時計を同調させ，中枢時計と末梢時計の関係性を維持するために重要であることが示されている。

　また，夜間の勤務や時差ボケなど明暗によるリズムが崩れた場合でも，規則正しい食事によって，体内時計のずれを軽減できることも知られている。

（2）概日リズムによる食物の消化・吸収・代謝の制御

　夜食や朝食の欠食など不規則な食事は，生体リズムを乱すだけでなく，肥満やメタボリックシンドロームの原因にもなり得る。例えば，食事誘発性熱産生（diet induced thermogenesis：DIT）は夜間よりも昼間に大きくなるため，同じエネルギーの食事を摂取した場合でも，朝より夜の方が脂肪の蓄積や体重増加が大きくなる。また，インスリンは夜より朝の方が効率的に働くため，食後高血糖は夜の方が生じやすい。食事に対する血中トリグリセリド（中性脂肪）の応答も同様に，昼に比べて夜の食事で上昇しやすい。さらに，高齢者を対象とした研究により，朝，昼，夕の各食事でより均等にたんぱく質を摂取している者の方が，筋力スコアが高い傾向にあることが報告さ

れている。一般に，たんぱく質摂取は朝食に少なく夕食にかけて多くなる傾向があるため，朝食におけるたんぱく質摂取を高めることが，骨格筋機能の維持・向上に効果的であると考えられる。

このように，消化・吸収・代謝における概日リズムを考慮して食事をすることで，肥満や生活習慣病をはじめとしたさまざまな疾患に対する予防・改善効果が得られる可能性があり，さらなる研究の発展が期待される。

２．ストレスと栄養ケア

近年，筋肉疲労はきわめて軽微であるにもかかわらず，心身の疲労や消耗，勤労意欲や気力の低下，さらにはうつ状態に陥るなど身体的，精神的ストレスにより病的症状を示す人が少なくない。このように，日々さまざまなストレスにさらされている現代社会の中で心身ともに健康で生活するためには，ストレスをうまく受け入れストレスに対する適応力を高めることが重要である。つまり，ストレスがあらゆる疾病の発症や増悪因子として関与していることから，適切なストレス管理（ストレス・マネジメント）法を身につけることは栄養教育のひとつとして非常に重要な課題といえる。

2.1　ストレスとは

ストレス（stress）とは，生体に外界から何らかの刺激が加わることにより生じる歪み（ゆが）と，それに対する身体的・精神的な生体反応をさす。外界からの刺激としては，物理的刺激，化学的刺激，生物学的刺激，心理的・社会的刺激などがあげられる（表9-1）。カナダの生理学者であるハンス・セリエ（Hans Selye）は，1936年にストレス学説を提唱し，外界からの刺激に対して一定の生体反応系が存在することを初めて明らかにした。

表9-1　ストレスの種類と主なストレッサー

ストレスの種類	主なストレッサー
物理的ストレス	温度（暑熱，寒冷），気圧（高圧，低圧），騒音，光，放射線，外傷，火傷，骨折，手術など
化学的ストレス	飲酒，喫煙，化学物質，環境汚染物質など
生物学的ストレス	感染（細菌，ウイルス，寄生虫など），絶食，飢餓，過剰な運動，睡眠不足など
心理的・社会的ストレス	不安，緊張，怒り，悲しみなど情動の変化を引き起こす精神的刺激，人間関係の不和，トラブル，健康不安など

（1）　恒常性の維持とストレッサー

生体はさまざまな環境因子の影響を受けながら日常生活を営んでおり，特に外部環境から加えられた刺激に対して自己の内部環境（体内環境）を一定に維持しようとする恒常性維持，すなわちホメオスタシス（homeostasis）機構を備えている。

ストレッサー（stressor）とは，ストレスを引き起こす外部からの刺激であり，その主要なストレッサーの区分によってストレスを分類できる（表9-1）。概してストレスは生体にとって悪い影響（distress）を与える印象が強いが，良い影響（eustress）を与えることもある。

図9-6 ストレスに対する生体の応答
出典）渡邊令子：栄養・健康科学シリーズ　応用栄養学・改訂第3版，南江堂，p.322（2010），一部改変

（2）生体の適応性と自己防衛

　生体は外部環境からのストレスに対して，自己の内部環境を生存に最も適した状態に順応あるいは適応させようとする。この適応の反応過程は，ストレスの種類や性質に左右されず類似している。セリエはこのような生体適応反応を汎（全身）適応症候群（general adaptation syndrome）と名づけ，ストレス刺激の経過時間によって警告反応期（ショック相と反ショック相），抵抗期，疲憊期の3段階に分けた（図9-6）。

1）警告反応期

　生体にストレス刺激が加わったときの初期反応である。生体はまだ適応しておらず受動的でショック状態（ショック相）となる。持続時間は刺激の強さに応じて異なり，数分から長くても24時間程度である。血糖，体温，血圧などの低下，筋緊張や神経活動の抑制，血液濃縮などがみられる。その後，ショック相に相反した反応が起こり，受けたショックに対して視床下部―下垂体―副腎系の一連の生体防御反応が誘発される（反ショック相）。血糖，体温，血圧などの上昇，神経系の活動亢進，血流量の増大や副腎皮質ホルモンおよびアドレナリンの分泌が亢進する。また，急激な環境変化などのストレス刺激を受けた場合には，細胞内たんぱく質であるストレスたんぱく質（熱ショックたんぱく質，heat shock protein：HSP）が誘導される。

2）抵抗期

　生体の防御反応が総合的に整い，適応の能力を獲得した時期である。ストレスが去れば生体は回復へと向かう。特に副腎皮質の肥大，胸腺の萎縮，リンパ球の減少などが起こる。

3）疲憊期

　長期間にわたりストレスが持続したり，繰り返されたりすると適応能力は限界を超え，生体は抵抗力を失い，極端な場合は死に至ることがある。血糖，体温，血圧などの低下，特に精神的ストレスにおいては，消化管粘膜の潰瘍，循環器疾患，うつ病，糖尿病などを発症する場合がある。

2.2　ストレスによる代謝の変動

　ストレス刺激が加わったときの生体反応は，脳の大脳辺縁系，なかでも視床下部や扁桃体が重要な役割を担っている。生体はストレス刺激を受けると大脳皮質から神経伝達物質が放出され，神経を介して視床下部に伝達される。図9-7に示すように視床下部からの刺激伝達は2つの経路を介して行われる。1つは交感神経―副腎髄質系

の反応であり，副腎髄質よりアドレナリン（エピネフリン）やノルアドレナリン（ノルエピネフリン）が分泌され，肝臓グリコーゲン，骨格筋たんぱく質，貯蔵脂肪の分解が促進される。もう1つは視床下部—下垂体—副腎皮質系の反応である。視床下部から分泌される副腎皮質刺激ホルモン放出ホルモン（corticotropin releasing hormone：CRH）の作用により，下垂体前葉から副腎皮質刺激ホルモン（adrenocorticotropic hormone：ACTH）が分泌され，さらにACTHの作用により副腎皮質から分泌されるグルココルチコイド（コルチゾール）により糖質，脂質，たんぱく質の異化反応が亢

図9-7　ストレスに関与するホルモンと代謝変動

表9-2　ストレス刺激に対する生体反応

器官	ホルモン	生体反応
交感神経系と副腎髄質	ノルアドレナリン（ノルエピネフリン）	血管収縮，血圧上昇，糸球体濾過量の低下
副腎髄質	アドレナリン（エピネフリン）	血管収縮，血圧上昇，心拍数の増加，骨格筋機能の上昇，酸素消費量の増加，血糖値の上昇，グリコーゲン分解，脂質分解，糖新生，筋肉の緊張度の増加
副腎皮質	グルココルチコイド（コルチゾール）	たんぱく質の異化，糖新生，胃液分泌の低下，炎症反応応答の低下，リンパ球の減少
	ミネラルコルチコイド（アルドステロン）	ナトリウム・水分の保持，循環血液量の増加，血圧上昇
下垂体後葉	抗利尿ホルモン（ADH）	水分再吸収，循環血液量の増加，血圧上昇

第9章　環境と栄養

進する。血中のグルココルチコイド量が高まると，視床下部に対して負のフィード
バック系が作動する。さらに副腎皮質から分泌されるミネラルコルチコイド（アルド
ステロン）により細胞外液量の調節が行われる。一方，下垂体後葉からは抗利尿ホル
モン（antidiuretic hormone：ADH，バソプレシンともいう）が分泌され，浸透圧の調節が
行われる。これらのストレス刺激に対する生体反応の概要を表9-2に示す。

（1）　ストレスと疾患

そもそも生体は外部環境からのストレッサーに対して，体内環境を一定にしようと
する維持機構を備えているが，自律神経系，内分泌系，免疫系を介して全身のあらゆ
る臓器がストレス刺激に反応する。

1）　消化器系疾患

消化管は自律神経の支配も受けている。ストレスを受けると自律神経の変調をきた
し，胃粘液の分泌量が減少する一方で，胃酸やペプシンの分泌は過剰となり自己消化
が起こり，胃や十二指腸に消化性潰瘍を生じる。

2）　循環器系疾患

強い興奮が交感神経系に作動すると，アドレナリンやノルアドレナリンの分泌によ
り血管の収縮，心拍数の増加，腎血流量の減少が起こり血圧は上昇する。その結果，
脳出血，心筋梗塞や脳梗塞などの動脈硬化性疾患を招く場合がある。

3）　内分泌系疾患

アドレナリンやノルアドレナリン，グルココルチコイドなどのホルモンが血糖値を
上昇させ，糖尿病の発症を招きやすい。一方，脂肪の分解によりケトン体が生成され
ケトアシドーシスをきたしやすい。

4）　免疫系疾患

グルココルチコイドは主要な抗炎症ホルモンであるが，その過剰分泌は胸腺を萎縮
させ，リンパ球の減少を招き免疫応答の低下をきたす。その結果，感染症，悪性腫瘍
などに対する抵抗力を低下させる。また，ストレスが自己免疫疾患やアレルギー疾患
の発症，増悪に関連することが報告されている。

5）　精神・神経系疾患

ストレスが蓄積されると過敏性腸症候群や片頭痛などの心身症，精神的症状として
のうつ状態やうつ病などが発症し，重症化すると自殺にまで及ぶおそれがある。

2.3　ストレスと栄養

ストレス負荷時にはエネルギー代謝や糖質，脂質，たんぱく質の異化が亢進するた
め，バランスのとれた食事から十分なエネルギーおよび栄養素を補給する必要があ
る。また，絶食や飢餓もストレスであり代謝に必要なエネルギー源が補給されなけれ
ば，エネルギー確保のために体内に貯蔵している糖質，脂質，たんぱく質が利用され
る。一方，ストレス緩和を目的とした食品の研究開発も行われ，実用化されている。

2．ストレスと栄養ケア

（1） エネルギーの補給

　基礎代謝の一時的な亢進，ショック状態からの改善を図るためグルココルチコイドやアドレナリン，ノルアドレナリンによる糖質，脂質，たんぱく質の異化亢進，諸機能回復のための栄養素要求量が増大する。よってこれらのエネルギー需要のためにも十分なエネルギーの補給を行うことが重要である。

（2）栄養素の補給

1） 糖質の補給

　代謝亢進によりエネルギー供給量が増し，グルコースの消費が高まる。十分な糖質の供給とその糖代謝にかかわる，ビタミンB₁を中心としたビタミンB群の摂取についても考慮する必要がある。

2） たんぱく質の補給

　副腎皮質から放出されたグルココルチコイドの作用により，筋たんぱく質の異化作用が亢進する。その結果，分枝鎖アミノ酸を動員し糖新生が行われ，窒素出納を負に傾けるため，尿中への窒素排泄量も高まる。このように，ストレス時にはたんぱく質の要求量が増加するため，良質のたんぱく質を十分に摂取することが望まれる。

3） ビタミンの補給

① ビタミンC

　副腎や脳，眼球に多く存在するビタミンCは，副腎皮質ホルモン（特にグルココルチコイド）や副腎髄質ホルモンの生成，抗酸化作用や免疫賦活化作用といった生理機能を有する。よって，ストレス時においてはビタミンCの要求量が非常に高まるため，十分なビタミンCの摂取は必要不可欠である。

② ビタミンE

　ビタミンEはビタミンCと同様に抗酸化作用を有する。ストレス時に発生する活性酸素除去や，ストレスにより低下した免疫機能回復のためにも，その供給が必要である。

③ ビタミンB群

　糖質，脂質，たんぱく質代謝，さらには神経伝達物質の合成に関与しているビタミンB群（ビタミンB₁，B₂，B₆，B₁₂，ナイアシン，パントテン酸など）の摂取が必要である。なかでもパントテン酸はグルココルチコイドの生成に必須である。

4） ミネラルの補給

　グルココルチコイドの作用によりカルシウムの尿中排泄量が，ノルアドレナリンの作用によりカルシウムとマグネシウムの尿中排泄量がそれぞれ増大する。また，ストレス時では，カルシウムおよびマグネシウムの腸管での見かけ上の吸収が低下する。さらにカルシウムには脳神経細胞の興奮抑制作用があることから，カルシウムおよびマグネシウムの十分な摂取が望まれる。

　ストレス時に要求量が高まる栄養素を表9-3に示した。

第9章　環境と栄養

表9-3　ストレス時に要求量が高まる栄養素

栄養素	ストレス時における栄養素の主な働き
たんぱく質	精神の安定化，脳の活性化
ビタミンB$_1$	神経機能の正常化，脳の活性化
ビタミンB$_6$	神経の興奮抑制，神経伝達物質の合成に関与
ビタミンB$_{12}$	脳・神経細胞の活性化，精神の安定化，記憶力や集中力を高める
ナイアシン	精神機能の正常化，脳・神経の働きに関与，疲労回復，自律神経の安定化
パントテン酸	副腎皮質ホルモンの生成に関与，免疫能亢進
ビタミンC	心身の安定化，ストレスに対する抵抗力を高める，副腎皮質・髄質ホルモンの生成に関与
ビタミンA（β-カロテン）	ストレスに対する抵抗力を高める，抗酸化作用，免疫能亢進
ビタミンE	自律神経のコントロール，血液循環の促進，抗酸化作用
カルシウム	脳神経細胞の興奮抑制，精神の安定化，副腎皮質ホルモンの分泌調整
マグネシウム	体温・血圧の調節，神経の興奮抑制，カルシウムの働きを調節する
亜鉛	体細胞の新陳代謝促進，免疫能亢進，副腎皮質ホルモンの生成や分泌調整

2.4　現代社会とストレス

　現代社会では，セリエが提唱した物理的・化学的・生物学的ストレスに加えて，心理的・社会的ストレスが大きな問題となっている。そこには，個人差がみられ，同じストレス刺激を受けても過剰にストレス反応を示し精神的障害を発症したり，ストレス解消のために飲酒，薬の乱用，過食などを繰り返す人もいれば，一方では過度なストレス防御機構が働き，新たな挑戦への気力やストレスへの適応力を高める人もいる。2019（令和元）年国民生活基礎調査によると悩みやストレスの状況について，日常生活において悩みやストレスが「ある」者が47.9％，「ない」者が50.6％で約半数の者が何らかの悩みやストレスがあると回答していた。また，悩みやストレスがある者の割合は，性別では男性が43.0％，女性が52.4％と女性のほうが高くなっていた。年齢階級別では男女ともに30歳代から50歳代が高く，男性では約5割，女性では約6割であった（図9-8）。

　このような現代社会においては運動，栄養とこころの健康を保つ休養・睡眠などを日ごろから心がけ，ストレスに対する適応力を身につけるとともに，身体的にも精神的にもストレスと共存できる人間づくりへの取り組みが緊要である。

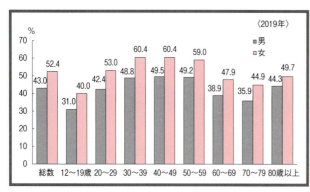

図9-8　性・年齢階級別にみた悩みやストレスがある者の割合（12歳以上）
注：1）入院者は含まない。
出典）厚生労働省：令和元年国民生活基礎調査の概況

3. 特殊環境と栄養ケア

3.1 特殊環境と適応

　特殊環境とは，温度（高温・低温），気圧（高圧・低圧），重力，騒音，振動，明暗などが通常の状態から逸脱した環境をいう。特殊環境は，生体の外部から生体の内部環境を乱す物理的な刺激（ストレッサー）となる。ストレッサーが加わると，それぞれの刺激に特有の調節反応が起こり，生体の内部環境を一定に維持しようとする。これを恒常性維持（ホメオスタシス）と呼ぶ（⇨ p.227）。

　特定の外部刺激が長期間または繰り返し生体に加わると，生体はその刺激に対する反応の強度を変えたり，変動を最小限にすることで，生存が容易になるような状態をつくり出す。このような生体の変化を適応（adaptation）といい，その能力を適応能（adaptability）という。また，気候への適応において，温度や気圧など単一の気象条件に対する適応を順化（acclimation）という。一般に適応は外部環境の変化が短時間である場合には形成されず，刺激が生体内に一過性の変化を起こすような単なる反応とは異なる。適応により，生体はより大きな外部環境の変化に対応できるようになり，またより厳しい環境での生存が可能となる。ヒトは生理的な適応能に加え，高度な知能や科学技術により，生存可能な範囲を地球のほぼ全域から宇宙空間にまで広げつつある。これに伴い，さまざまな特殊環境下における栄養ケアのあり方についてさらなる理解が求められている。

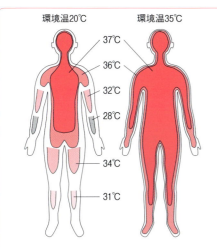

図9-9　環境温による体温分布の違い

原著）Aschoff & Wever: Nat Wiss 45: 477, 1958
出典）本間研一監修，大森治紀ほか総編集：標準生理学　第9版，医学書院，p.911（2019）

3.2 高温・低温環境と栄養ケア

（1）体温調節システム

　ヒトの身体では，摂取した食物を分解・代謝してエネルギーを産生することで，常に熱を生み出している（熱産生）。生体内で発生した熱は血流によって皮膚に運ばれ，生体外に放出される（熱放散）。熱産生と熱放散が平衡状態を保つことで，体温はほぼ一定に維持される。ただし，一概に体温といっても身体の部位によってその温度は異なる。脳や心臓，肝臓，腎臓といった器官が含まれる頭部や体幹部の体温は，深部体温あるいは中心温，核心温，コア（core）温などと呼ばれる。一方，四肢など体表近くの温度は被殻温，外殻温，シェル（shell）温などと呼ばれる。生命維持のためには深部体温を適切に管理する必要があり，環境温の変化にかかわらず，ほぼ一定（ヒトでは約37℃）に保たれている。これに対し，被殻温は寒

冷環境下では低下し，高温環境下では上昇する（図9-9）。

　冷暖房器具の利用や衣服の着脱といった行動は，体温調節の重要な手段である。これを行動性体温調節と呼ぶ。暑い・寒い，あるいは快・不快感といった感覚は，行動性体温調節を引き起こすために重要である。これに対し，皮膚血流，発汗，代謝の増減による体温調節は，自律機能に依存するため，自律性体温調節と呼ばれる。ある程度の環境温の範囲であれば，皮膚血管の拡張・収縮によって皮膚血流量を増減させることで，熱放散量を調節し体温を維持することができる。この温度範囲を温熱的中性域と呼ぶ。この範囲を上回ると，発汗により熱を逃がし，この温度を下回ると，ふるえ・非ふるえ熱産生により熱を産生して体温を維持する。

　体温調節の中枢は，脳の視床下部の視索前野（preoptic area）と呼ばれる部位である。視索前野には，温度の変化に応じて活動が変化する温度感受性ニューロンが存在する。一方，体温調節のために熱を放散したり産生したりする器官や組織を効果器（エフェクター）と呼び，視索前野から遠心性の信号が送られる。体温調節の目的は，深部体温を維持することであるため，体の深部には深部体温を検出するためのセンサー（深部温度受容器）が存在する。このセンサーによって検出された温度変化の情報が視索前野に送られ，深部体温を一定に保つための反応が起こる。すなわち，深部体温が上昇すれば低下させ，低下すれば上昇させる，負のフィードバックの機構である。フィードバックによる体温調節は，深部体温の低下によってはじめて作動するので，回復に時間を要する。これを防ぐためには，深部体温の変化を見越して体温調節を行う必要がある。これをフィードフォワードという。皮膚には環境温を検出するためのセンサー（皮膚温度受容器）が存在する。皮膚温度受容器の情報は，フィードフォワード信号として視索前野に送られ，視索前野から効果器へ遠心性の信号が送られることで，深部体温の上昇あるいは低下が起こる前に，体温調節反応が起こる（図9-10）。

図9-10　フィードバックとフィードフォワードによる体温調節

（2）　高温環境における生理と栄養

1）　高温環境における体温調節反応

　高温環境への曝露により体温が上昇すると，体温調節中枢へ入力する温度信号が増加する。体温調節中枢は，皮膚血管と汗腺に対して遠心性の信号を出すとともに，行動性体温調節を引き起こす。行動により体温維持に適当な環境が得られれば，それ以上何もする必要はないが，この行動が有効に働かないときは，皮膚血管拡張により皮膚温を上昇させる。これにより，伝導（皮膚表面から皮膚周囲の空気への熱の伝達）・対流（皮膚周囲の空気の入れ替わり）・輻射（体表面から出る赤外光）により水分の蒸発によらない非蒸発性熱放散（乾性熱放散）が促進される。さらに体温が上昇すれば，発汗により蒸発性熱放散（湿性熱放散）が促進される。これらの反応により，高温環境における深部体温の過剰な上昇を防いでいる。

2）　暑 熱 順 化

　高温環境に繰り返し曝露されると，高温環境下での体温調節能力に適応的変化が生じ，熱放散の能力が向上してくる。これを暑熱順化という。暑熱順化には2つの様式がある。その1つは，数日から数週間で起こる短期暑熱順化である。繰り返し暑熱に曝露されたり，暑熱下での運動を繰り返し行うことで，より低い体温でも発汗が起こるようになり，体温上昇に対する発汗量が増加する。また，体温上昇や心拍数の増加などの生体への負荷が小さくなり，暑熱や暑熱下の運動に長時間耐えられるようになる。さらに，暑熱に対する不快感も軽減する。しかし，短期暑熱順化は一過性であり，暑熱曝露を中止すると1週間〜2か月程度でその効果が消失する。四季が存在する日本では，夏季の一過性の暑熱順化（季節順化）がみられるが，これは短期暑熱順化の一種である。2つ目は長期暑熱順化である。熱帯暑熱環境に居住する熱帯地住民は，発汗量を減少させることにより暑熱環境下での生存を可能としている。また，長期暑熱順化による変化は容易には消失しない。

3）　高温環境下における栄養ケア

　暑熱環境や，暑熱環境での運動や労働などにより発汗が増加すると，大量の水分や電解質が失われる。この際，水のみを摂取すると血漿浸透圧の低下が起こり，低張性脱水の原因となる。これを予防するためには，水分と電解質の両方を摂取する必要がある。

（3）　熱 　中 　症

1）　熱中症とは

　熱中症とは，高温多湿な環境下に長時間いることで体温調節機構が破綻し，組織および臓器にさまざまな障害が引き起こされた状態である。適切な処置がなされなければ，死に至ることもある。総務省消防庁によると，熱中症による搬送者数は，2008（平成20）年の調査開始時には2万人程度であったのに対し，2024（令和6）年では9万7千人を超え過去最多を記録している（図9-11）。年齢区分では高齢者が最も多く，

第9章 環境と栄養

図9-11　熱中症による搬送者数の推移
出典）総務省消防庁：令和6年9月の熱中症による救急搬送状況
　　　https://www.fdma.go.jp/disaster/heatstroke/items/r6/heatstroke_geppou_202409.pdf
　　　（2024年11月1日閲覧）

およそ半数を占める。高齢者は，暑さや水分不足に対する体の感覚機能や調節機能が低下しているため，熱中症のリスクが高まる。また，体温調節機能が十分に発達していない子どもや，自ら症状を訴えることができない障害者も特に注意が必要である。発生場所で最も多いのは「住居」であり，屋外でのスポーツや労働といった特殊な環境だけでなく，室内で何もしていない状態でも発症することに留意する必要がある。

2）熱中症の分類

　1999（平成11）年にわが国で熱中症重症度分類が提唱され，それまで熱失神（heat syncope），熱痙攣（heat cramps），熱疲労（heat exhaustion），熱射病（heat stroke）などと表現されていたものは「熱中症」と統一されている。また，熱中症診療ガイドライン2015（日本救急医学会）では重症度分類をⅠ～Ⅲ度で示していたが，熱中症診療ガイドライン2024では最重症群を新たにⅣ度として示している。重症度による症状とそれに応じた治療法を表9-4に示す。

3）熱中症のリスク因子と予防

　熱中症の発症は気温と密接に関連しており，温度が高い日には熱中症による搬送者数が増える。熱中症が増加している背景には温暖化やヒートアイランド現象（都市の気温が周囲よりも高くなる現象）が関連していると考えらえているが，図9-12に示すように，わが国の夏の温度上昇は100年間で1℃程度であり，単に気温の上昇のみによるものとはいえない。熱中症のリスク因子を評価する際は，気温のみならず，湿度や日射・輻射などの周辺の熱環境を考慮する必要がある。これらを取り入れた指標が

表9-4 熱中症の重症度と症状および治療法

重症度	症　状	治　療
Ⅰ度	めまい，立ち眩み，生あくび，大量の発汗，筋肉痛，筋肉の硬直（こむら返り），意識障害を認めない	通常は現場で対応可能→Passive Cooling，不十分ならActive Cooling，経口的に水分と電解質の補給
Ⅱ度	頭痛，嘔吐，倦怠感，虚脱感，集中力や判断力の低下（JCS≦1）	医療機関での診察が必要→Passive Cooling，不十分ならActive Cooling，十分な水分と電解質の補給（経口摂取が困難な時は点滴にて）
Ⅲ度 (2024)	下記の3つのうちいずれかを含む ・中枢神経症状（意識障害JCS≧2，小脳症状，けいれん発作） ・肝・腎機能障害（入院経過観察，入院加療が必要な程度の肝または腎障害） ・血液凝固異常（急性期DIC診断基準（日本救急医学会）にてDICと診断）	入院治療の上，Active Coolingを含めた集学的治療を考慮する
Ⅳ度	深部体温40.0℃以上かつGCS≦8	Active Coolingを含めた早急な集学的治療

JCS：Japan coma scale（ジャパン・コーマ・スケール）
DIC：Disseminated intravascular coagulation（播種性血管内凝固症候群）
GCS：Glasgow coma scale（グラスゴー・コーマ・スケール）
出典）日本救急医学会：熱中症診療ガイドライン2024，診療アルゴリズム，p.7（2024）

図9-12 日本の夏平均気温偏差
出典）気象庁：日本の夏（6〜8月）平均気温偏差の経年変化（1898〜2024年）

暑さ指数（WBGT（湿球黒球温度）：Wet Bulb Globe Temperature）である。WBGTは，体と外気との熱のやりとり（熱収支）に着目した指標であり，熱中症を予防することを目的として1954年にアメリカで提案された。WBGTは図9-13のように黒球温度，湿球温度，乾球温度を測定し，以下の式で算出される。

屋外：WBGT（℃）＝0.7×湿球温度＋0.2×黒球温度＋0.1×乾球温度
屋内：WBGT（℃）＝0.7×湿球温度＋0.3×黒球温度

また，WBGTに応じた注意すべき生活活動の目安と注意事項は，表9-5に示すとおりである。

熱中症を防ぐためには，暑さを避けることが第一である。日中の外出を控え，室内

第9章　環境と栄養

図9-13　暑さ指数（WBGT）測定装置と実際の測定の様子
出典）環境省ホームページ：暑さ指数（WBGT）について，暑さ指数（WBGT）湿球黒球温度とは

表9-5　日常生活に関する暑さ指数の指針

暑さ指数 （WBGT）	注意すべき 生活活動の目安	注意事項
危険 （31℃以上）	すべての生活活動でおこる危険性	高齢者においては安静状態でも発生する危険性が大きい。外出はなるべく避け，涼しい室内に移動する。
厳重警戒 （28℃以上31℃未満）		外出時は炎天下を避け，室内では室温の上昇に注意する。
警戒 （25℃以上28℃未満）	中等度以上の生活活動でおこる危険性	運動や激しい作業をする際は定期的に充分に休息を取り入れる。
注意 （25℃未満）	強い生活活動でおこる危険性	一般に危険性は少ないが激しい運動や重労働時には発生する危険性がある。

出典）環境省：熱中症予防サイト，暑さ指数（WBGT）について，暑さ指数とは
https://www.wbgt.env.go.jp/wbgt.php （2024年9月6日閲覧）

では冷房器具を使用し，適切な室温を維持することが大切である。スポーツや労働等で屋外の作業や運動を実施する際には，帽子や空調服の活用，こまめな休憩と水分摂取，前日の十分な睡眠等が重要である。また前述の暑熱順化により，暑さに慣れておくことも必要である。

（4）低温環境における生理と栄養
1）低温環境における体温調節反応
　高温環境に曝露されたときと同じように，ヒトが低温環境に曝露されたときに最初に起こるのは暖房や衣服による行動性調節である。また，温熱的中性域であれば皮膚血管を収縮し，皮膚血流量を減らすことで熱放散を防ぐ。それでも体温が維持できない場合は，ふるえ（shivering）および非ふるえ熱産生が起こる。強い寒冷刺激下では，

3. 特殊環境と栄養ケア

骨格筋収縮によるふるえが起こり，短時間で大量の熱産生を引き起こす。また，交感神経活動を亢進させ，副腎皮質からのグルココルチコイドの分泌や副腎髄質からのアドレナリンの分泌が増加し，エネルギー代謝が亢進する。白色脂肪組織や褐色脂肪組織（brawn adipose tissue：BAT）では，交感神経活動の亢進により脂肪の分解が促進される。特に褐色脂肪組織では，脂肪分解に加え分解産物である脂肪酸の代謝が促進され，脱共役たんぱく質の活性化により効率よく熱エネルギーを産生する。なお，新生児では神経系と骨格筋系が未発達であるため，ふるえによる熱産生が生じない。このため，褐色脂肪細胞による熱産生が寒冷下の体温維持に重要である。

　動物では，立毛筋の収縮により皮膚表面を覆う毛を逆立てることにより，毛と毛の間に含まれる空気の層を厚くし体温を保持する。ヒトの体毛は体温保持の機能を失っているが，寒さを感じることによる立毛（いわゆる鳥肌）は，この機能のなごりである。

2）　寒 冷 順 化

　何世代にもわたり寒冷環境で生きているヒトや動物は，その環境に順応した生理機能を備えている。衣類を身に着ける習慣や家屋内に住む習慣をもたないオーストラリアの原住民を対象とした研究では，冬季氷点下付近の環境温度でも，屋外で地面に直接横たわり，小さな焚火による熱のみで裸体のまま睡眠することができたとされている。また，国内でも，代々北海道に暮らすアイヌ民族と，本州出身で札幌に暮らす大学生の寒冷に対する生理応答を比較した研究がある。寒冷曝露の模擬刺激としてノルアドレナリンを注射すると，寒冷地に順化していると考えられる者ではそうでない者と比べ，ノルアドレナリンに対する感受性が高く，低濃度で速やかにより大きなエネルギー代謝の増大を引き起こすことが示されている。

3）　低温環境における栄養ケア

　寒冷環境での熱産生の促進にはエネルギーの供給が重要である。寒冷順化により摂取エネルギー量は増大する。脂肪はエネルギー密度が大きく，エネルギー要求量の高い寒冷期には効率が良い。また，食事誘発性熱産生（DIT）は高たんぱく質食摂取時が最も高く，効率よく熱を産生することができる。安静時のエネルギー代謝が増大することから，ビタミン B_1，ビタミン B_2 やナイアシンなども必要量が増加する。また，副腎皮質ホルモンや副腎髄質ホルモンの産生に必要なビタミン C も十分な摂取が必要である。とうがらしの辛味をもたらす成分であるカプサイシンは，代謝促進効果があり体を温める作用があるように感じられる。しかし，発汗や末梢血管拡張といった熱放散反応の促進作用があるため，結果的には体温を低下させる。アルコールは皮膚血管拡張作用により熱放散量が増大するため，寒冷環境での飲酒は低体温を招きやすい。

3.3　高圧・低圧環境と栄養ケア

　私たちが地上で日常生活を送る際は，大気の重みによる圧力（大気圧）を受けてい

239

る。大気圧は，海抜 0 m で 1 気圧（1013.25 hPa ＝ 760 mmHg）である。高圧環境はおもに水中において生じる。水中では，水深が 10 m 増すごとに 1 気圧ずつ高くなる。つまり，水深 10 m では大気圧も加わり合計 2 気圧に曝露されることとなる。このとき，空気の体積は 1 / 2 に圧縮される。一方，低圧環境はおもに高地環境において生じる。気圧は海抜の上昇とともに低下し，海抜 5,500 m では気圧および酸素分圧は海面位の約 1 / 2 となり，地球上の最高地点であるエベレスト山頂（海抜 8,848 m，大気圧 253 mmHg）では，約 1 / 3 となる。

（1）　高圧環境における生理と栄養

1）　高圧環境における身体応答

　スクーバダイビングのようなレジャーとしての潜水は一般的に水深 5 ～ 30 m 程度であるが，海上保安庁の潜水士は水深約 40 m，特殊救難隊では水深 60 m までの潜水作業を行うことができる。さらに，海上自衛隊の潜水員は，事前に加圧タンクに滞在し潜水員の体内に窒素等の不活性ガスがこれ以上溶け込まくなった状態をつくり出す飽和潜水により，水深 450 m まで潜水した実績がある。このような技術によって，ヒトが潜水できる深度や潜水時間は飛躍的に増している。

　潜水中，水圧がかかった環境でボンベの空気を吸うことで，密度の高い空気を吸うことになる。通常，空気の約 80 ％が窒素であり，また窒素は体内で代謝されないため，潜水中は大量の窒素が体内に溶存し続けることになる。体内の窒素分圧が高まると，水深約 30 m で窒素による麻酔作用が現れ始める。これを窒素麻酔あるいは窒素酔いという。ダイバーは気分が高揚し，細かな注意を払えなくなる。さらに水深が増すと判断力が低下し始め，思考力や集中力，体力の低下を生じ必要な作業ができなくなる。水深 40 m より深く潜り作業を行う場合には，窒素の約半分をヘリウムに置き換えた混合ガスにより，窒素酔いの症状を抑えることができる。

　また，酸素濃度の高いガスを用いているダイバーの場合は，急性酸素中毒にも注意が必要である。極端に高い酸素分圧により組織が損傷を受けることで，吐き気，めまい，けいれん，意識喪失などの症状が生じる。

　一方，ダイバーが大量の窒素が体内に溶け込んだ状態から海面に浮上すると，大量の窒素気泡が細胞内外の体液中に発生する。これにより，さまざまな組織における損傷や血管内の塞栓を形成することがある。これらによって引き起こされる症状を減圧症という。減圧症は，潜水病，潜函病，ケーソン病とも呼ばれる。軽度の減圧症の場合，体内に発生した気泡によって組織・血管の圧迫や炎症，塞栓が形成され，身体のさまざまな部位に痛みが生じる。特に四肢の関節は気泡発生の好発部位であり，脚や腕の関節痛や筋肉痛が起こる。より重度の減圧症では，脊髄が損傷され，四肢にしびれや痛みが生じてくる。また，大量の微小気泡により肺の毛細血管に塞栓が生じると，重症の肺水腫を引き起こし，死に至ることもある。

2） 高圧環境における栄養ケア

　水中などの高圧環境は，低温環境であるため，身体からの熱損失が著しくエネルギー必要量が増大する。また，改訂版「身体活動のメッツ（METs）表」によると，スクーバダイビングの METs は 7.0 メッツ，潜水士としてのダイビングは 12 メッツとされており，十分なエネルギーの補給が必要である。またエネルギー必要量の増加に伴いビタミン B 群の必要量も増加するため，十分な摂取が必要である。

（2） 低圧環境における生理と栄養
1） 低圧環境における身体応答

　高度が上がると，大気圧と大気中の酸素分圧が低下する。またこれに伴い，肺胞内の酸素分圧や動脈血の酸素飽和度も低下し，低酸素血症となる。表 9-6 は，さまざまな高度における大気圧，大気中の酸素分圧，肺胞中の酸素分圧，動脈血酸素飽和度を示したものである。

　ヒトが低圧環境に曝露されると，これに対応してさまざまな反応が起こる。しかし，環境変化に適応しきれない場合，頭痛，食欲不振，吐き気，嘔吐，疲労感，全身倦怠感，めまい，睡眠障害等の症状が生じる。これを急性高山病とよぶ。急性高山病は，通常 2,500 m 以上の高所環境で発症し，多くの場合 2 ～ 5 日で順応し軽快する。しかし一部は，高地脳浮腫（high altitude cerebral edema：HACE）や，高地肺水腫（high altitude pulmonary edema：HAPE）に進展する場合がある。

　高地脳浮腫は，低酸素分圧による脳の微小血管の拡張や血流増加，毛細血管圧の上昇が関与すると考えられている。頭蓋内圧の亢進とともに運動失調，精神症状，意識障害などの重篤な脳機能の障害が現れ，発症した場合の生命予後は不良である。

　高地肺水腫の発生機序は解明されていないが，低酸素により不均衡に生じる過剰な肺血管の収縮によるものと考えられている。すなわち，血管収縮が生じている部分と生じていない部分が混在することにより，収縮していない部分に多量の血液が流入し，毛細血管圧が著しく上昇することで，毛細血管が損傷し肺胞内に水が貯留するようになると考えらえる。高地肺水腫は，無治療の場合は 50 ％が死亡するとされている。これらを予防するためには，ゆっくりと高度を上げることが最も有効であり，発

表 9-6　低気圧への急性曝露が肺胞の酸素分圧と動脈血酸素飽和度に及ぼす影響

高　度 （m）	大気圧 （mmHg）	大気圧中の 酸素分圧（mmHg）	肺胞中の酸素 分圧（mmHg）	動脈血酸素 飽和度（％）
0	760	159	104	97
3,048	523	110	67	90
6,096	349	73	40	73
9,000	226	47	18	24

出典）Hall JE 原著，石川義弘総監訳：ガイトン生理学　原著第 13 版，エルゼビア・ジャパン，
　　　p. 504（2018）より改変

第9章　環境と栄養

症した場合は低地へ移動させることが最も効果的な治療法である。

2）　低圧環境への順化

アンデス山脈やヒマラヤ山脈では，4,000 m 以上の高所にも居住者がいる。高山地方の原住民は，胸郭のサイズを大きく身体のサイズをやや小さくすることで，体重当たりの換気能を高めている。また，心臓も低地の居住者より大きく，酸素運搬能も非常に高い。

一方，低地の居住者が高地に滞在すると，数日〜数週間で低酸素に順応してくる。まず，低酸素への曝露は動脈化学受容器を刺激し，肺の換気量の大幅な増加をもたらす。また，低酸素状態は腎臓におけるエリスロポエチン産生を促し，これにより赤血球の産生が増大する。低酸素環境に数週間連続して滞在すると，ヘマトクリットは正常値の 40 〜 50％から平均 60％まで増加し，ヘモグロビン濃度も正常値の 15 g/dL から約 20 g/dL にまで増加する。さらに，肺毛細血管の血流量の増大により，肺における酸素の拡散能力も増大する。また肺以外の組織における血管新生により，組織に送り届けられる酸素量を維持する。これらの順化により，低酸素の影響を最小限にし，より高地への移動や高地での激しい労働が可能となる。

3）　低圧環境における栄養ケア

高所に滞在する場合のエネルギー摂取量は，行動内容に応じたエネルギー必要量に加えて，高所における基礎代謝量の増加分を補う必要がある。登山の場合は，激しい運動による発汗量の増加による水分損失量を考慮し，十分な水分と電解質の摂取が必要である。また，ビタミンおよびミネラル摂取量は，少なくとも食事摂取基準を満たすべきである。

3.4　無重力環境と栄養ケア

1961 年，旧ソ連のユーリ・ガガーリン宇宙飛行士による世界初の有人宇宙飛行が実現した。以降，宇宙空間での滞在が身体に与える影響について，さまざまな研究がなされてきた。1998 年には，地上から約 400 km 上空に国際宇宙ステーション（ISS）の建設が始まり，2011 年 7 月に完成した。スペースシャトルや ISS がある地球周回軌道上は，重力と遠心力が釣り合うことでほぼ無重力の状態（微小重力環境）にある。日本が開発をした日本実験棟「きぼう」では，この微小重力環境を活かした実験や観測が行われている。

（1）　無重力環境における身体応答

私たちは地球上において，1 G の重力の下で生活している。地球から離れると重力の影響が少なくなり，生体にさまざまな変化がみられる。多くの宇宙飛行士が経験するのが，頭痛，吐き気，嘔吐，食欲不振，全身倦怠感といった宇宙酔いの症状である。これは，運動情報や平衡器官から入力される重力や加速度の情報が変化することが原因であると考えられている。宇宙酔いは，宇宙に 3 〜 5 日ほど滞在することで治

３．特殊環境と栄養ケア

まってくる。また，地球に戻ると再び地球の重力の影響を受けるので，宇宙酔いと同じような症状を示す「重力酔い」が発生することも知られている。

また，静水圧がないため，地上で下半身に分布していた水分の一部が上半身に移動する。これにより顔の浮腫（むくみ）が生じ，ムーンフェイスと呼ばれる状態になる。上半身の体液が増えると，生体は循環血液量が増加したと判断し，抗利尿ホルモン（バソプレシン）の分泌が抑制される。その結果，尿量は増加し，血漿や体液の量も減少する。また，エリスロポエチンの分泌が抑制されることにより，赤血球数は減少する。この状態で地球に戻ると，血液量の低下と動脈圧制御機構の反応の低下のため，起立性低血圧を起こす場合もある。

重力による負荷がなくなると骨吸収が亢進し，カルシウムやリンが骨から溶出する。また，心筋や骨格筋の萎縮もみられる。宇宙空間では，骨量や筋量の維持のために，１日２時間程度のトレーニングが課されている。

（２）　無重力環境における栄養ケア

ISS における食事・栄養については，ISS 宇宙食供給の基準文書「ISS FOOD PLAN」によって規定されている。宇宙飛行士が宇宙に長期滞在する場合に必要とされる１日のエネルギーは，宇宙飛行士の年代，性別および体重に基づき，表９−７に示した式から算出される。なお，船外活動を行う場合は，500 kcal を余分に摂取する。また，赤血球の減少や骨量の減少を考慮し，十分な鉄やカルシウム，リンなどのミネラルやビタミン D の摂取も重要である。

表９−７　宇宙における１日の摂取エネルギー量の計算式

	男　性	女　性
18〜30歳	1.7 ×（15.3 ×体重（kg）+ 679）（kcal）	1.6 ×（14.7 ×体重（kg）+ 496）（kcal）
30〜60歳	1.7 ×（11.6 ×体重（kg）+ 879）（kcal）	1.6 ×（8.7 ×体重（kg）+ 829）（kcal）

出典）JAXA 有人宇宙技術部門：宇宙で食べる，宇宙食の役割
　　　https://humans-in-space.jaxa.jp/life/food-in-space/（2024 年 9 月 6 日閲覧）

宇宙食の役割は，宇宙飛行士が宇宙で健康に過ごすための栄養バランスを維持することだけではない。限られた空間での生活において，おいしくバラエティ豊かな食事をとることによる精神的ストレスの低減や気分のリフレッシュ，パフォーマンスの維持・向上を図ることも宇宙食の役割といえる。かつてはチューブやバッグによる宇宙食がほとんどであったが，近年ではさまざまな宇宙日本食が認証されている（図９−14）。また，宇宙食の条件には，表９−８のようなものがあげられる。

第 9 章　環境と栄養

図 9-14　宇宙日本食（2023 年 6 月時点）
出典）JAXA デジタルアーカイブスより写真データ提供　https://jda.jaxa.jp

表 9-8　宇宙食の条件

安全であること	容器や包装が燃えにくいこと 容器や包装が燃えた場合でも，人体に有害なガスが発生しないこと
保存性が高いこと	常温で長期保存が可能であること
衛生性が高いこと	宇宙飛行士の食中毒などを予防するための衛生性を確保する（食品内の細菌の種類や数などを基準以下とする）こと
食べる時に危険要因が発生しないこと	・電気系への障害防止 　液体を含む食品は飛び散らないよう，食品を封入するパッケージに付属したスパウト（吸口）やストローを使用する 　そのまま食べる食品については飛び散らないよう粘度を高め，ゾル状食品（とろみのある食品）とする ・空気清浄度への障害防止 　微粉を出さないこと 　特異な臭気を発するものは適さない

出典）JAXA 有人宇宙技術部門：宇宙で食べる，宇宙食の条件
　　　https://humans-in-space.jaxa.jp/life/food-in-space/（2024 年 9 月 6 日閲覧）

4．災害時の栄養

4.1　災害とは

　災害対策基本法では，災害を「暴風，竜巻，豪雨，豪雪，洪水，崖崩れ，土石流，高潮，地震，津波，噴火，地滑りその他の異常な自然現象又は大規模な火事若しくは爆発その他その及ぼす被害の程度においてこれらに類する政令で定める原因により生ずる被害をいう」（第 2 条第 1 号）と定義している。

4. 災害時の栄養

4.2 災害時の栄養管理の目的

　人はどのような環境においても生命を維持するために栄養の摂取は重要である。災害によって被害を受けた被災者は心理的，物理的に大きなストレスを受けた状態にある。これまでの生活が一変した不安な状態で栄養を摂取（食事）するということは，被災者にとって大変な状況であることを理解する必要がある。災害直後は避難所やライフライン等についても想定が困難な状況下にある。被災者は乳幼児から高齢者まで，疾病がある被災者もいる中での栄養の支援を行う場合は，被災者の状況，避難所等の環境，支援できる内容等を総合的に判断し，できることから迅速かつ安全に実施することが重要である。加えて災害発生からの時間の経過とともに支援できる内容も変化してくるので，被災者の QOL が向上するような栄養管理ができることが望ましい。

4.3 栄養の支援

　災害時において，食料などの救援物資が届くまでに時間を要する。それまでは自助努力が必要となるため，家庭においては食料等の備蓄が推奨されている。しかし，災害の状況によっては日常の備えが役に立たないことも想定される。災害時の支援は組織的に地域の実情にあった体制を整える必要がある。そのため支援を行う場合は，災害地域の関係機関との連携が重要である。

　2000（平成 12）年 3 月北海道・有珠山の噴火発生時，北海道から筆者の所属大学がボランティアの要請を受け，メンバーとして参加した。他職種と連携し避難所の被災者の栄養管理を担った経験から，災害時は現場の状況を把握し，可能なことを整理して被災者を優先した栄養計画を立案することが重要である。最初は「おにぎりとお茶」からであったが，数日後お湯の使用が可能となり，要望が多い温かい食べ物も提供できた。この時の食事栄養価の概算結果ではカルシウムと鉄が不足する傾向がみられた。このことから，避難生活が長期になる場合はサプリメントの活用も考慮する必要があると考える。

　災害のフェイズに沿って，栄養補給については 2011（平成 23）年に国立健康・栄養研究所，日本栄養士会から「災害時の栄養・食生活支援マニュアル」（表 9-9）や，地域の機関との体制整備について「新潟県災害時栄養・食生活支援活動ガイドライン」（新潟県ホームページで全編閲覧可）等が公表されている。

4.4 災害食の実際

　フェイズ 0 から水分，フェイズ 2 以降はカリウム，マグネシウム，カルシウム等の摂取が重要であり，「水分の摂取不足による脱水が加わると，エコノミークラス症候群，心筋梗塞・脳梗塞など重篤な循環器系の疾患が出やすくなる」[1]とされる。水分，エネルギー補給が初期の目的であるが，たんぱく質，野菜や果物等の必要性が高まる。低栄養については「災害時の低栄養の主な原因」として図 9-15 に示す。

　低栄養にならないために災害時においても妊産婦・授乳婦，乳幼児へのミルクや離

第9章　環境と栄養

表9-9　災害時の食事や栄養補給の活動のながれ

	フェイズ0	フェイズ1	フェイズ2	フェイズ3
フェイズ	震災発生から24時間以内	72時間以内	4日目～1ヶ月	1ヶ月以降
栄養補給	高エネルギー食品の提供　　　　　　　　　→		たんぱく質不足への対応　　　　　　→ ビタミン，ミネラルの 不足への対応　　　　　　　　　　　　→	
被災者への対応	主食（パン類，おにぎり）を中心 水分補給 ※代替食の検討 　・乳幼児 　・高齢者（嚥下困難等） 　・食事制限のある慢 　　性疾患患者 　　　糖尿病，腎臓 　　　病，心臓病 　　　肝臓病，高血 　　　圧，アレルギー	炊き出し　　　　　　　　　　　　　　→ 　　　　　　　　　→ 　　　　　　　　　→ 巡回栄養相談　　　　→	弁当支給　　　　　　　　　　　　　　→ 栄養教育（食事づくりの指導等）　　　→ 仮設住宅入居前・ 入居後 被災住宅入居者	
場所　炊き出し	避難所	避難所，給食施設	避難所，給食施設	避難所，給食施設
場所　栄養相談		避難所，被災住宅	避難所，被災住宅	避難所，被災住宅，仮設住宅

出典）国立健康・栄養研究所，日本栄養士会：災害時の栄養・食生活支援マニュアル（2011）

　　乳食，嚥下困難の高齢者等の食事，アレルギー食，糖尿病や高血圧等の食事管理が必要な対象者も含めた食事の対応が必要である。自治体ではコンビニエンスストアや食品メーカーと食料・飲料水流通備蓄協定を結んでいるところもあるが，管理栄養士・栄養士は他職種と連携して情報収集し，食事管理が必要な対象者を含めた栄養管理を行うことが求められる。食事は生命維持に必要であり栄養の配慮は当然であるが，おいしい，温かい，すぐに食べられる，食器が必要ない，1人分に個包装してあることは災害時の食事の必須要件である。また，多くの被災者が対象であるため，衛生管理にも十分な配慮が必要である。被災者への衛生教育の徹底，容器等のごみ処理や食べ残しへの配慮が重要である。食べ物の扱い方では，保管方法，保管場所，在庫管理，温度管理等が重要である。炊き出し等をする場合，調理場，調理器具，調理担当者の衛生管理は非常に重要である。

　　2018（平成30）年8月に乳児用調製液状乳（以下「乳児用液体ミルク」という）の製造・販売等を可能とするための改正省令等が公布され，特別用途食品における乳児用液体ミルクの許可基準等が設定された。このミルクは，常温で保存が可能で，お湯で溶かす必要もないことから，災害時用の備蓄品として避難所等で役立つものである。

246

4．災害時の栄養

図9-15　災害時の低栄養の主な原因
出典）日本栄養・食糧学会監修：災害時の栄養・食糧問題，p.22，建帛社（2011）

文　献

● 引用文献
1）福岡秀興：災害時のミネラルに対する支援（日本栄養・食糧学会監修『災害時の栄養・食糧問題』），p.63，建帛社（2011）

● 参考文献
- 本間研一・彼末一之編著：環境生理学，北海道大学出版会（2007）
- 本間研一・本間さと：体内時計の研究，医学書院（2022）
- Guyton AC and Hall JE 原著，御手洗玄洋総監訳：ガイトン生理学　原著第11版，エルゼビア・ジャパン（2013）
- 本間研一監修，大森治紀・大橋俊夫総編集：標準生理学　第9版，医学書院（2019）
- 柴田重信：時間栄養学：時計遺伝子，体内時計，食生活をつなぐ，化学同人（2020）
- 矢原一郎：ストレス応答とストレスたんぱく質，生化学，64（1992）
- 中坊幸弘・山本茂編：健康科学シリーズ　栄養学各論，講談社サイエンティフィク（2000）
- 厚生労働省：「日本人の食事摂取基準（2025年版）」策定検討会報告書（2024）
- 戸谷誠之・伊藤節子・渡邊令子編：健康・栄養科学シリーズ　応用栄養学改訂第3版，南光堂（2010）

第 9 章　環境と栄養

- 古賀良彦・高田明和編：脳と栄養ハンドブック，サイエンスフォーラム（2008）
- 平野鉄雄・新島旭：脳とストレス―ストレスにたちむかう脳―，共立出版（1997）
- ホーカン・ヨアンソン他編：ストレスと筋疼痛障害，名古屋大学出版会（2010）
- Selye H：A syndrome produced by diverse nocuous agents, *Nature*, 138, p. 32（1936）
- 井上芳光・近藤徳彦：体温Ⅱ，ナップ（2010）
- 熱中症診療ガイドライン 2024 タスクフォースメンバー：熱中症診療ガイドライン 2024，日本救急医学会（2024）
- 総務省消防庁：令和 6 年 7 月の熱中症による救急搬送状況，総務省消防庁 https://www.fdma.go.jp/disaster/heatstroke/items/r 6 /heatstroke_geppou_ 202407 . pdf（2024 年 9 月 6 日閲覧）
- 気象庁：日本の夏（6～8 月）平均気温偏差の経年変化（1898～2024 年）https:// www.data.jma.go.jp/cpdinfo/temp/sum_jpn.html（2024 年 9 月 6 日閲覧）
- 環境省：熱中症予防サイト　https://www.wbgt.env.go.jp/doc_observation.php（2024 年 9 月 6 日閲覧）
- 環境省：暑さ指数（WBGT）について，暑さ指数（WBGT）湿球黒球温度とは https://www.wbgt.env.go.jp/doc_observation.php（2024 年 9 月 6 日閲覧）
- 海上保安庁海上保安レポート 2017　Column Vol. 06　60 メートル潜水への挑戦 https://www.kaiho.mlit.go.jp/info/books/report 2017 /html/honpen/ 2 _ 04 _clm 06 . html（2024 年 9 月 6 日閲覧）
- 海上自衛隊：潜水員　https://www.mod.go.jp/msdf/recruit/occupation/job/sensui. html（2024 年 9 月 6 日閲覧）
- 国立健康・栄養研究所　改訂版「身体活動のメッツ（METs）表」．https://www. nibiohn.go.jp/files/ 2011 mets.pdf（2024 年 11 月 1 日閲覧）
- 日本登山医学会 高山病と関連疾患の診療ガイドライン作成委員会：高山病の関連疾患の診療ガイドライン，中外医学社（2017）
- JAXA 有人宇宙技術部門：宇宙で食べる，宇宙食の役割 https://humans-in-space.jaxa.jp/life/food-in-space/（2024 年 9 月 6 日閲覧）
- JAXA 有人宇宙技術部門：宇宙で食べる，宇宙食の条件 https://humans-in-space.jaxa.jp/life/food-in-space/（2024 年 9 月 6 日閲覧）
- 国立健康・栄養研究所・日本栄養士会：災害時の栄養・食生活支援マニュアル（2011）
- 新潟県災害時栄養・食生活支援活動ガイドライン： http://www.kenko-niigata.com/21/shishin/sonotakeikaku/saigaijieiyoupdf/5_ gaiyouhyouP9_10 .pdf
- 日本栄養・食糧学会監修，板倉弘重ほか編：災害時の栄養・食糧問題，建帛社（2011）
- 新潟大学地域連携フードサイエンスセンター編：災害時における食と福祉，光琳，（2011）
- 新潟大学地域連携フードサイエンスセンター編：これからの非常食・災害食に求められるもの，光琳（2007）
- 防災基本計画：http://www.bousai.go.jp/taisaku/keikaku/pdf/kihon_basic_plan150707. pdf
- 「授乳・離乳の支援ガイド」改定に関する研究会：授乳・離乳の支援ガイド（2019）

付表：日本人の食事摂取基準（2025年版）

栄養素の指標の目的と種類

〈目　的〉	〈指　標〉
摂取不足の回避	推定平均必要量　推奨量 ＊これらを推定できない場合の代替指標：目安量
過剰摂取による健康障害の回避	耐容上限量
生活習慣病の発症予防	目標量

※ 十分な科学的根拠がある栄養素については、上記の指標とは別に、生活習慣病の重症化予防及びフレイル予防を目的とした量を設定

基準を策定した栄養素と指標[1]（1歳以上）

栄養素		推定平均必要量 (EAR)	推奨量 (RDA)	目安量 (AI)	耐容上限量 (UL)	目標量 (DG)
たんぱく質[2]		○b	○b	—	—	○[3]
脂質	脂質	—	—	—	—	○[3]
	飽和脂肪酸[4]	—	—	—	—	○[3]
	n-6系脂肪酸	—	—	○	—	—
	n-3系脂肪酸	—	—	○	—	—
	コレステロール[5]	—	—	—	—	—
炭水化物	炭水化物	—	—	—	—	○[3]
	食物繊維	—	—	—	—	○
	糖類	—	—	—	—	—
エネルギー産生栄養素バランス[2]		—	—	—	—	○[3]
ビタミン	脂溶性 ビタミンA	○a	○a	—	○	—
	ビタミンD[2]	—	—	○	○	—
	ビタミンE	—	—	○	○	—
	ビタミンK	—	—	○	—	—
	水溶性 ビタミンB1	○a	○a	—	—	—
	ビタミンB2	○c	○c	—	—	—
	ナイアシン	○a	○a	—	○	—
	ビタミンB6	○b	○b	—	○	—
	ビタミンB12	○a	○a	—	—	—
	葉酸	○a	○a	—	○[7]	—
	パントテン酸	—	—	○	—	—
	ビオチン	—	—	○	—	—
	ビタミンC	○b	○b	—	—	—
ミネラル	多量 ナトリウム[6]	○a	—	—	—	○
	カリウム	—	—	○	—	○
	カルシウム	○b	○b	—	○	—
	マグネシウム	○b	○b	—	○[7]	—
	リン	—	—	○	○	—
	微量 鉄	○b	○b	—	○	—
	亜鉛	○b	○b	—	○	—
	銅	○b	○b	—	○	—
	マンガン	—	—	○	○	—
	ヨウ素	○a	○a	—	○	—
	セレン	○a	○a	—	○	—
	クロム	—	—	○	○	—
	モリブデン	○b	○b	—	○	—

1 一部の年齢区分についてだけ設定した場合も含む。
2 フレイル予防を図る上での留意事項を表の脚注として記載。
3 総エネルギー摂取量に占めるべき割合（％エネルギー）。
4 脂質異常症の重症化予防を目的としたコレステロールの量と、トランス脂肪酸の摂取に関する参考情報を表の脚注として記載。
5 脂質異常症の重症化予防を目的とした量を飽和脂肪酸の表の脚注に記載。
6 高血圧及び慢性腎臓病（CKD）の重症化予防を目的とした量を表の脚注について記載。
7 通常の食品以外からの摂取について定めた。
a 集団内の半数の者で不足又は欠乏の症状が現れ得る摂取量をもって推定平均必要量とした栄養素。
b 集団内の半数の者で体内量が維持される摂取量をもって推定平均必要量とした栄養素。
c 集団内の半数の者で体内量が飽和している摂取量をもって推定平均必要量とした栄養素。

参照体位（参照身長、参照体重）[1]

性別	男性		女性[2]	
年齢等	参照身長(cm)	参照体重(kg)	参照身長(cm)	参照体重(kg)
0～5（月）	61.5	6.3	60.1	5.9
6～11（月）	71.6	8.8	70.2	8.1
6～8（月）	69.8	8.4	68.3	7.8
9～11（月）	73.2	9.1	71.9	8.4
1～2（歳）	85.8	11.5	84.6	11.0
3～5（歳）	103.6	16.5	103.2	16.1
6～7（歳）	119.5	22.2	118.3	21.9
8～9（歳）	130.4	28.0	130.4	27.4
10～11（歳）	142.0	35.6	144.0	36.3
12～14（歳）	160.5	49.0	155.1	47.5
15～17（歳）	170.1	59.7	157.7	51.9
18～29（歳）	172.0	63.0	158.0	51.0
30～49（歳）	171.8	70.0	158.5	53.3
50～64（歳）	169.7	69.1	156.4	54.0
65～74（歳）	165.3	69.0	152.2	52.6
75以上（歳）[3]	162.0	61.0	148.3	49.3
18以上（歳）[3]	（男女計）[3] 参照身長161.0cm、参照体重58.6kg			

1 0～17歳は、日本小児内分泌学会・日本成長学会合同標準値委員会による小児の体格標準値を用いる身長、体重の標準値を基に、年齢区分に応じて、当該月齢及び年齢区分の中央時点における中央値を引用した。ただし、公表数値が年齢区分と合致しない場合は、同様の方法で算出した値を用いた。18歳以上は、平成30・令和元年国民健康・栄養調査の2か年分における当該の性及び年齢区分における身長・体重の中央値を用いた。
2 妊婦、授乳婦を除く。
3 18歳以上成人、男女合わせた参照身長及び参照体重として、平成30・令和元年の2か年分の人口推計を用い、[地域ブロック、性、年齢階級別人口÷地域ブロック、性、年齢階級別]として、地域ブロック、性、年齢階級別の対象者数で重み付けをして、地域ブロック、性、年齢区分を調整し、身長・体重の中央値を算出した。

基礎代謝量基準値

性別	男性			女性		
年齢（歳）	図9における観察値から推定した体重1kg当たりの基礎代謝量(A)(kcal/kg体重/日)	参照体重(B)(kg)	参照体重の場合の基礎代謝量基準値(A)×(B)(kcal/日)	図9における観察値から推定した体重1kg当たりの基礎代謝量(A)(kcal/kg体重/日)	参照体重(B)(kg)	参照体重の場合の基礎代謝量基準値(A)×(B)(kcal/日)
1～2	61.0	11.5	700	59.7	11.0	660
3～5	54.8	16.5	900	52.2	16.1	840
6～7	44.3	22.2	980	41.9	21.9	920
8～9	40.8	28.0	1,140	38.3	27.4	1,050
10～11	37.4	35.6	1,330	34.8	36.3	1,260
12～14	31.0	49.0	1,520	29.6	47.5	1,410
15～17	27.0	59.7	1,610	25.3	51.9	1,310
18～29	23.7	63.0	1,490	22.1	51.0	1,130
30～49	22.5	70.0	1,570	21.9	53.3	1,170
50～64	21.8	69.1	1,510	20.7	54.0	1,120
65～74	21.6	69.0	1,490	20.7	52.6	1,090
75以上	21.5	61.0	1,310	20.7	49.3	1,020

厚生労働注：図9は省略した。

身体活動レベル（カテゴリー）別にみた活動内容と活動時間の代表例

身体活動レベル（カテゴリー）[1]	低い 1.50 (1.40～1.60)	ふつう 1.75 (1.60～1.90)	高い 2.00 (1.90～2.20)
日常生活の内容[2]	生活の大部分が座位で、静的な活動が中心の場合	座位中心の仕事だが、職場内での移動や立位での作業・接客等、通勤・買い物での歩行、家事、軽いスポーツのいずれかを含む場合	移動や立位の多い仕事への従事者、あるいは、スポーツ等余暇における活発な運動習慣を持っている場合
中程度の強度（3.0～5.9メッツ）の身体活動の1日当たりの合計時間（時間/日）[3]	1.65	2.06	2.53
仕事での1日当たりの合計歩行時間（時間/日）[3]	0.25	0.54	1.00

1 代表値。（ ）内はおよその範囲。
2 Ishikawa-Takata, et al.[70]、Black, et al.[71] を参考に、身体活動レベルに及ぼす仕事時間中の労作の影響が大きいことを考慮して作成。
3 Ishikawa-Takata, et al.[70] による。

年齢区分及び身体活動レベル（カテゴリー）別の身体活動レベル基準値（男女共通）

年齢（歳）	身体活動レベル（カテゴリー）		
	低い	ふつう	高い
1～2	—	1.35	—
3～5	—	1.45	—
6～7	1.35	1.55	1.75
8～9	1.40	1.60	1.80
10～11	1.45	1.65	1.85
12～14	1.50	1.70	1.90
15～17	1.55	1.75	1.95
18～29	1.50	1.75	2.00
30～49	1.50	1.75	2.00
50～64	1.50	1.75	2.00
65～74	1.50	1.70	1.90
75以上	1.40	1.70	—

たんぱく質

（推定平均必要量、推奨量、目安量：g/日、目標量：%エネルギー）

性別	男性				女性			
年齢等	推定平均必要量	推奨量	目安量	目標量[1]	推定平均必要量	推奨量	目安量	目標量[1]
0～5（月）	—	—	10	—	—	—	10	—
6～8（月）	—	—	15	—	—	—	15	—
9～11（月）	—	—	25	—	—	—	25	—
1～2（歳）	15	20	—	13～20	15	20	—	13～20
3～5（歳）	20	25	—	13～20	20	25	—	13～20
6～7（歳）	25	30	—	13～20	25	30	—	13～20
8～9（歳）	30	40	—	13～20	30	40	—	13～20
10～11（歳）	40	45	—	13～20	40	50	—	13～20
12～14（歳）	50	60	—	13～20	45	55	—	13～20
15～17（歳）	50	65	—	13～20	45	55	—	13～20
18～29（歳）	50	65	—	13～20	40	50	—	13～20
30～49（歳）	50	65	—	13～20	40	50	—	13～20
50～64（歳）	50	65	—	14～20	40	50	—	14～20
65～74（歳）[2]	50	60	—	15～20	40	50	—	15～20
75以上（歳）[2]	50	60	—	15～20	40	50	—	15～20
妊婦（付加量）初期					+0	+0	—	—[3]
中期					+5	+5	—	—[3]
後期					+20	+25	—	—[4]
授乳婦（付加量）					+15	+20	—	—[4]

1 範囲に関しては、おおむねの値を示したものであり、弾力的に運用すること。
2 65歳以上の高齢者について、フレイル予防を目的とした量を定めることは難しいが、身長・体重が参照体位に比べて小さい者や、特に75歳以上であって加齢に伴い身体活動量が大きく低下した者など、必要エネルギー摂取量が低い者では、下限が推奨量を下回る場合があり得る。この場合でも、下限は推奨量以上とすることが望ましい。
3 妊婦（初期・中期）の目標量は、13～20%エネルギーとした。
4 妊婦（後期）及び授乳婦の目標量は、15～20%エネルギーとした。

エネルギー

目標とするBMIの範囲（18歳以上）[1,2]

年齢（歳）	目標とするBMI（kg/m²）
18～49	18.5～24.9
50～64	20.0～24.9
65～74[3]	21.5～24.9
75以上[3]	21.5～24.9

1 男女共通。あくまでも参考として使用すべきである。
2 上限は総死亡率の低減に加え、主な生活習慣病の有病率、医療費、高齢者及び労働者の身体機能低下との関連を考慮して定めた。
3 総死亡率を低くできるだけでなく低く抑えることには下限は20.0から21.0付近となるが、その他の考慮すべき健康障害等を勘案して21.5とした。

参考表　推定エネルギー必要量（kcal/日）

性別	男性			女性		
身体活動レベル[1]	低い	ふつう	高い	低い	ふつう	高い
0～5（月）	—	550	—	—	500	—
6～8（月）	—	650	—	—	600	—
9～11（月）	—	700	—	—	650	—
1～2（歳）	—	950	—	—	900	—
3～5（歳）	—	1,300	—	—	1,250	—
6～7（歳）	1,350	1,550	1,750	1,250	1,450	1,650
8～9（歳）	1,600	1,850	2,100	1,500	1,700	1,900
10～11（歳）	1,950	2,250	2,500	1,850	2,100	2,350
12～14（歳）	2,300	2,600	2,900	2,150	2,400	2,700
15～17（歳）	2,500	2,850	3,150	2,050	2,300	2,550
18～29（歳）	2,300	2,650	3,050	1,700	1,950	2,250
30～49（歳）	2,300	2,700	3,050	1,750	2,050	2,350
50～64（歳）	2,200	2,600	2,950	1,650	1,950	2,250
65～74（歳）	2,050	2,400	2,750	1,550	1,850	2,100
75以上（歳）[2]	1,850	2,250	—	1,450	1,750	—
妊婦（付加量）[3] 初期				+50	+50	+50
中期				+250	+250	+250
後期				+450	+450	+450
授乳婦（付加量）				+350	+350	+350

1 身体活動レベルは、低い、ふつう、高いの3つのカテゴリーとした。
2 「ふつう」は自立している者、「低い」は自宅にいてほとんど外出しない者に相当する。「低い」は高齢者施設で自立に近い状態で過ごしている者にも適用できる値である。
3 妊婦個々の体格や妊娠中の体重増加量及び胎児の発育状況の評価を行うことが必要である。

注1：活用に当たっては、食事評価、体重及びBMIの把握を行い、エネルギーの過不足は体重の変化又はBMIを用いて評価すること。
注2：身体活動レベルⅠの場合、少ないエネルギー消費量に見合った少ないエネルギー摂取量を維持することになるため、健康の保持・増進の観点からは、身体活動量を増加させる必要がある。

脂質

脂質（%エネルギー）

性別	男性		女性	
年齢等	目安量	目標量[1]	目安量	目標量[1]
0～5（月）	50	—	50	—
6～11（月）	40	—	40	—
1～2（歳）	—	20～30	—	20～30
3～5（歳）	—	20～30	—	20～30
6～7（歳）	—	20～30	—	20～30
8～9（歳）	—	20～30	—	20～30
10～11（歳）	—	20～30	—	20～30
12～14（歳）	—	20～30	—	20～30
15～17（歳）	—	20～30	—	20～30
18～29（歳）	—	20～30	—	20～30
30～49（歳）	—	20～30	—	20～30
50～64（歳）	—	20～30	—	20～30
65～74（歳）	—	20～30	—	20～30
75以上（歳）	—	20～30	—	20～30
妊婦			—	20～30
授乳婦			—	20～30

1 範囲に関しては、おおむねの値を示したものである。

飽和脂肪酸・n-6系脂肪酸・n-3系脂肪酸

性別	飽和脂肪酸（%エネルギー）[1,2]		n-6系脂肪酸（g/日）		n-3系脂肪酸（g/日）	
年齢等	男性 目標量	女性 目標量	男性 目安量	女性 目安量	男性 目安量	女性 目安量
0～5（月）	—	—	4	4	0.9	0.9
6～11（月）	—	—	4	4	0.8	0.8
1～2（歳）	—	—	4	4	0.7	0.8
3～5（歳）	10以下	10以下	6	6	1.1	1.0
6～7（歳）	10以下	10以下	8	7	1.5	1.3
8～9（歳）	10以下	10以下	8	7	1.5	1.3
10～11（歳）	10以下	10以下	10	8	1.6	1.6
12～14（歳）	10以下	10以下	11	9	1.9	1.6
15～17（歳）	8以下	8以下	13	9	2.1	1.6
18～29（歳）	7以下	7以下	11	8	2.0	1.6
30～49（歳）	7以下	7以下	10	8	2.0	1.6
50～64（歳）	7以下	7以下	10	8	2.2	1.9
65～74（歳）	7以下	7以下	9	8	2.2	2.0
75以上（歳）	7以下	7以下	8	7	2.1	1.8
妊婦		7以下		9		1.6
授乳婦		7以下		9		1.8

1 飽和脂肪酸と同じく、脂質異常症及び循環器疾患に関与する栄養素としてコレステロールがある。コレステロールに目標量は設定しないが、これは許容される摂取量に上限が存在しないことを保証するものではない。また、脂質異常症の重症化予防の目的からは、200mg/日未満に留めることが望ましい。

2 飽和脂肪酸と同じく、冠動脈疾患に関与する栄養素としてトランス脂肪酸がある。日本人の大多数は、トランス脂肪酸に関する世界保健機関（WHO）の目標（1％エネルギー未満）を下回っており、トランス脂肪酸による健康への影響は、飽和脂肪酸と比べて小さいと考えられる。ただし、脂質に偏った食事をしている者では、留意する必要がある。トランス脂肪酸は人体にとって不可欠な栄養素ではなく、健康の保持・増進を図る上で積極的な摂取は勧められないことから、その摂取量は1％エネルギー未満に留めることが望ましく、1％エネルギー未満でもできるだけ低く留めることが望ましい。

炭水化物

性別	炭水化物（%エネルギー）		食物繊維（g/日）	
年齢等	男性 目標量[1,2]	女性 目標量[1,2]	男性 目標量	女性 目標量
0～5（月）	—	—	—	—
6～11（月）	—	—	—	—
1～2（歳）	50～65	50～65	—	—
3～5（歳）	50～65	50～65	8以上	8以上
6～7（歳）	50～65	50～65	10以上	10以上
8～9（歳）	50～65	50～65	11以上	11以上
10～11（歳）	50～65	50～65	13以上	13以上
12～14（歳）	50～65	50～65	17以上	17以上
15～17（歳）	50～65	50～65	19以上	18以上
18～29（歳）	50～65	50～65	21以上	18以上
30～49（歳）	50～65	50～65	21以上	18以上
50～64（歳）	50～65	50～65	21以上	18以上
65～74（歳）	50～65	50～65	20以上	17以上
75以上（歳）	50～65	50～65	20以上	17以上
妊婦		50～65		18以上
授乳婦		50～65		18以上

1 範囲に関しては、おおむねの値を示したものである。

2 エネルギー計算上、アルコールを含む。ただし、アルコールの摂取を勧めるものではない。

エネルギー産生栄養素バランス

(％ エネルギー)

性別		男性 目標量[1,2]				女性 目標量[1,2]			
			脂質[4]				脂質[4]		
	年齢等	たんぱく質[3]	脂質	飽和脂肪酸	炭水化物[5,6]	たんぱく質[3]	脂質	飽和脂肪酸	炭水化物[5,6]
	0 ～ 11 (月)	—	—	—	—	—	—	—	—
	1 ～ 2 (歳)	13 ～ 20	20 ～ 30	—	50 ～ 65	13 ～ 20	20 ～ 30	—	50 ～ 65
	3 ～ 5 (歳)	13 ～ 20	20 ～ 30	10 以下	50 ～ 65	13 ～ 20	20 ～ 30	10 以下	50 ～ 65
	6 ～ 7 (歳)	13 ～ 20	20 ～ 30	10 以下	50 ～ 65	13 ～ 20	20 ～ 30	10 以下	50 ～ 65
	8 ～ 9 (歳)	13 ～ 20	20 ～ 30	10 以下	50 ～ 65	13 ～ 20	20 ～ 30	10 以下	50 ～ 65
	10 ～ 11 (歳)	13 ～ 20	20 ～ 30	10 以下	50 ～ 65	13 ～ 20	20 ～ 30	10 以下	50 ～ 65
	12 ～ 14 (歳)	13 ～ 20	20 ～ 30	10 以下	50 ～ 65	13 ～ 20	20 ～ 30	10 以下	50 ～ 65
	15 ～ 17 (歳)	13 ～ 20	20 ～ 30	9 以下	50 ～ 65	13 ～ 20	20 ～ 30	9 以下	50 ～ 65
	18 ～ 29 (歳)	13 ～ 20	20 ～ 30	7 以下	50 ～ 65	13 ～ 20	20 ～ 30	7 以下	50 ～ 65
	30 ～ 49 (歳)	13 ～ 20	20 ～ 30	7 以下	50 ～ 65	13 ～ 20	20 ～ 30	7 以下	50 ～ 65
	50 ～ 64 (歳)	14 ～ 20	20 ～ 30	7 以下	50 ～ 65	14 ～ 20	20 ～ 30	7 以下	50 ～ 65
	65 ～ 74 (歳)	15 ～ 20	20 ～ 30	7 以下	50 ～ 65	15 ～ 20	20 ～ 30	7 以下	50 ～ 65
	75 以上 (歳)	15 ～ 20	20 ～ 30	7 以下	50 ～ 65	15 ～ 20	20 ～ 30	7 以下	50 ～ 65
妊婦	初期					13 ～ 20	20 ～ 30	7 以下	50 ～ 65
	中期					13 ～ 20			
	後期					15 ～ 20			
授乳婦						15 ～ 20			

1 必要なエネルギー量を確保した上でのバランスとすること。

2 範囲に関しては、おおむねの値を示したものであり、弾力的に運用すること。

3 65 歳以上の高齢者について、フレイル予防を目的とした量を定めることは難しいが、身長・体重が参照体位に比べて小さい者や、特に75 歳以上であって加齢に伴い身体活動量が大きく低下した者など、必要なエネルギー摂取量が低い者では、下限が推奨量を下回る場合があり得る。この場合でも、下限は推奨量以上とすることが望ましい。

4 脂質については、その構成成分である飽和脂肪酸など、質への配慮を十分に行う必要がある。

5 アルコールを含む。ただし、アルコールの摂取を勧めるものではない。

6 食物繊維の目標量を十分に注意すること。

脂溶性ビタミン

ビタミンA（μgRAE/日）[1]

性別	男性				女性			
年齢等	推定平均必要量[2]	推奨量[2]	目安量[3]	耐容上限量[3]	推定平均必要量[2]	推奨量[2]	目安量[3]	耐容上限量[3]
0〜5（月）	—	—	300	600	—	—	300	600
6〜11（月）	—	—	400	600	—	—	400	600
1〜2（歳）	300	400	—	600	250	350	—	600
3〜5（歳）	350	500	—	700	350	500	—	700
6〜7（歳）	300	400	—	950	300	400	—	950
8〜9（歳）	350	500	—	1,200	350	500	—	1,200
10〜11（歳）	450	600	—	1,500	400	600	—	1,500
12〜14（歳）	550	800	—	2,100	500	700	—	2,100
15〜17（歳）	650	900	—	2,600	500	650	—	2,600
18〜29（歳）	600	850	—	2,700	450	650	—	2,700
30〜49（歳）	650	900	—	2,700	500	700	—	2,700
50〜64（歳）	650	900	—	2,700	500	700	—	2,700
65〜74（歳）	600	850	—	2,700	500	700	—	2,700
75以上（歳）	550	800	—	2,700	450	650	—	2,700
妊婦（付加量）初期					+0	+0	—	—
中期					+0	+0	—	—
後期					+60	+80	—	—
授乳婦（付加量）					+300	+450	—	—

1 レチノール活性当量（μgRAE）＝レチノール（μg）＋β-カロテン（μg）×1/12＋α-カロテン（μg）×1/24＋β-クリプトキサンチン（μg）×1/24＋その他のプロビタミンAカロテノイド（μg）×1/24
2 プロビタミンAカロテノイドを含む。
3 プロビタミンAカロテノイドを含まない。

ビタミンD（μg/日）[1]・ビタミンE（mg/日）[1]・ビタミンK（μg/日）

性別	ビタミンD 男性		ビタミンD 女性		ビタミンE 男性		ビタミンE 女性		ビタミンK 男性	ビタミンK 女性
年齢等	目安量	耐容上限量	目安量	耐容上限量	目安量	耐容上限量	目安量	耐容上限量	目安量	目安量
0〜5（月）	5.0	25	5.0	25	3.0	—	3.0	—	4	4
6〜11（月）	5.0	25	5.0	25	4.0	—	4.0	—	7	7
1〜2（歳）	3.0	20	3.5	20	3.0	150	3.0	150	50	60
3〜5（歳）	3.5	30	4.0	30	4.0	200	4.0	200	60	70
6〜7（歳）	4.5	30	5.0	30	5.0	300	5.0	300	80	90
8〜9（歳）	5.0	40	6.0	40	5.0	350	5.0	350	90	110
10〜11（歳）	6.5	60	8.0	60	5.5	450	5.5	450	110	130
12〜14（歳）	8.0	80	9.5	80	6.5	650	6.0	600	140	150
15〜17（歳）	9.0	90	9.0	90	7.0	750	5.5	650	160	150
18〜29（歳）	9.0	100	9.0	100	6.0	850	5.0	650	150	150
30〜49（歳）	9.0	100	9.0	100	6.0	900	5.5	700	150	150
50〜64（歳）	9.0	100	9.0	100	7.0	850	6.0	700	150	150
65〜74（歳）	9.0	100	9.0	100	7.0	850	6.5	650	150	150
75以上（歳）	9.0	100	9.0	100	6.5	750	6.5	650	150	150
妊婦			9.0	—			6.5	—		150
授乳婦			9.0	—			7.0	—		150

1 日照により皮膚でビタミンDが産生されることを踏まえ、フレイル予防を図る者はもとより、全年齢区分を通じて、日常生活において可能な範囲内での適度な日光浴を心掛けるとともに、ビタミンDの摂取については、日照時間を考慮に入れることが重要である。

1 α-トコフェロールについて算定した。α-トコフェロール以外のビタミンEは含まない。

水溶性ビタミン

ビタミンB1 (mg/日)[1][2]

性別	男性			女性		
年齢等	推定平均必要量	推奨量	目安量	推定平均必要量	推奨量	目安量
0〜5（月）	—	—	0.1	—	—	0.1
6〜11（月）	—	—	0.2	—	—	0.2
1〜2（歳）	0.4	0.5	—	0.4	0.5	—
3〜5（歳）	0.6	0.7	—	0.6	0.7	—
6〜7（歳）	0.7	0.8	—	0.7	0.8	—
8〜9（歳）	0.8	1.0	—	0.8	0.9	—
10〜11（歳）	1.0	1.2	—	0.9	1.1	—
12〜14（歳）	1.2	1.4	—	1.1	1.3	—
15〜17（歳）	1.3	1.5	—	1.0	1.2	—
18〜29（歳）	1.2	1.4	—	0.9	1.1	—
30〜49（歳）	1.2	1.4	—	0.9	1.1	—
50〜64（歳）	1.1	1.3	—	0.9	1.1	—
65〜74（歳）	1.1	1.3	—	0.9	1.1	—
75以上（歳）	1.0	1.2	—	0.8	0.9	—
妊　婦（付加量）				+0.2	+0.2	—
授乳婦（付加量）				+0.2	+0.2	—

1 チアミン塩化物塩酸塩（分子量＝337.3）相当量として示した。
2 身体活動レベルⅡ（ふつう）の推定エネルギー必要量を用いて算定した。
特記事項：推定平均必要量は、ビタミンB1の欠乏症である脚気を予防するに足る最小必要量からではなく、尿中にビタミンB1の排泄量が増大し始める摂取量（体内飽和量）から算定。

ビタミンB2 (mg/日)[1]

性別	男性			女性		
年齢等	推定平均必要量	推奨量	目安量	推定平均必要量	推奨量	目安量
0〜5（月）	—	—	0.3	—	—	0.3
6〜11（月）	—	—	0.4	—	—	0.4
1〜2（歳）	0.5	0.6	—	0.5	0.5	—
3〜5（歳）	0.7	0.8	—	0.6	0.8	—
6〜7（歳）	0.8	0.9	—	0.7	0.9	—
8〜9（歳）	0.9	1.1	—	0.9	1.0	—
10〜11（歳）	1.1	1.4	—	1.0	1.3	—
12〜14（歳）	1.3	1.6	—	1.2	1.4	—
15〜17（歳）	1.4	1.7	—	1.2	1.4	—
18〜29（歳）	1.3	1.6	—	1.0	1.2	—
30〜49（歳）	1.3	1.6	—	1.0	1.2	—
50〜64（歳）	1.2	1.5	—	1.0	1.2	—
65〜74（歳）	1.2	1.5	—	1.0	1.2	—
75以上（歳）	1.1	1.3	—	0.9	1.0	—
妊　婦（付加量）				+0.2	+0.3	—
授乳婦（付加量）				+0.5	+0.6	—

1 身体活動レベルⅡ（ふつう）の推定エネルギー必要量を用いて算定した。
特記事項：推定平均必要量は、ビタミンB2の欠乏症である口内炎、口角炎、舌炎などの皮膚炎を予防するに足る最小量からではなく、尿中にビタミンB2の排泄量が増大し始める摂取量（体内飽和量）から算定。

ナイアシン (mgNE/日)[1][2]

性別	男性				女性			
年齢等	推定平均必要量	推奨量	目安量	耐容上限量[3]	推定平均必要量	推奨量	目安量	耐容上限量[3]
0〜5（月）[4]	—	—	2	—	—	—	2	—
6〜11（月）	—	—	3	—	—	—	3	—
1〜2（歳）	5	6	—	60(15)	4	5	—	60(15)
3〜5（歳）	6	8	—	80(20)	6	7	—	80(20)
6〜7（歳）	7	9	—	100(30)	7	8	—	100(30)
8〜9（歳）	9	11	—	150(35)	8	10	—	150(35)
10〜11（歳）	11	13	—	200(45)	10	10	—	150(45)
12〜14（歳）	12	15	—	250(60)	12	14	—	250(60)
15〜17（歳）	14	17	—	300(70)	11	13	—	250(65)
18〜29（歳）	13	15	—	300(80)	9	11	—	250(65)
30〜49（歳）	13	15	—	350(85)	10	12	—	250(65)
50〜64（歳）	12	14	—	350(85)	9	11	—	250(65)
65〜74（歳）	12	14	—	300(80)	9	11	—	250(65)
75以上（歳）	11	13	—	300(75)	9	10	—	250(60)
妊　婦（付加量）					+0	+0	—	—
授乳婦（付加量）					+3	+3	—	—

1 ナイアシン当量（NE）＝ナイアシン＋1/60トリプトファンで示した。
2 身体活動レベルⅡ（ふつう）の推定エネルギー必要量を用いて算定した。
3 ニコチンアミドの重量（mg/日）、（ ）内はニコチン酸の重量（mg/日）。
4 単位はmg/日。

ビタミンB6 (mg/日)[1]

性別	男性				女性			
年齢等	推定平均必要量	推奨量	目安量	耐容上限量[2]	推定平均必要量	推奨量	目安量	耐容上限量[2]
0〜5（月）	—	—	0.2	—	—	—	0.2	—
6〜11（月）	—	—	0.3	—	—	—	0.3	—
1〜2（歳）	0.4	0.5	—	10	0.4	0.5	—	10
3〜5（歳）	0.5	0.6	—	15	0.5	0.6	—	15
6〜7（歳）	0.7	0.8	—	20	0.6	0.7	—	20
8〜9（歳）	0.8	0.9	—	25	0.8	0.9	—	25
10〜11（歳）	1.0	1.1	—	30	1.0	1.1	—	30
12〜14（歳）	1.2	1.4	—	40	1.0	1.3	—	40
15〜17（歳）	1.2	1.5	—	50	1.0	1.3	—	45
18〜29（歳）	1.1	1.4	—	55	1.0	1.1	—	45
30〜49（歳）	1.1	1.4	—	60	1.0	1.1	—	45
50〜64（歳）	1.1	1.4	—	55	1.0	1.1	—	45
65〜74（歳）	1.1	1.4	—	50	1.0	1.1	—	40
75以上（歳）	1.1	1.4	—	50	1.0	1.1	—	40
妊　婦（付加量）					+0.2	+0.2	—	—
授乳婦（付加量）					+0.3	+0.3	—	—

1 たんぱく質の推奨量を用いて算定した（妊婦・授乳婦の付加量は除く）。
2 ピリドキシン（分子量＝169.2）相当量として示した。

葉酸（µg/日）[1]

性別	男性				女性			
年齢等	推定平均必要量	推奨量	目安量	耐容上限量[2]	推定平均必要量	推奨量	目安量	耐容上限量[2]
0〜5（月）	—	—	40	—	—	—	40	—
6〜11（月）	—	—	70	—	—	—	70	—
1〜2（歳）	70	90	—	200	70	90	—	200
3〜5（歳）	80	100	—	300	80	100	—	300
6〜7（歳）	110	130	—	400	110	130	—	400
8〜9（歳）	130	150	—	500	130	150	—	500
10〜11（歳）	150	180	—	700	150	180	—	700
12〜14（歳）	190	230	—	900	190	230	—	900
15〜17（歳）	200	240	—	900	200	240	—	900
18〜29（歳）	200	240	—	900	200	240	—	900
30〜49（歳）	200	240	—	1,000	200	240	—	1,000
50〜64（歳）	200	240	—	1,000	200	240	—	1,000
65〜74（歳）	200	240	—	900	200	240	—	900
75以上（歳）	200	240	—	900	200	240	—	900
妊婦（付加量）[3]初期					＋0	＋0	—	—
中期・後期					＋200	＋240	—	—
授乳婦（付加量）					＋80	＋100	—	—

1 葉酸（プテロイルモノグルタミン酸、分子量=441.4）相当量として示した。
2 通常の食品以外の食品に含まれる葉酸に適用する。
3 妊娠を計画している女性、妊娠の可能性がある女性及び妊娠初期の妊婦は、胎児の神経管閉鎖障害のリスク低減のために、通常の食品以外の食品に含まれる葉酸を400µg/日摂取することが望まれる。

ビタミンC（mg/日）[1]

性別	男性			女性		
年齢等	推定平均必要量	推奨量	目安量	推定平均必要量	推奨量	目安量
0〜5（月）	—	—	40	—	—	40
6〜11（月）	—	—	40	—	—	40
1〜2（歳）	30	35	—	30	35	—
3〜5（歳）	35	40	—	35	40	—
6〜7（歳）	40	50	—	40	50	—
8〜9（歳）	50	60	—	50	60	—
10〜11（歳）	60	70	—	60	70	—
12〜14（歳）	75	90	—	75	90	—
15〜17（歳）	80	100	—	80	100	—
18〜29（歳）	80	100	—	80	100	—
30〜49（歳）	80	100	—	80	100	—
50〜64（歳）	80	100	—	80	100	—
65〜74（歳）	80	100	—	80	100	—
75以上（歳）	80	100	—	80	100	—
妊婦（付加量）				＋10	＋10	—
授乳婦（付加量）				＋40	＋45	—

1 L-アスコルビン酸（分子量=176.1）相当量として示した。
特記事項：推定平均必要量は、ビタミンCの欠乏症である壊血病を予防するに足る最小量からではなく、良好な心臓血管系の疾病予防効果及びビタミンCの十分な栄養状態の確実な維持の観点から算定。

ビタミンB12（µg/日）[1]

性別	男性	女性
年齢等	目安量	目安量
0〜5（月）	0.4	0.4
6〜11（月）	0.9	0.9
1〜2（歳）	1.5	1.5
3〜5（歳）	1.5	1.5
6〜7（歳）	2.0	2.0
8〜9（歳）	2.5	2.5
10〜11（歳）	3.0	3.0
12〜14（歳）	4.0	4.0
15〜17（歳）	4.0	4.0
18〜29（歳）	4.0	4.0
30〜49（歳）	4.0	4.0
50〜64（歳）	4.0	4.0
65〜74（歳）	4.0	4.0
75以上（歳）	4.0	4.0
妊婦		4.0
授乳婦		4.0

1 シアノコバラミン（分子量=1,355.4）相当量として示した。

パントテン酸（mg/日）

性別	男性	女性
年齢等	目安量	目安量
0〜5（月）	4	4
6〜11（月）	3	3
1〜2（歳）	3	3
3〜5（歳）	4	4
6〜7（歳）	5	5
8〜9（歳）	6	5
10〜11（歳）	6	6
12〜14（歳）	7	6
15〜17（歳）	6	5
18〜29（歳）	5	5
30〜49（歳）	5	5
50〜64（歳）	6	5
65〜74（歳）	6	5
75以上（歳）	6	5
妊婦		5
授乳婦		6

ビオチン（µg/日）

性別	男性	女性
年齢等	目安量	目安量
0〜5（月）	4	4
6〜11（月）	10	10
1〜2（歳）	20	20
3〜5（歳）	20	20
6〜7（歳）	30	30
8〜9（歳）	30	30
10〜11（歳）	40	40
12〜14（歳）	50	50
15〜17（歳）	50	50
18〜29（歳）	50	50
30〜49（歳）	50	50
50〜64（歳）	50	50
65〜74（歳）	50	50
75以上（歳）	50	50
妊婦		50
授乳婦		50

多量ミネラル

ナトリウム（mg/日、（　）は食塩相当量［g/日］）[1]

性別	男性			女性		
年齢等	推定平均必要量	目安量	目標量	推定平均必要量	目安量	目標量
0～5（月）	―	100（0.3）	―	―	100（0.3）	―
6～11（月）	―	600（1.5）	―	―	600（1.5）	―
1～2（歳）	―	―	（3.0未満）	―	―	（3.0未満）
3～5（歳）	―	―	（3.5未満）	―	―	（3.5未満）
6～7（歳）	―	―	（4.5未満）	―	―	（4.5未満）
8～9（歳）	―	―	（5.0未満）	―	―	（5.0未満）
10～11（歳）	―	―	（6.0未満）	―	―	（6.0未満）
12～14（歳）	―	―	（7.0未満）	―	―	（6.5未満）
15～17（歳）	―	―	（7.5未満）	―	―	（6.5未満）
18～29（歳）	600（1.5）	―	（7.5未満）	600（1.5）	―	（6.5未満）
30～49（歳）	600（1.5）	―	（7.5未満）	600（1.5）	―	（6.5未満）
50～64（歳）	600（1.5）	―	（7.5未満）	600（1.5）	―	（6.5未満）
65～74（歳）	600（1.5）	―	（7.5未満）	600（1.5）	―	（6.5未満）
75以上（歳）	600（1.5）	―	（7.5未満）	600（1.5）	―	（6.5未満）
妊婦				600（1.5）	―	（6.5未満）
授乳婦				600（1.5）	―	（6.5未満）

1 高血圧及び慢性腎臓病（CKD）の重症化予防のための食塩相当量の量は、男女とも6.0g/日未満とした。

カリウム（mg/日）

性別	男性		女性	
年齢等	目安量	目標量	目安量	目標量
0～5（月）	400	―	400	―
6～11（月）	700	―	700	―
1～2（歳）	900	―	900	―
3～5（歳）	1,000	1,400以上	1,000	1,400以上
6～7（歳）	1,300	1,800以上	1,200	1,800以上
8～9（歳）	1,500	2,000以上	1,500	2,000以上
10～11（歳）	1,800	2,200以上	1,800	2,000以上
12～14（歳）	2,300	2,400以上	1,900	2,400以上
15～17（歳）	2,700	3,000以上	2,000	2,600以上
18～29（歳）	2,500	3,000以上	2,000	2,600以上
30～49（歳）	2,500	3,000以上	2,000	2,600以上
50～64（歳）	2,500	3,000以上	2,000	2,600以上
65～74（歳）	2,500	3,000以上	2,000	2,600以上
75以上（歳）	2,500	3,000以上	2,000	2,600以上
妊婦			2,000	2,600以上
授乳婦			2,200	2,600以上

カルシウム（mg/日）

性別	男性				女性			
年齢等	推定平均必要量	推奨量	目安量	耐容上限量	推定平均必要量	推奨量	目安量	耐容上限量
0～5（月）	―	―	200	―	―	―	200	―
6～11（月）	―	―	250	―	―	―	250	―
1～2（歳）	350	450	―	―	350	400	―	―
3～5（歳）	500	600	―	―	450	550	―	―
6～7（歳）	500	600	―	―	450	550	―	―
8～9（歳）	550	650	―	―	600	750	―	―
10～11（歳）	600	700	―	―	600	750	―	―
12～14（歳）	850	1,000	―	―	700	800	―	―
15～17（歳）	650	800	―	―	550	650	―	―
18～29（歳）	650	800	―	2,500	550	650	―	2,500
30～49（歳）	600	750	―	2,500	550	650	―	2,500
50～64（歳）	600	750	―	2,500	550	650	―	2,500
65～74（歳）	600	750	―	2,500	550	650	―	2,500
75以上（歳）	600	700	―	2,500	500	600	―	2,500
妊婦（付加量）					+0	+0	―	―
授乳婦（付加量）					+0	+0	―	―

マグネシウム（mg/日）

性別	男性				女性			
年齢等	推定平均必要量	推奨量	目安量	耐容上限量[1]	推定平均必要量	推奨量	目安量	耐容上限量[1]
0～5（月）	―	―	20	―	―	―	20	―
6～11（月）	―	―	60	―	―	―	60	―
1～2（歳）	60	70	―	―	60	70	―	―
3～5（歳）	80	100	―	―	80	100	―	―
6～7（歳）	110	130	―	―	110	130	―	―
8～9（歳）	140	170	―	―	140	160	―	―
10～11（歳）	180	210	―	―	180	220	―	―
12～14（歳）	250	290	―	―	240	290	―	―
15～17（歳）	300	360	―	―	260	310	―	―
18～29（歳）	280	340	―	―	230	270	―	―
30～49（歳）	310	370	―	―	240	290	―	―
50～64（歳）	310	370	―	―	240	290	―	―
65～74（歳）	290	350	―	―	230	280	―	―
75以上（歳）	270	320	―	―	220	260	―	―
妊婦（付加量）					+30	+40	―	―
授乳婦（付加量）					+0	+0	―	―

1 通常の食品以外からの摂取量の耐容上限量は、成人の場合350mg/日、小児では5mg/kg体重/日とした。それ以外の通常の食品からの摂取の場合、耐容上限量は設定しない。

リン（mg/日）

性別	男性		女性	
年齢等	目安量	耐容上限量	目安量	耐容上限量
0～5（月）	120	―	120	―
6～11（月）	260	―	260	―
1～2（歳）	500	―	500	―
3～5（歳）	700	―	700	―
6～7（歳）	900	―	800	―
8～9（歳）	1,000	―	1,000	―
10～11（歳）	1,100	―	1,000	―
12～14（歳）	1,200	―	1,000	―
15～17（歳）	1,200	―	900	―
18～29（歳）	1,000	3,000	800	3,000
30～49（歳）	1,000	3,000	800	3,000
50～64（歳）	1,000	3,000	800	3,000
65～74（歳）	1,000	3,000	800	3,000
75以上（歳）	1,000	3,000	800	3,000
妊婦			800	―
授乳婦			800	―

微量ミネラル

鉄 (mg/日)

性別	男性				女性					
					月経なし		月経あり			
年齢等	推定平均必要量	推奨量	目安量	耐容上限量	推定平均必要量	推奨量	推定平均必要量	推奨量	目安量	耐容上限量
0～5(月)	—	—	0.5	—	—	—	—	—	0.5	—
6～11(月)	3.5	5.0	—	—	3.5	4.5	—	—	—	—
1～2(歳)	3.0	4.5	—	25	3.0	4.5	—	—	—	20
3～5(歳)	4.0	5.5	—	25	4.0	5.5	—	—	—	25
6～7(歳)	5.0	5.5	—	30	4.5	5.5	—	—	—	30
8～9(歳)	6.0	7.0	—	35	6.0	7.5	—	—	—	35
10～11(歳)	7.0	8.5	—	35	7.0	8.5	10.0	12.0	—	35
12～14(歳)	8.0	10.0	—	40	7.0	8.5	10.0	12.0	—	40
15～17(歳)	8.0	10.0	—	50	5.5	7.0	8.5	10.5	—	40
18～29(歳)	6.5	7.5	—	50	5.5	6.5	8.5	10.5	—	40
30～49(歳)	6.5	7.5	—	50	5.5	6.5	9.0	10.5	—	40
50～64(歳)	6.5	7.5	—	50	5.5	6.5	9.0	11.0	—	40
65～74(歳)	6.0	7.5	—	50	5.0	6.0	—	—	—	40
75以上(歳)	6.0	7.0	—	50	5.0	6.0	—	—	—	40
妊婦（付加量）初期					+2.0	+2.5				
中期・後期（付加量）					+8.0	+9.5				
授乳婦（付加量）					+2.0	+2.5				

亜鉛 (mg/日)

性別	男性				女性			
年齢等	推定平均必要量	推奨量	目安量	耐容上限量	推定平均必要量	推奨量	目安量	耐容上限量
0～5(月)	—	—	1.5	—	—	—	1.5	—
6～11(月)	—	—	2.0	—	—	—	2.0	—
1～2(歳)	2.5	3.5	—	—	2.0	3.0	—	—
3～5(歳)	3.0	4.0	—	—	2.5	3.5	—	—
6～7(歳)	3.5	5.0	—	—	3.0	4.5	—	—
8～9(歳)	4.0	5.5	—	—	4.0	5.5	—	—
10～11(歳)	5.5	8.0	—	—	5.5	7.5	—	—
12～14(歳)	7.0	8.5	—	—	6.5	8.5	—	—
15～17(歳)	8.5	10.0	—	—	6.0	8.0	—	—
18～29(歳)	8.0	9.5	—	40	6.0	8.0	—	35
30～49(歳)	8.0	9.5	—	45	6.5	8.0	—	35
50～64(歳)	8.0	9.5	—	45	6.5	8.0	—	35
65～74(歳)	7.5	9.0	—	45	6.5	8.0	—	35
75以上(歳)	7.5	9.0	—	40	6.0	7.0	—	35
妊婦（付加量）					+2.0	+2.0		
授乳婦（付加量）					+2.5	+3.0		

銅 (mg/日)

性別	男性				女性			
年齢等	推定平均必要量	推奨量	目安量	耐容上限量	推定平均必要量	推奨量	目安量	耐容上限量
0～5(月)	—	—	0.3	—	—	—	0.3	—
6～11(月)	—	—	0.4	—	—	—	0.4	—
1～2(歳)	0.3	0.3	—	—	0.2	0.3	—	—
3～5(歳)	0.3	0.4	—	—	0.3	0.3	—	—
6～7(歳)	0.4	0.4	—	—	0.4	0.4	—	—
8～9(歳)	0.4	0.5	—	—	0.4	0.5	—	—
10～11(歳)	0.5	0.6	—	—	0.5	0.6	—	—
12～14(歳)	0.7	0.8	—	—	0.6	0.8	—	—
15～17(歳)	0.8	0.9	—	—	0.6	0.7	—	—
18～29(歳)	0.7	0.9	—	7	0.6	0.7	—	7
30～49(歳)	0.8	0.9	—	7	0.6	0.7	—	7
50～64(歳)	0.7	0.9	—	7	0.6	0.7	—	7
65～74(歳)	0.7	0.8	—	7	0.6	0.7	—	7
75以上(歳)	0.7	0.8	—	7	0.6	0.7	—	7
妊婦（付加量）					+0.1	+0.1		
授乳婦（付加量）					+0.5	+0.6		

マンガン (mg/日)

性別	男性		女性	
年齢等	目安量	耐容上限量	目安量	耐容上限量
0～5(月)	0.01	—	0.01	—
6～11(月)	0.5	—	0.5	—
1～2(歳)	1.5	—	1.5	—
3～5(歳)	2.0	—	2.0	—
6～7(歳)	2.0	—	2.0	—
8～9(歳)	2.5	—	2.5	—
10～11(歳)	3.0	—	3.0	—
12～14(歳)	3.5	—	3.0	—
15～17(歳)	3.5	11	3.0	11
18～29(歳)	3.5	11	3.0	11
30～49(歳)	3.5	11	3.0	11
50～64(歳)	3.5	11	3.0	11
65～74(歳)	3.5	11	3.0	11
75以上(歳)	3.5	11	3.0	11
妊婦			3.0	—
授乳婦			3.0	—

ヨウ素 (μg/日)

性別	男性				女性			
年齢等	推定平均必要量	推奨量	目安量	耐容上限量	推定平均必要量	推奨量	目安量	耐容上限量
0～5 (月)	—	—	100	250	—	—	100	250
6～11 (月)	—	—	130	350	—	—	130	350
1～2 (歳)	35	50	—	600	35	50	—	600
3～5 (歳)	40	60	—	900	40	60	—	900
6～7 (歳)	55	75	—	1,200	55	75	—	1,200
8～9 (歳)	65	90	—	1,500	65	90	—	1,500
10～11 (歳)	75	110	—	2,000	75	110	—	2,000
12～14 (歳)	100	140	—	2,500	100	140	—	2,500
15～17 (歳)	100	140	—	3,000	100	140	—	3,000
18～29 (歳)	100	140	—	3,000	100	140	—	3,000
30～49 (歳)	100	140	—	3,000	100	140	—	3,000
50～64 (歳)	100	140	—	3,000	100	140	—	3,000
65～74 (歳)	100	140	—	3,000	100	140	—	3,000
75 以上 (歳)	100	140	—	3,000	100	140	—	3,000
妊 婦 (付加量)					+75	+110	—	—[1]
授乳婦 (付加量)					+100	+140	—	—[1]

1 妊婦及び授乳婦の耐容上限量は、2,000μg/日とした。

セレン (μg/日)

性別	男性				女性			
年齢等	推定平均必要量	推奨量	目安量	耐容上限量	推定平均必要量	推奨量	目安量	耐容上限量
0～5 (月)	—	—	15	—	—	—	15	—
6～11 (月)	—	—	15	—	—	—	15	—
1～2 (歳)	10	10	—	100	10	10	—	100
3～5 (歳)	10	15	—	100	10	10	—	100
6～7 (歳)	15	15	—	150	15	15	—	150
8～9 (歳)	15	20	—	200	15	20	—	200
10～11 (歳)	20	25	—	250	20	25	—	250
12～14 (歳)	25	30	—	350	25	30	—	300
15～17 (歳)	30	35	—	400	20	25	—	350
18～29 (歳)	25	30	—	450	20	25	—	350
30～49 (歳)	25	30	—	450	20	25	—	350
50～64 (歳)	25	30	—	450	20	25	—	350
65～74 (歳)	25	30	—	450	20	25	—	350
75 以上 (歳)	25	30	—	400	20	25	—	350
妊 婦 (付加量)					+5	+5	—	—
授乳婦 (付加量)					+15	+20	—	—

クロム (μg/日)

性別	男性		女性	
年齢等	目安量	耐容上限量	目安量	耐容上限量
0～5 (月)	0.8	—	0.8	—
6～11 (月)	1.0	—	1.0	—
1～2 (歳)	—	—	—	—
3～5 (歳)	—	—	—	—
6～7 (歳)	—	—	—	—
8～9 (歳)	—	—	—	—
10～11 (歳)	—	—	—	—
12～14 (歳)	—	—	—	—
15～17 (歳)	—	—	—	—
18～29 (歳)	10	500	10	500
30～49 (歳)	10	500	10	500
50～64 (歳)	10	500	10	500
65～74 (歳)	10	500	10	500
75 以上 (歳)	10	500	10	500
妊 婦			10	—
授乳婦			10	—

モリブデン (μg/日)

性別	男性				女性			
年齢等	推定平均必要量	推奨量	目安量	耐容上限量	推定平均必要量	推奨量	目安量	耐容上限量
0～5 (月)	—	—	2.5	—	—	—	2.5	—
6～11 (月)	—	—	3.0	—	—	—	3.0	—
1～2 (歳)	10	10	—	—	10	10	—	—
3～5 (歳)	10	10	—	—	10	10	—	—
6～7 (歳)	10	15	—	—	10	15	—	—
8～9 (歳)	15	20	—	—	15	15	—	—
10～11 (歳)	15	25	—	—	15	20	—	—
12～14 (歳)	20	30	—	—	20	25	—	—
15～17 (歳)	25	30	—	—	20	25	—	—
18～29 (歳)	20	30	—	600	20	25	—	500
30～49 (歳)	25	30	—	600	25	30	—	500
50～64 (歳)	25	30	—	600	25	30	—	500
65～74 (歳)	20	30	—	600	20	25	—	500
75 以上 (歳)	20	25	—	600	20	25	—	500
妊 婦 (付加量)					+0	+0	—	—
授乳婦 (付加量)					+3	+3.5	—	—

259

索引

欧　文

AC	10
ACTH	229
ADH	230
ADL	179, 196, 206
AMA	10, 197
AMC	10, 197
ATP	200
ATP-CrP系（エネルギー）	200
BIA	8
BMI	
7, 23, 27, 37, 69, 114, 154, 155, 183	
BMIの分布	34
CKD	169
CRH	229
DXA	8, 9
EPOC（エネルギー）	203
FAT	215
IgG	10, 84, 116
PAL	118
PDCAサイクル	4, 20, 28
PEM	186
PFC比	213
QOL	1, 186, 206
REDs	216
RTP	11, 128
SGA	2
TSF	10, 197
WBGT	237

あ・い・う

アクティブガイド	208
アディポシティリバウンド	131
アデノシン5'-三リン酸	200
アドレナリン	229
アルコール性肝疾患	170
アルツハイマー型	190
アルブミン	10, 128, 142, 164
アンドロゲン	117
育児用ミルク	99
移行乳	55, 96
萎縮性胃炎	178
胃食道逆流症	178
溢乳	82
一般型（発育パターン）	80
遺伝子	175
飲酒	
（妊娠期）	72
（授乳期）	73
（思春期）	151
（成人期）	158

インスリン	166
インスリン抵抗性	
52, 130, 167, 168, 181	
ウォーターローディング	217
う歯	
（成長期）	115
（幼児期）	131
（学童期）	140
宇宙酔い	242
うつ病	230
運動（妊娠期）	72
運動機能の発達（成長期）	116
運動習慣（成人期）	159
運動性貧血	210
運動のデメリット	207
運動のメリット	205
運動誘発性アナフィラキシー	207
運動誘発性食欲不振	220

え・お

永久歯	140
影響評価（栄養ケア計画）	20
栄養アセスメント	2, 5
（妊娠期・授乳期）	64
（新生児期・乳児期）	93
（幼児期）	126
（学童期）	142
（思春期）	147
（成人期）	164
（高齢期）	195, 196
（運動・スポーツ）	207, 212
栄養アセスメント・モニタリングの	
様式例	19
栄養教育（栄養ケア計画）	3, 16
栄養教諭	140, 142
栄養ケア	
（妊娠期・授乳期）	64
（新生児期・乳児期）	96
（幼児期）	129
（学童期）	145
（思春期）	148
（成人期）	166
（高齢期）	198
（多領域）	17, 199
（運動・スポーツ）	213
（ストレス）	227
（高温環境）	235
（低温環境）	239
（高圧環境）	241
（低圧環境）	242
（無重力環境）	243

——計画	3, 15, 16, 17
栄養ケア・マネジメント	1
栄養障害	6, 14
栄養スクリーニング	2, 195
栄養の支援（災害時）	245
栄養補給	
（栄養ケア計画）	3, 16
（高齢期）	198
栄養補助食品	221
液性免疫機能（高齢期）	180
エクササイズ	208
エストロゲン	47, 117, 160, 161
n-3系脂肪酸	
（食事摂取基準）	40
（妊婦・授乳婦）	59
（乳児期）	87
（小児期）	120
n-6系脂肪酸	
（食事摂取基準）	40
（妊婦・授乳婦）	59
（乳児期）	87
（小児期）	120
エネルギー（食事摂取基準）	23, 36,
86, 118, 156, 183	
エネルギー供給源（運動・スポーツ）	
202	
エネルギー産生栄養素バランス	
41, 156	
エネルギー収支バランス	36
エネルギー消費量	36
エネルギー摂取量	36, 156
エネルギー蓄積量	56, 118
エビデンスレベル（食事摂取基準）	
32	
エルゴジェニック	222
嚥下（新生児期・乳児期）	81
嚥下障害	193, 195
オーラルフレイル	188
黄体形成ホルモン	50
黄体ホルモン	47, 117, 160
黄疸（乳児）	91, 99
オキシトシン	55

か・き

介護保険制度	182
概日リズム	223, 225, 226
カウプ指数	7, 114
（乳児期）	94
（幼児期）	128
過期産	49
学童期（区分）	112

索　引

過小申告 ・・・・・・・・・・・・・・・・・・ 12, 29
過食性障害 ・・・・・・・・・・・・・・ 148, 150
カゼイン ・・・・・・・・・・・・・・・・・・・・・・ 96
過体重（乳児期）・・・・・・・・・・・・・・ 90
過大申告 ・・・・・・・・・・・・・・・・・・・・・・ 29
学校給食 ・・・・・・・・・・・・・・・・・・・ 140
学校給食法 ・・・・・・・・・・・・・・・・・ 140
活性酸素 ・・・・・・・・・・・・・・・・・・・ 175
活性酸素除去 ・・・・・・・・・・・・・・・ 231
過程評価（栄養ケア計画）・・・・・・ 20
カフェイン
　（妊娠期）・・・・・・・・・・・・・・・・・・ 72
　（授乳期）・・・・・・・・・・・・・・・・・・ 73
間食
　（幼児期）・・・・・・・・・・・・・・・・ 124
　（う歯）・・・・・・・・・・・・・・・・・・ 132
　（学童期）・・・・・・・・・・・・・・・・ 139
感染防御能（母乳）・・・・・・・・・・・・ 96
肝臓（肝機能）・・・・・・・・・・ 165, 179
寒冷順化 ・・・・・・・・・・・・・・・・・・・ 239
飢餓 ・・・・・・・・・・・・・・・・・・・・・・・ 230
器質性便秘 ・・・・・・・・・・・・・・・・・・ 93
希釈性貧血 ・・・・・・・・・・・・・・・・・ 218
基準哺乳量 ・・・・・・・・・・・・・・・・・・ 84
基礎代謝（妊娠期）・・・・・・・・・・・・ 52
喫煙
　（妊娠期）・・・・・・・・・・・・・・・・・・ 72
　（授乳期）・・・・・・・・・・・・・・・・・・ 73
　（思春期）・・・・・・・・・・・・・・・・ 151
　（成人期）・・・・・・・・・・・・・・・・ 159
機能性便秘 ・・・・・・・・・・・・・・・・・・ 93
給食
　（保育所等）・・・・・・・・・・・・・・ 135
　（学校）・・・・・・・・・・・・・・・・・・ 140
急性高山病 ・・・・・・・・・・・・・・・・・ 241
急速代謝回転たんぱく質 ・・・・・ 11, 128
吸啜 ・・・・・・・・・・・・・・・・・・・・・・・・ 81
　　――刺激 ・・・・・・・・・・・・・・・・・・ 98
　　――反射 ・・・・・・・・・・・・・・・・・・ 81
共食 ・・・・・・・・・・・・・・・・・・・・・・・ 138
狭心症 ・・・・・・・・・・・・・・・・・・・・・ 169
虚血性心疾患 ・・・・・・・・・・・・・・・ 169
居宅療養管理指導 ・・・・・・・・・・・ 182
起立性調節障害 ・・・・・・・・・・・・・ 151
起立性低血圧 ・・・・・・・・・・・・・・・ 179
筋グリコーゲン（スポーツ選手）・・・ 215,
　219

く・け

グリコーゲンローディング ・・・・・・・ 215
グリセミックインデックス ・・・ 168, 219
クレアチニン身長係数 ・・・・・・・・・・ 11
クワシオルコル ・・・・・・・・・・・ 128, 129
経過記録（栄養ケア・マネジメント）
　・・・・・・・・・・・・・・・・・・・・・・・・・・ 21
経過評価（栄養ケア計画）・・・・・・ 20
経管栄養（新生児）・・・・・・・・・・・・ 90
警告反応期（ストレス）・・・・・・・・ 228

経済評価（栄養ケア計画）・・・・・・・ 20
血圧
　（学童期）・・・・・・・・・・・・・・・・ 144
　（成人期）・・・・・・・・・・・・・・・・ 155
　（高齢期）・・・・・・・・・・・・・・・・ 179
結果評価（栄養ケア計画）・・・・・・ 20
月経周期 ・・・・・・・・・・・・・・・・・・・・ 47
血清アルブミン
　（栄養状態）・・・・・・・・・・・・・・・・ 10
　（思春期）・・・・・・・・・・・・・・・・ 147
　（高齢期）・・・・・・・・・・・・・・・・ 186
血清コレステロール ・・・・・・・・・・・ 155
血清脂質（学童期）・・・・・・・・・・・ 143
血清総たんぱく質 ・・・・・・・・・・・・・ 10
　（幼児期）・・・・・・・・・・・・・・・・ 128
　（学童期）・・・・・・・・・・・・・・・・ 142
　（思春期）・・・・・・・・・・・・・・・・ 147
　（成人期）・・・・・・・・・・・・・・・・ 164
血清鉄（鉄欠乏）・・・・・・・・・・・・・ 12
血清トランスサイレチン ・・・・・・・・ 11
血清トランスフェリン ・・・・・・・・・・ 11
血清フェリチン
　（鉄欠乏）・・・・・・・・・・・・・・・・・・ 12
　（思春期）・・・・・・・・・・・・・・・・ 147
血清レチノール結合たんぱく質
　・・・・・・・・・・・・・・・・・・・・・・・・・・ 11
血糖（学童期）・・・・・・・・・・・・・・・ 144
ケトアシドーシス ・・・・・・・・・・・・ 230
減圧症 ・・・・・・・・・・・・・・・・・・・・・ 240
健康寿命 ・・・・・・・・・・・・・・・・・・・ 176
健康診査（妊娠期）・・・・・・・・・・・・ 71
健康づくりのための身体活動・運動ガイ
　ド2023 ・・・・・・・・・・・・・・・ 174, 208
健康日本21（第3次）・・・・・・・ 171, 208
原発性肥満 ・・・・・・・・・・・ 90, 130, 148
減量（スポーツ選手）・・・・・・・・・ 214

こ

高圧環境 ・・・・・・・・・・・・・・・・・・・ 240
高温環境 ・・・・・・・・・・・・・・・・・・・ 235
高温期（基礎体温）・・・・・・・・・・・・ 48
口渇中枢機能 ・・・・・・・・・・・・ 192, 195
後期高齢者（区分）・・・・・・・・・・・ 175
口腔機能の発達（成長期）・・・・・・ 114
高血圧
　（学童期）・・・・・・・・・・・・・ 144, 146
　（成人期）・・・・・・・・・・・・・・・・ 167
　（運動）・・・・・・・・・・・・・・・・・・ 205
恒常性の維持 ・・・・・・・・・・・・ 227, 233
高尿酸血症 ・・・・・・・・・・・・・・・・・ 169
更年期 ・・・・・・・・・・・・・・・・・・・・・ 160
　　――障害 ・・・・・・・・・・・・・・ 161, 170
高齢化率 ・・・・・・・・・・・・・・・・・・・ 176
高齢者（区分）・・・・・・・・・・・・・・・ 175
高齢者介護 ・・・・・・・・・・・・・・・・・ 181
高齢者世帯 ・・・・・・・・・・・・・・・・・ 181
誤嚥 ・・・・・・・・・・・・・・・・ 178, 191, 194
誤嚥性肺炎 ・・・・・・・・・・・・・・・・・ 191

こ食（個食，孤食）・・・・・・・・ 133, 138
個人差（高齢者）・・・・・・・・・・ 193, 198
骨格筋 ・・・・・・・・・・・・・・・・・・ 200, 214
　　――量 ・・・・・・・・・・・・・ 9, 116, 214
骨折（高齢者）・・・・・・・・・・・・ 180, 190
骨粗鬆症
　（思春期）・・・・・・・・・・・・・・・・ 150
　（成人期）・・・・・・・・・・・・・・ 165, 170
　（高齢期）・・・・・・・・・・・・・・ 180, 189
　（運動）・・・・・・・・・・・・・・・・・・ 206
　（スポーツ選手）・・・・・・・・・・・・ 215
骨代謝 ・・・・・・・・・・・ 122, 161, 165, 204
骨密度 ・・・・・・・・・・・・・・・・・ 165, 213
骨量
　・・・ 122, 138, 150, 161, 165, 180, 206
　　――維持 ・・・・・・・・・・・・・・・・・・ 44
ゴナドトロピン ・・・・・・・・・・・・ 47, 117
コレステロール（食事摂取基準）・・・ 40,
　166
混合栄養 ・・・・・・・・・・・・・・・・ 102, 108

さ

サーカディアンリズム ・・・・・・・・・・ 223
災害時 ・・・・・・・・・・・・・・・・・・ 111, 244
臍帯 ・・・・・・・・・・・・・・・・・・・・・・・・ 54
最大骨量 ・・・・・・・・・・・・・・・・ 150, 161
最大酸素摂取量 ・・・・・・・・・・ 179, 204
在宅患者訪問栄養食事指導 ・・・・ 182, 196
細胞性免疫機能（高齢者）・・・・・・ 180
サプリメント ・・・・・・・・・・・・・・・・・ 221
サルコペニア ・・・・・ 180, 185, 187, 206
酸化ストレス（運動）・・・・・・・・・・ 207
参照体位（食事摂取基準）・・・・・・ 27
産褥期 ・・・・・・・・・・・・・・・・・・・・・・ 72

し

時間栄養学 ・・・・・・・・・・・・・・・・・ 225
子宮 ・・・・・・・・・・・・・・・・・・・・・ 50, 72
脂質
　（食事摂取基準）・・・・・・・・・・・・ 39
　（妊婦・授乳婦）・・・・・・・・・・・・ 59
　（乳児期）・・・・・・・・・・・・・・・・・・ 87
　（小児期）・・・・・・・・・・・・・・・・ 119
脂質異常症 ・・・・・・・・・・・・・・ 143, 168
脂質代謝 ・・・・・・・・ 12, 160, 164, 181
　　――異常（運動）・・・・・・・・・・・ 205
思春期（区分）・・・・・・・・・・・・・・・ 112
システマティック・レビュー ・・・・・・ 22
自発性脱水 ・・・・・・・・・・・・・・・・・ 216
脂肪エネルギー比率 ・・・・・・・・・・・ 39
　（乳児期）・・・・・・・・・・・・・・・・・・ 87
終末殺菌法（授乳）・・・・・・・・・・・ 101
主観的包括的栄養アセスメント ・・・・・ 2
受精卵 ・・・・・・・・・・・・・・・・・・・・・・ 50
授乳 ・・・・・・・・・・・・・・・・・・・・・・・・ 72
　　――の支援 ・・・・・・・・・・・・・・・ 108
授乳・離乳の支援ガイド ・・・・・・ 73, 108
順化 ・・・・・・・・・・・・・・・・・・・・・・・ 233
消化・吸収機能（新生児期・乳児期）

261

索　引

………………………………… 83
消化性潰瘍 ……………………… 230
症候性肥満 ………… 90, 130, 148
小児生活習慣病 ………………… 130
小児メタボリックシンドローム
………………………… 144, 145
上腕筋囲，上腕筋面積 …… 10, 197
上腕三頭筋部皮下脂肪厚 …… 8, 197
上腕周囲長 ……………… 10, 197
食育 ……………………… 134, 140
食育推進基本計画 ………… 137, 142
食事改善（食事摂取基準）… 32, 34
食事記録法 ……………………… 13
食事摂取基準 …………………… 22
　（妊婦・授乳婦）……………… 56
　（新生児期・乳児期）………… 84
　（小児期）……………………… 118
　（成人期）……………………… 162
　（高齢期）……………………… 183
　（スポーツ選手）……………… 209
食事調査 …………… 12, 29, 198
食事バランスガイド …………… 172
食事評価 …………… 29, 32, 34
食習慣
　（幼児期）……………… 123, 125
　（学童期）……………………… 137
食事歴法 ………………………… 13
食生活
　（幼児期）……………………… 123
　（学童期）……………………… 137
　（思春期）……………………… 146
　（成人期）……………………… 156
　（高齢期）……………………… 193
食生活指針 ……………………… 172
褥瘡 ……………………………… 193
食品群別摂取状況 ……………… 158
食物アレルギー
　（乳児）………………………… 93
　（成長期）……………………… 134
　（運動誘発性）………………… 207
食物摂取頻度法 ………………… 13
食物繊維
　（食事摂取基準）……………… 40
　（妊婦・授乳婦）……………… 60
　（小児期）……………………… 120
　（成人期）……………………… 156
食欲低下（高齢期）……………… 193
食欲不振
　（妊娠期）……………………… 65
　（学童期）……………… 137, 139
　（運動）………………………… 220
除脂肪量 ………………………… 9
女性アスリートの三主徴 ……… 215
ショック相 ……………………… 228
初乳 ……………………… 55, 96
暑熱順化 ………………………… 235
自律授乳 ………………… 98, 101

自律哺乳 ………………………… 81
心筋梗塞 ………………………… 169
神経型（発育パターン）………… 80
神経管閉鎖障害 ………… 43, 62, 68
神経性過食症 …………… 148, 149
神経性やせ症 …………………… 148
人工栄養 ………………………… 99
新生児黄疸 ……………………… 91
新生児期 ………………………… 76
新生児メレナ …………………… 91
腎臓（腎機能）………… 77, 165, 179
身体活動レベル ………………… 118
　（高齢期）……………………… 184
身体計測 ………………………… 7
　（妊娠期）……………………… 71
　（新生児期・乳児期）………… 94
　（幼児期）……………………… 126
　（学童期）……………………… 144
　（思春期）……………………… 147
　（成人期）……………………… 166
　（高齢期）……………………… 197
身体所見 ………………………… 6
身体発育曲線 …………… 112, 114
身体バランス …………………… 80
身長
　（栄養状態評価）……………… 7
　（新生児期・乳児期）………… 78
　（成長期）……………………… 112
　（幼児期）……………………… 126
　（高齢期）……………………… 197
心不全（高齢期）………… 179, 192

す・せ・そ

推奨量 …………………………… 24
推定エネルギー必要量 ………… 37
　（妊婦）………………………… 56
　（授乳婦）……………………… 58
　（乳児期）……………………… 86
　（小児期）……………………… 118
　（スポーツ選手）……………… 209
推定平均必要量 ………………… 23
水分補給（運動）………………… 216
睡眠時間 ………………………… 159
スキャモンの発育パターン …… 80, 112
ストレス ………………………… 227
ストレッサー …………… 227, 233
スパート（思春期）……………… 147
スポーツ貧血 …………………… 217
生活習慣病 ……………… 138, 164
　──の食事療法 ……………… 167
　──の予防 …………… 22, 167
生活の質 ………………………… 1
正期産 …………………………… 49
性周期 …………………………… 47
成熟乳 …………………… 55, 96
生殖型（発育パターン）………… 80
成人期（区分）…………………… 154
性腺刺激ホルモン ……… 47, 117

性腺刺激ホルモン放出ホルモン
………………………… 47, 117
生体電気インピーダンス法 …… 8
生体リズム ……………… 223, 225
成長期 …………………………… 112
成長曲線 ………………………… 144
静的栄養アセスメント ………… 5
成乳 ……………………… 55, 96
青年期 …………………………… 154
生物時計 ………………………… 224
生理的黄疸（新生児）…………… 91
生理的体重減少（新生児）……… 77
赤血球産生障害 ………………… 143
赤血球数 ………………………… 12
　（幼児期）……………………… 128
　（学童期）……………………… 143
摂食嚥下 ………………………… 191
摂食障害 ………………………… 148
絶食 ……………………………… 230
前期高齢者（区分）……………… 175
先天性乳糖不耐症 ……………… 92
総合評価（栄養ケア計画）……… 20
早産 ……………………………… 49
増殖期 …………………………… 48
痩身傾向児 ……………………… 145
壮年期 …………………………… 154
増量（スポーツ選手）…………… 213
咀嚼障害 ………………… 193, 195

た

第一発育急進期 ………………… 113
体温調節 ……… 77, 233, 235, 238
体格 ……………………………… 27
　──指数 ……………………… 7
胎児循環 ………………………… 76
胎児の成長 ……………………… 54
胎児付属物 ……………………… 53
体脂肪 …………………………… 8
体重
　（栄養状態評価）……………… 7
　（新生児期・乳児期）………… 78
　（成長期）……………………… 112
　（幼児期）……………………… 126
　（高齢期）……………………… 197
　──減少率 …………… 8, 186
　──増加量（妊娠期）…… 53, 69
体水分量（新生児）……………… 76
体内時計 ………………… 224, 226
第二次性徴 ……………………… 117
第二発育急進期 ………… 113, 147
胎盤 ……………………………… 53
耐容上限量 ……………………… 25
脱水
　（乳児期）……………………… 91
　（幼児期）……………………… 131
　（高齢期）…… 179, 181, 192, 195
　（運動）………………………… 216
脱水症状（新生児）……………… 77

索　引

短期目標（栄養ケア計画）………… 15
単純性肥満 ………… 90, 130, 148
炭水化物（食事摂取基準）………… 40
男性ホルモン ……………………… 117
たんぱく質
　（食事摂取基準）………………… 37
　（妊婦・授乳婦）………………… 59
　（乳児期）………………………… 86
　（小児期）………………………… 119
　（高齢期）………………… 185, 198
　（ストレス）……………………… 231
　――摂取量（スポーツ選手）… 209
たんぱく質・エネルギー低栄養状態
………………………………………… 186
たんぱく質代謝 …… 10, 164, 180, 204

ち・つ・て・と

地域包括ケアシステム …………… 182
窒素出納 …………………………… 11
　――法 …………………………… 38
窒素麻酔（窒素酔い）……………… 240
着床 ………………………………… 49
中期目標（栄養ケア計画）………… 15
中年期 ……………………………… 154
長期目標（栄養ケア計画）………… 15
長鎖脂肪 …………………………… 115
朝食の欠食
　（幼児期）………………………… 133
　（学童期）………………………… 137
　（思春期）………………………… 152
　（生体リズム）…………………… 226
腸内細菌叢（乳児）………………… 83
痛風 ………………………………… 169
つわり（症状）……………… 51, 65
低圧環境 …………………………… 241
低栄養
　（幼児期）………………………… 129
　（高齢期）………… 186, 193, 195, 197
　（災害時）………………………… 245
低温環境 …………………………… 238
低温期（基礎体温）………………… 48
低カリウム血症 …………………… 181
抵抗期（ストレス）………………… 228
低出生体重児 ……………… 72, 89
低体重（乳児期）…………………… 90
低たんぱく血症（学童期）………… 142
低ナトリウム血症 ………………… 181
適応（環境）……………………… 233
鉄欠乏性貧血⇒貧血
転倒 ………………………… 180, 190
糖質代謝
　（糖尿病）………………………… 11
　（成人期）………………………… 164
　（高齢期）………………………… 181
　（運動）…………………………… 205
動的栄養アセスメント …………… 5, 11
糖尿病
　（学童期）………………… 144, 146

（成人期）……………… 155, 167, 168
糖尿病性網膜症 …………………… 193
動脈硬化（高齢期）………………… 179
特定健康診査，特定保健指導 …… 172
特発性乳児ビタミンK欠乏症 …… 91
時計遺伝子 ………………………… 225
トランスサイレチン ………… 11, 128
トランス脂肪酸 …………………… 39
トランスフェリン …………… 11, 128
とろみ調整食品 …………………… 194

な行

内臓脂肪型肥満 …………………… 166
内臓脂肪蓄積 ……………………… 9
二次性乳糖不耐症 ………………… 92
二次性肥満 ………………… 90, 130, 148
二重エネルギーX線吸収測定法 … 8
24時間思い出し法 ………………… 12
日間変動（食事摂取基準）………… 30
日常生活動作⇒ADL
日本食品標準成分表 ……………… 31
乳酸系（エネルギー）……………… 201
乳歯 ………………………… 82, 115
乳児期 ……………………………… 76
乳児下痢症 ………………………… 91
乳児ビタミンK欠乏症 …………… 99
乳児用調製液状乳 ………… 99, 246
乳糖 ………………………………… 96
乳糖不耐症（新生児・乳児）……… 92
乳房 ………………………………… 50
乳幼児身体発育値 ………………… 78
尿検査 ……………………………… 165
尿失禁 ……………………………… 179
尿たんぱく ……… 71, 129, 143, 165
尿中3-メチルヒスチジン ………… 11
尿中クレアチニン排泄量 ………… 11
尿糖 ……………… 71, 129, 143, 165
妊産婦のための食事バランスガイド
………………………………………… 69
妊産婦のための食生活指針 ……… 68
妊娠 ………………………………… 49
　――嘔吐 ………………………… 65
　――悪阻 ………………………… 65
　――高血圧症候群 ……………… 66
　――性貧血 ……………… 51, 64
　――糖尿病 ……………………… 65
妊娠期間（区分）…………… 49, 56
妊娠前からはじめる妊産婦のための
　　食生活指針 …………………… 68
認知症 ……………………………… 190
熱産生 ……………………………… 233
熱放散 ……………………………… 233
熱中症 ……………………… 216, 235
年齢区分（食事摂取基準）………… 27
脳血管疾患 ………………………… 169
脳梗塞 ……………………………… 169
脳出血 ……………………………… 169
脳の重量 …………………………… 116

は・ひ

パーセンタイル値 ………… 78, 127
排卵 ………………………………… 48
白内障 ……………………………… 180
発育障害（幼児期）………………… 129
発育パターン ……………… 80, 112
発汗 ………………………………… 235
反ショック相 ……………………… 228
汎適応症候群 ……………………… 228
皮下脂肪厚 ………………………… 8
皮下脂肪型肥満 …………………… 166
ビタミン
　（食事摂取基準）………………… 41
　（妊婦・授乳婦）………………… 60
　（乳児期）………………………… 87
　（成長期）………………………… 121
　（スポーツ選手）………………… 212
　（ストレス）……………………… 231
ビタミンK欠乏（新生児・乳児）… 91
ビタミンD不足（乳児期）………… 98
疲憊期（ストレス）………………… 228
ビフィズス菌（乳児）……………… 83
非ふるえ熱産生 …………………… 238
非ヘム鉄 …………………… 132, 150
肥満
　（妊娠期）………………………… 64
　（乳児期）………………………… 90
　（幼児期）………………………… 130
　（学童期）………………………… 145
　（思春期）………………………… 148
　（成人期）………………… 154, 166, 167
　――傾向児 ……………………… 145
　――度 …………………… 114, 128
　――の食事療法 ………………… 167
評価（栄養ケア・マネジメント）… 20
評価・検証（栄養ケア・マネジメント）
………………………………………… 3
標準体重 …………………………… 8
貧血 ………………………… 12, 45
　（妊娠期）………………………… 64
　（乳児期）………………………… 91
　（幼児期）………………………… 132
　（学童期）………………… 142, 145
　（思春期）………………… 147, 150
　（成人期）………………………… 164
　（スポーツ選手）……… 210, 211, 217
　――の予防 ……………………… 65

ふ・へ・ほ

ファットローディング …………… 215
フィードバック …………………… 20
フィブリノーゲン ………………… 51
フェリチン ………………… 12, 64, 147
フォローアップミルク ……… 105, 106
付加量（食事摂取基準）…………… 56
浮腫（高齢期）…………… 179, 181, 192
不定愁訴 …………………………… 170
フリーラジカル …………………… 175

263

索　引

フリーラン ……………… 223	（乳児期） ……………… 88	（妊娠期） ……………… 71
ふるえ熱産生 …………… 238	（成長期） ……………… 122	（新生児期・乳児期） ………… 94
プレアルブミン ……… 11, 128	（スポーツ選手） ……… 211	（幼児期） ……………… 128
フレイル ……… 185, 187, 193, 195	（ストレス） …………… 231	（学童期） ……………… 142
──予防 ……………… 26, 38	脈圧（高齢期） ………… 179	（思春期） ……………… 147
フレイル・サイクル ……… 188	無菌操作法（授乳） ……… 99	（成人期） ……………… 164
プロゲステロン ……… 47, 117, 160	無酸素運動 ……………… 205	（高齢期） ……………… 197
プロラクチン …………… 55	むし歯⇨う歯	臨床診査
分泌期 …………………… 48	無重力環境 ……………… 242	（栄養アセスメント） ………… 6
閉経 ………………… 160, 161	メタボリックシンドローム … 166, 172	（妊娠期） ……………… 71
ベビーフード …………… 106	メッツ ………………… 208	（新生児期・乳児期） ………… 94
ヘマトクリット ………… 12	目安量 …………………… 25	（幼児期） ……………… 126
（妊娠期） ……………… 51, 65	メラトニン …………… 223, 224	（学童期） ……………… 142
（幼児期） ……………… 128	免疫機能 ………… 12, 84, 116, 180	（思春期） ……………… 147
（学童期） ……………… 143	免疫グロブリン ……… 10, 55, 84	（成人期） ……………… 164
（低圧環境） …………… 242	目標量 …………………… 25	（高齢期） ……………… 196
ヘム鉄 ……………… 132, 150	モニタリング …………… 3, 17	リンパ型（発育パターン） ……… 80
ヘモグロビン …………… 12	モニタリング・評価（栄養ケア計画）	レチノール結合たんぱく質
（妊娠期） ……………… 51, 65	………………………… 20	………………………… 11, 128
（幼児期） ……………… 128	問診 …………………… 6	レビー小体型 …………… 190
（学童期） ……………… 143	**や行**	レンニン ………………… 96
（低圧環境） …………… 242	やせ	老化 …………………… 175
──濃度（貧血） ……… 12	（妊娠期） ……………… 64	老眼 …………………… 180
変形性関節症 ………… 180, 189	（幼児期） ……………… 129	老人性難聴 ……………… 180
偏食（成長期） ……… 133, 139	（学童期） ……………… 145	老人性白内障 …………… 193
便秘	（思春期） ……………… 148	老年症候群 ……………… 186
（乳児） ……………… 93	（成人期） ……………… 155	老年病 …………………… 186
（高齢期） ……………… 179	有酸素運動 ……………… 205	ローレル指数 …………… 7, 114
保育所等給食 …………… 135	有酸素系（エネルギー） …… 201	（学童期） ……………… 144
飽和脂肪酸	溶血性貧血 ……………… 217	ロコモティブシンドローム ……… 190
（食事摂取基準） ……… 39	葉酸摂取（妊娠期） ……… 68	ロタウイルス …………… 91
（小児期） ……………… 119	要支援・要介護 ………… 182	
飽和潜水 ………………… 240	幼児期（区分） ………… 112	
母乳 ……… 55, 73, 96, 108	羊水 …………………… 54	
母乳性黄疸 …………… 91, 99	予後栄養アセスメント ……… 5	
哺乳反射 ……………… 81, 103	**ら行**	
ホメオスタシス ……… 227, 233	卵胞ホルモン ……… 47, 50, 117, 160	
ま行	卵膜 …………………… 54	
マラスムス ……………… 129	離乳 …………………… 102	
慢性腎臓病 ……………… 169	──の支援 …………… 109	
味覚（高齢期） ………… 178	──の進め方 ………… 103	
水・電解質代謝 ………… 181	離乳食 …………………… 102	
ミネラル	──の進め方 ………… 105	
（食事摂取基準） ……… 43	臨床検査	
（妊婦・授乳婦） ……… 63	（栄養状態） …………… 10	

〔編著者〕 (執筆分担)

麻見　直美　筑波大学体育系教授　博士（学術）　第8章

大和　孝子　中村学園大学栄養科学部教授　博士（学術）　第1章，第2章，第9章2節

〔著　者〕（50音順）

秋山　有佳　山梨学院大学健康栄養学部特任講師　博士（医科学）　第3章

阿曽　菜美　淑徳大学看護栄養学部准教授　博士（人間環境学）　第9章1節・3節

五関　正江　日本女子大学家政学部教授　歯学博士　第5章1節・5節

古閑美奈子　山梨学院大学健康栄養学部教授　医学博士　第3章

佐久間理英　福岡女子大学国際文理学部准教授　博士（栄養学）　第4章

田中　広美　東京聖栄大学健康栄養学部講師　第5章4節

星　　清子　尚絅学院大学総合人間科学系教授　博士（農学）　第5章2節・3節

松田　早苗　女子栄養大学短期大学部教授　博士（栄養学）　第6章，第7章

山口　敦子　元天使大学看護栄養学部教授　博士（生活科学）　第9章4節

Nブックス
六訂 応用栄養学

2003年（平成15年）　2月 1日	初版発行～第4版第5刷
2010年（平成22年）　2月15日	改訂版発行～第3刷
2011年（平成23年）　8月31日	三訂版発行～第4刷
2014年（平成26年）12月 1日	四訂版発行～第2版第5刷
2020年（令和 2年）　3月25日	五訂版発行～第5刷
2025年（令和 7年）　1月30日	六訂版発行

編著者　麻　見　直　美
　　　　大　和　孝　子

発行者　筑　紫　和　男

発行所　株式会社 建　帛　社
　　　　　　　　KENPAKUSHA

〒112-0011　東京都文京区千石4丁目2番15号
　　　　　　　TEL（03）3944-2611
　　　　　　　FAX（03）3946-4377
　　　　　　　https://www.kenpakusha.co.jp/

ISBN 978-4-7679-0765-9 C3047
Ⓒ麻見直美・大和孝子ほか，2003，2025
（定価はカバーに表示してあります。）

亜細亜印刷／愛千製本所
Printed in Japan

本書の複製権・翻訳権・上映権・公衆送信権等は株式会社建帛社が保有します。

JCOPY〈出版者著作権管理機構　委託出版物〉

本書の無断複製は著作権法上での例外を除き禁じられています。複製される場合は，そのつど事前に，出版者著作権管理機構（TEL03-5244-5088，FAX03-5244-5089，e-mail：info@jcopy.or.jp）の許諾を得て下さい。